全国中医药行业高等教育"十三五"规划教材

全国高等中医药院校规划教材（第十版）

中医学基础

（新世纪第四版）

（供中药学、药学、管理学、护理学、康复治疗学等专业用）

主 编

谢 宁（黑龙江中医药大学）　　张国霞（天津中医药大学）

副主编

王 彤（北京中医药大学）　　包素珍（浙江中医药大学）

赵新广（湖南中医药大学）　　刘晓艳（长春中医药大学）

曹继刚（湖北中医药大学）

编 委（以姓氏笔画为序）

于 淼（黑龙江中医药大学）　　王文娟（首都医科大学）

王雪梅（云南中医学院）　　冯志毅（河南中医药大学）

刘 锐（江西中医药大学）　　李晓康（天津中医药大学）

张冰冰（辽宁中医药大学）　　陈慧娟（上海中医药大学）

周雪梅（安徽中医药大学）　　赵 琼（山西中医学院）

赵 瑜（贵阳中医学院）　　胡任飞（广东药科大学）

段新芬（南方医科大学）　　贺晓慧（宁夏医科大学）

袁晓霞（新疆医科大学）　　翁宁榕（福建中医药大学）

梁永林（甘肃中医药大学）　　彭 晋（成都中医药大学）

蒋 筱（广西中医药大学）　　魏凤琴（山东中医药大学）

中国中医药出版社

·北 京·

图书在版编目（CIP）数据

中医学基础 / 谢宁，张国霞主编 .–4 版 .—北京：中国中医药出版社，2016.7（2019.6 重印）

全国中医药行业高等教育"十三五"规划教材

ISBN 978-7-5132-3370-5

Ⅰ . ①中… Ⅱ . ①谢… ②张… Ⅲ . ①中医医学基础—中医药院校—教材 Ⅳ . ① R22

中国版本图书馆 CIP 数据核字（2016）第 101111 号

请到"医开讲 & 医教在线"（网址：www.e-lesson.cn）注册登录后，刮开封底"序列号"激活本教材数字化内容。

中国中医药出版社出版

北京经济技术开发区科创十三街 31 号院二区 8 号楼

邮政编码　100176

传真　010 64405750

河北新华第二印刷有限责任公司印刷

各地新华书店经销

开本 850×1168　1/16　印张 15.5　字数 374 千字

2016 年 7 月第 4 版　2019 年 6 月第 5 次印刷

书号　ISBN 978-7-5132-3370-5

定价　39.00 元

网址　www.cptcm.com

社长热线　010 64405720

购书热线　010 64065415　010 64065413

微信服务号　zgzyycbs

书店网址　csln.net/qksd/

官方微博　http：//e.weibo.com/cptcm

淘宝天猫网址　http：//zgzyycbs.tmall.com

全国中医药行业高等教育"十三五"规划教材

全国高等中医药院校规划教材（第十版）

专家指导委员会

名誉主任委员

王国强（国家卫生计生委副主任　国家中医药管理局局长）

主 任 委 员

王志勇（国家中医药管理局副局长）

副主任委员

王永炎（中国中医科学院名誉院长　中国工程院院士）

张伯礼（教育部高等学校中医学类专业教学指导委员会主任委员
　　　　天津中医药大学校长）

卢国慧（国家中医药管理局人事教育司司长）

委　　　员（以姓氏笔画为序）

王省良（广州中医药大学校长）

王振宇（国家中医药管理局中医师资格认证中心主任）

方剑乔（浙江中医药大学校长）

孔祥骊（河北中医学院院长）

石学敏（天津中医药大学教授　中国工程院院士）

卢国慧（全国中医药高等教育学会理事长）

匡海学（教育部高等学校中药学类专业教学指导委员会主任委员
　　　　黑龙江中医药大学教授）

吕文亮（湖北中医药大学校长）

刘　力（陕西中医药大学校长）

刘振民（全国中医药高等教育学会顾问　北京中医药大学教授）

安冬青（新疆医科大学副校长）

许二平（河南中医药大学校长）

孙忠人（黑龙江中医药大学校长）

严世芸（上海中医药大学教授）

李灿东（福建中医药大学校长）

李青山（山西中医药大学校长）

李金田（甘肃中医药大学校长）

杨　柱（贵阳中医学院院长）

杨关林（辽宁中医药大学校长）

余曙光（成都中医药大学校长）

宋柏林（长春中医药大学校长）

张欣霞（国家中医药管理局人事教育司师承继教处处长）

陈可冀（中国中医科学院研究员　中国科学院院士　国医大师）

陈明人（江西中医药大学校长）

武继彪（山东中医药大学校长）

范吉平（中国中医药出版社社长）

周仲瑛（南京中医药大学教授　国医大师）

周景玉（国家中医药管理局人事教育司综合协调处处长）

胡　刚（南京中医药大学校长）

谭元生（湖南中医药大学校长）

徐安龙（北京中医药大学校长）

徐建光（上海中医药大学校长）

唐　农（广西中医药大学校长）

彭代银（安徽中医药大学校长）

路志正（中国中医科学院研究员　国医大师）

熊　磊（云南中医学院院长）

秘　书　长

王　键（安徽中医药大学教授）

卢国慧（国家中医药管理局人事教育司司长）

范吉平（中国中医药出版社社长）

办公室主任

周景玉（国家中医药管理局人事教育司综合协调处处长）

林超岱（中国中医药出版社副社长）

李秀明（中国中医药出版社副社长）

李占永（中国中医药出版社副总编辑）

全国中医药行业高等教育"十三五"规划教材

编审专家组

组　长

王国强（国家卫生计生委副主任　国家中医药管理局局长）

副组长

张伯礼（中国工程院院士　天津中医药大学教授）

王志勇（国家中医药管理局副局长）

组　员

卢国慧（国家中医药管理局人事教育司司长）

严世芸（上海中医药大学教授）

吴勉华（南京中医药大学教授）

王之虹（长春中医药大学教授）

匡海学（黑龙江中医药大学教授）

王　键（安徽中医药大学教授）

刘红宁（江西中医药大学教授）

翟双庆（北京中医药大学教授）

胡鸿毅（上海中医药大学教授）

余曙光（成都中医药大学教授）

周桂桐（天津中医药大学教授）

石　岩（辽宁中医药大学教授）

黄必胜（湖北中医药大学教授）

前　言

　　为落实《国家中长期教育改革和发展规划纲要（2010–2020年）》《关于医教协同深化临床医学人才培养改革的意见》，适应新形势下我国中医药行业高等教育教学改革和中医药人才培养的需要，国家中医药管理局教材建设工作委员会办公室（以下简称"教材办"）、中国中医药出版社在国家中医药管理局领导下，在全国中医药行业高等教育规划教材专家指导委员会指导下，总结全国中医药行业历版教材特别是新世纪以来全国高等中医药院校规划教材建设的经验，制定了"'十三五'中医药教材改革工作方案"和"'十三五'中医药行业本科规划教材建设工作总体方案"，全面组织和规划了全国中医药行业高等教育"十三五"规划教材。鉴于由全国中医药行业主管部门主持编写的全国高等中医药院校规划教材目前已出版九版，为体现其系统性和传承性，本套教材在中国中医药教育史上称为第十版。

　　本套教材规划过程中，教材办认真听取了教育部中医学、中药学等专业教学指导委员会相关专家的意见，结合中医药教育教学一线教师的反馈意见，加强顶层设计和组织管理，在新世纪以来三版优秀教材的基础上，进一步明确了"正本清源，突出中医药特色，弘扬中医药优势，优化知识结构，做好基础课程和专业核心课程衔接"的建设目标，旨在适应新时期中医药教育事业发展和教学手段变革的需要，彰显现代中医药教育理念，在继承中创新，在发展中提高，打造符合中医药教育教学规律的经典教材。

　　本套教材建设过程中，教材办还聘请中医学、中药学、针灸推拿学三个专业德高望重的专家组成编审专家组，请他们参与主编确定，列席编写会议和定稿会议，对编写过程中遇到的问题提出指导性意见，参加教材间内容统筹、审读稿件等。

　　本套教材具有以下特点：

　　1. 加强顶层设计，强化中医经典地位

　　针对中医药人才成长的规律，正本清源，突出中医思维方式，体现中医药学科的人文特色和"读经典，做临床"的实践特点，突出中医理论在中医药教育教学和实践工作中的核心地位，与执业中医（药）师资格考试、中医住院医师规范化培训等工作对接，更具有针对性和实践性。

　　2. 精选编写队伍，汇集权威专家智慧

　　主编遴选严格按照程序进行，经过院校推荐、国家中医药管理局教材建设专家指导委员会专家评审、编审专家组认可后确定，确保公开、公平、公正。编委优先吸纳教学名师、学科带头人和一线优秀教师，集中了全国范围内各高等中医药院校的权威专家，确保了编写队伍的水平，体现了中医药行业规划教材的整体优势。

　　3. 突出精品意识，完善学科知识体系

　　结合教学实践环节的反馈意见，精心组织编写队伍进行编写大纲和样稿的讨论，要求每门教材立足专业需求，在保持内容稳定性、先进性、适用性的基础上，根据其在整个中医知识体系中的地位、学生知识结构和课程开设时间，突出本学科的教学重点，努力处理好继承与创新、理论与实践、基础与临床的关系。

4. 尝试形式创新，注重实践技能培养

为提升对学生实践技能的培养，配合高等中医药院校数字化教学的发展，更好地服务于中医药教学改革，本套教材在传承历版教材基本知识、基本理论、基本技能主体框架的基础上，将数字化作为重点建设目标，在中医药行业教育云平台的总体构架下，借助网络信息技术，为广大师生提供了丰富的教学资源和广阔的互动空间。

本套教材的建设，得到国家中医药管理局领导的指导与大力支持，凝聚了全国中医药行业高等教育工作者的集体智慧，体现了全国中医药行业齐心协力、求真务实的工作作风，代表了全国中医药行业为"十三五"期间中医药事业发展和人才培养所做的共同努力，谨向有关单位和个人致以衷心的感谢！希望本套教材的出版，能够对全国中医药行业高等教育教学的发展和中医药人才的培养产生积极的推动作用。

需要说明的是，尽管所有组织者与编写者竭尽心智，精益求精，本套教材仍有一定的提升空间，敬请各高等中医药院校广大师生提出宝贵意见和建议，以便今后修订和提高。

国家中医药管理局教材建设工作委员会办公室

中国中医药出版社

2016 年 6 月

编写说明

本教材是根据国务院《中医药健康服务发展规划（2015—2020 年）》《教育部等六部门关于医教协同深化临床医学人才培养改革的意见》（教研〔2014〕2 号）的精神，在国家中医药管理局教材建设工作委员会宏观指导下，以全面提高中医药人才的培养质量、积极与医疗卫生实践接轨、为临床服务为目标，依据中医药行业人才培养规律和实际需求，由国家中医药管理局教材建设工作委员会办公室组织建设的。

中医学基础是高等中医药院校中药学、药学、管理学、护理学、康复治疗学等专业的一门主干基础课，系统讲授中医学理论体系的形成和发展、中医学的基本特点、中医学的哲学基础、藏象、精气血津液、经络、体质、病因、发病、病机、诊法、辨证、防治原则与养生康复等方面的基本概念、基础理论、基本知识和基本技能。本教材可作为中医药院校在校学生及自学中医者的教材，同时对从事中医教学和临床工作的人员亦具有一定参考价值。

本教材在编写过程中，以"全国中医药行业高等教育'十二五'规划教材"《中医学基础》为基础，本着简明、准确、实用的原则，结合多年的教学、临床体会，对教材的体例和内容进行了适当调整和增减，力求使本教材达到科学性、系统性和完整性的要求，使学习者对中医药的基本理论有较为全面的了解，为进一步学习打下良好基础。

教材共十章，编写者均为长期从事教学工作的一线教师。绪论由谢宁、张国霞编写。第一章第一节由张冰冰编写，第一章第二节由王彤编写；第二章第一节、第二节由张国霞、魏凤琴、李晓康编写，第三节由蒋筱编写，第四节由袁晓霞编写，第五节由梁永林编写；第三章第一节由陈慧娟编写，第二节、第三节由刘锐编写，第四节由翁宁榕编写；第四章由刘晓艳、彭晋编写；第五章由赵瑜、谢宁编写；第六章由曹继刚、王文娟编写；第七章第一节由冯志毅编写，第二节由赵琼编写；第八章由包素珍统稿，第一节由胡任飞编写，第二节、第三节由段新芬编写，第四节由王雪梅编写；第九章第一节由周雪梅、赵新广编写，第二节由周雪梅编写，第三节由赵新广、于淼编写，第四节由王雪梅编写；第十章由贺晓慧编写。

全国中医药行业高等教育"十三五"规划教材《中医学基础》数字化教学改革项目被列为国家中医药管理局中医药教育教学改革研究项目，由中国中医药出版社资助展开。该项目（编号：GJYJS16060）由谢宁负责，其他编委会成员共同参与完成。

教材建设是一项长期而复杂的工作，虽然在编写过程中全体人员反复推敲、细心编撰，若仍有疏漏之处，敬请各院校师生在使用过程中提出宝贵意见，以便再版时修订提高。

《中医学基础》编委会
2016 年 5 月

目　录

绪　论

　　中医学是中国人民几千年来同疾病做斗争的丰富经验的总结，是中国传统文化的精髓。中医学的学科属性是以自然科学知识为主体，与人文社会科学等多学科知识相交融的医学知识体系。中医学有其独特的理论体系，是以整体观念为指导思想，以阴阳学说、五行学说等为哲学基础，以脏腑经络和精气血津液等理论为生理病理基础，以辨证论治为诊疗特点的医学理论体系。从古至今，中医学已经传播到世界各地，为人类的健康维护和疾病防治做出了巨大贡献。

一、中医学理论体系的形成和发展概况

（一）中医学理论体系的形成

　　先秦至汉末，是中医学的形成时期。医学起源于人类维持生存和生产劳动中的医疗实践。从远古到春秋时期，是中医学的经验积累由低到高、由个别到一般的时期。此时的中医学还没有形成体系，但是古代长期的医疗实践积累了丰富的经验，为中医学理论体系的形成奠定了实践基础；古代科学的发展，如天文、历法、气象、农业等多学科知识对中医学的渗透和影响，为中医学理论体系的形成奠定了自然科学基础；古代哲学思想的影响，如自然观和阴阳五行学说为古代医家把零散的医疗经验，通过归纳总结和分析研究，形成理性认识，构建中医学理论体系奠定了哲学基础。从战国到汉代，古代医家经过对医药经验的总结提升，形成了中医学的理论体系，其标志是《黄帝内经》《黄帝八十一难经》《伤寒杂病论》《神农本草经》四部经典著作的相继问世。

　　1.《黄帝内经》 简称《内经》，约成书于春秋战国至汉末，分《素问》《灵枢》两部分，共收集医学论文 162 篇，系统地阐述了人体的组织结构、生理、病理，以及疾病的诊断、防治和养生等问题。其内容包括藏象、经络、病因、病机、诊法、辨证、治则、针灸和汤液治疗等方面。许多内容在当时处于世界领先地位，如食管与肠管的比例是 1∶35，基本接近现代解剖学的 1∶37。该书在阐述医理的同时，还对当时哲学领域里的一系列重要思想，如阴阳、五行、气、天人关系、形神关系等进行了深入的探讨，奠定了中医学的理论基础。

　　2.《黄帝八十一难经》 亦称《难经》，成书于汉代，托名秦越人所作。本书以问答形式阐述了人体的生理、病理，疾病的病因、病机、诊断、治疗等问题，特别是在脉诊和针灸治疗等方面，较《内经》尤为详细。全书共提出 81 个问题，故全称《黄帝八十一难经》，进一步完善了《内经》的理论体系。

　　3.《伤寒杂病论》 为东汉末年张仲景所著，是中医学第一部辨证论治专著。宋·林亿等整理出版时，分为《伤寒论》和《金匮要略》两部分。《伤寒论》确立了六经辨证体系，全面阐释了外感风寒病的发病原因、临床表现、诊断和预后康复等。《金匮要略》以脏腑病机理论对内伤杂病进行证候分类，详细论述了中医内科、妇科等 40 多种疾病的病因病机、诊断、方

药等。《伤寒杂病论》创造性地融理、法、方、药于一体，被誉为"方书之祖"，为后世临床医学的发展奠定了基础。

4. 《神农本草经》　约成书于汉魏，托名神农所作，是中医学最早的药物学专著。全书收载药物 365 味，分上、中、下三品，并以寒、热、温、凉分四性，酸、苦、甘、辛、咸分五味。该书为后世中药学理论奠定了基础。

（二）中医学理论体系的发展阶段

中医学理论体系确立之后，历代医家结合临床医疗实践，从不同角度发展了中医学理论。

1. 魏、晋、隋、唐时期　魏晋南北朝至隋唐时期，丰富的医疗实践使中医学逐渐充实和系统化。晋·王叔和著《脉经》，是第一部脉学专著。书中提出浮、洪、滑、数、紧等 24 部脉的脉象形体和主病；提倡"寸口诊法"，提出了左右手的寸、关、尺三部与脏腑的相应关系，如左寸主心与小肠、左关主肝胆、右寸主肺与大肠、右关主脾胃、左右尺主肾与膀胱等，发展了脉学理论。皇甫谧著《针灸甲乙经》，是第一部针灸学专著，发展了经络、腧穴和针灸治疗的方法和理论。隋·巢元方著《诸病源候论》，是第一部病因病机证候学专著。唐·孙思邈著《千金要方》，是中医学最早的百科全书，详述方剂分类及处方适应证，发展了脏腑辨证理论，使其内容更加丰富和系统化，并提出了"大医精诚"的医德标准。在中药学方面，唐·苏敬等主持编写的《新修本草》，又称《唐本草》，收载国产和外来药物 844 种。《新修本草》是世界上最早的一部药典，为我国和世界医药学的发展做出了重要贡献。在方剂学方面，如晋·葛洪的《肘后备急方》、唐·王焘的《外台秘要》等，汇集了历代名方和一些海外传来的方剂，使汉唐的许多名方得以传世，是现代研究唐以前方剂的重要资料。

2. 宋、金、元时期　该时期最显著的成就是中医学流派的形成，并推动了中医学理论的发展；中药学、方剂学不断发展、完善。宋·陈无择著《三因极一病证方论》，提出三因学说；钱乙著《小儿药证直诀》，发展了脏腑辨证理论；唐慎微编著的《经史证类备急本草》，后世简称《证类本草》，载药 1748 种；著名的方书有《太平圣惠方》和《圣济总录》，前者载方 16834 首，后者载方近两万首，集宋以前的大成；《太平惠民和剂局方》载方 788 首，是我国历史上第一部由政府编制的成药药典；陈自明的《妇人大全良方》、严用和的《济生方》等都是实践经验的总结，对后世方剂学的发展都有一定影响。金元时期，成无己的《伤寒明理药方论》虽只论述了 20 首伤寒方，但却是第一部专门剖析方剂理论的专著，开创了后世方论的先河；刘完素著《素问玄机原病式》，阐发《内经》病机理论及运气学说，认为百病多因于"火"，因为"六气皆从火化"和"五志过极，皆为热甚"，善用寒凉药物，被后世尊为"寒凉派"，其学术思想及临床经验对明清时期温病学派的形成产生了重要影响；张从正认为人之生病，皆因邪气所致，故治病应以祛邪为首务，善用汗、吐、下三法，后世称之为"攻下派"或"攻邪派"；李杲著《脾胃论》，认为脾胃为元气之本，饮食不节、劳逸过度、情志内伤皆可损伤脾胃而致元气虚衰，百病丛生，故治疗当以补脾胃为先，养生亦应重视顾护脾胃，被后世称为"补土派"；朱震亨善治杂病，创见颇多，倡导"阳有余阴不足"论和"相火论"，治病善用养阴药，后世称之为"滋阴派"。刘完素、张从正、李杲、朱震亨四位医家被后人尊为"金元四大家"。

3. 明清时期　这一时期出现了很多综合性医书。明·楼英的《医学纲目》和王肯堂的《证治准绳》，通论中医基础理论及临床各科证治；李时珍著《本草纲目》，载药 1892 种，按药物的自然属性和生态条件分为 16 纲 60 类，是驰名中外的中药学著作；明·朱橚编纂的《普济方》，载方 61739 首，是我国现存最大的一部方书。在藏象学说的研究方面，明·张介宾的《景岳全书》和赵献可的《医贯》对命门学说发展影响较大；李中梓提出"先后天根本论"，认为"肾为先天本"，"脾为后天本"，治疗疾病当固先后天根本，至今仍有重要意义。清·吴谦等编写的《医宗金鉴》和陈梦雷主编的《古今图书集成·医部全录》集古今医书和临床各科之大成，为后世习医者提供了极大方便。

在温病学方面，明·吴有性对瘟疫病的病因和致病途径提出了创见；清·叶桂创立"卫气营血辨证"，吴瑭创立"三焦辨证"方法，并提出温热病不同发展阶段的代表方剂及养阴清热的治疗大法。

4. 近现代时期　鸦片战争以后，西方医学大量传入中国，中西医两种医学体系的碰撞与交融，产生了中西汇通派，故此时期的特点是由中西论争发展至中西汇通，乃至中西医结合。如清末朱沛文著《华洋脏象约纂》，主张"中西医各有是非，不能偏主"，应"中西参照"；张锡纯著《医学衷中参西录》，强调从理论到临床都应衷中参西，主张中西药合用，开中药与西药并用之先河。新中国成立后，中西医学工作者在整理研究历代医学文献的同时，运用现代科学方法研究中医基础理论，在经络与藏象实质研究等方面，取得了长足进展；引进一些新的诊察方法与手段，开展了四诊客观化的研究；用现代科学技术来研究和发扬中药学，也做了许多很有价值的工作；众多医家研制了不少新的有效方剂，并利用现代科学技术与方法对一些古代著名方剂做了临床与实验研究，为方剂的研究开创了新的局面；临床在继承古代医家诊治经验的基础上，受西医学的影响，分科细化，并提出了中西医学辨证辨病相结合的新思路，这些都促进了中医学的发展。

二、中医学理论体系的基本特点

中医学理论体系是在中国古代哲学思想的影响下，经过长期的临床实践产生并发展起来的。它的基本特点是整体观念和辨证论治。

(一)整体观念

整体观念认为，事物是一个整体，事物内部的各个部分是互相联系不可分割的，事物与事物之间也有密切的联系。中医学从这一观点出发，认为人体是一个有机整体，人与自然界及社会环境之间也是不可分割的整体，这种内外环境的统一性及机体自身整体性的思想，谓之整体观念。整体观念是中医学重要的思想方法，它贯穿于中医学的生理、病理、诊断、辨证、养生和治疗等各个方面。

1. 人是一个有机的整体　中医学认为，人体是一个以心为主宰，以五脏为中心的有机整体。人体是由肝、心、脾、肺、肾五脏，胆、小肠、胃、大肠、膀胱、三焦六腑，筋、脉、肉、皮、骨五体，以及目、舌、口、鼻、耳、前后二阴等诸窍共同组成的。通过经络沟通，互相联系，将一脏、一腑、一体、一窍构成一个系统。肝、胆、筋、目构成肝系统；心、小肠、脉、舌构成心系统；脾、胃、肉、口构成脾系统；肺、大肠、皮、鼻构成肺系统；肾、膀胱、骨、耳及二阴构成肾系统。每一个系统皆以脏为核心，故五大系统以五脏为中心。

人体是由脏、腑、体、窍共同构成的有机整体，以精、气、血、津液为物质基础进行正常的生理活动。在生理活动过程中，每一脏、一腑、一体、一窍都发挥其独特的功能，同时，脏、腑、体、窍之间，即系统内部互相联系、互相影响，系统和系统之间又互相配合、互相制约，并以心为主宰，心是"五脏六腑之大主"，主宰整个生命活动。这种整体调节下的分工合作，体现了人体局部与整体的统一。

中医学分析疾病的病理首先着眼于整体，着眼于局部病理变化所引起的整体病理反映，既重视局部病变和与之相关的脏腑经络，更重视病变之脏腑经络对其他脏腑经络产生的影响。从五脏一体观出发，各系统内部可以互相影响。如肾虚可以影响膀胱，出现遗尿、小便失禁；可以影响耳，出现听力减退、耳鸣耳聋；影响骨，小儿可见骨软无力、变形，老人出现骨软易折。系统和系统之间也可以互相影响，如肝火可传入心，而见肝心火旺，急躁易怒，心烦失眠；传入肺，可见肝火犯肺，胁痛咯血；也可传入胃，形成肝火犯胃，而见脘痛泛酸，甚至呕血。

中医学在诊断疾病时，也从整体出发，察外知内。人体某一局部的病理变化，往往影响全身脏腑的功能和气血阴阳的盛衰，而脏腑功能及气血阴阳的盛衰，又可表现为体表官窍、形体、色脉等外在变化，故通过观察外在表现，可了解和判断内脏病变，从而做出正确的诊断。如舌通过经络直接或间接与五脏相通，体内脏腑的虚实、气血的盛衰、津液的盈亏，以及疾病的轻重顺逆，都可呈现于舌，所以察舌即可测知内脏的功能状态。他如脉诊，观面色、口唇、目鼻等颜色状态，都可诊察脏腑经络的功能状态和气血津液的盈亏。

中医学治疗疾病亦从整体观念出发，既注重脏、腑、形、窍之间的联系，也注重五脏系统之间的影响。如心开窍于舌，心与小肠相表里，用清心泻小肠火的方法可治疗口舌糜烂；肝病可影响心肺脾肾，治肝病时亦可采取先安未受邪之地的方法，同时调理心脾肺肾，防止其传变。

2. 人与外环境的整体性　人生活在自然界中，自然环境发生变化时，人体也会发生与之相应的变化。同时，社会环境的变化也会对人体产生影响。自然界和社会与人体密切联系，互相影响，也是一个不可分割的整体。

（1）人与自然界的统一性　中医学历来重视人与自然环境的联系，体现在季节气候、昼夜晨昏、地理环境对人体生理病理的影响等方面。

季节对人体生理方面的影响。春属木，其气温；夏属火，其气热；长夏属土，其气湿；秋属金，其气燥；冬属水，其气寒。一年四季气候变化的基本规律就是春温、夏热、长夏湿、秋燥、冬寒。人体的生理功能与季节气候变化相适应，如春夏阳气发泄，气血容易趋向于体表，则腠理开，多汗少尿；秋冬阳气收藏，气血趋向于里，则腠理致密，少汗多尿。同样，四时脉象春夏脉多浮大、秋冬脉多沉小，脉象的浮沉变化，也是人体气血受四时气候影响而出现的适应性调节反应。如果气候剧变，超过了人体调节和适应能力，或者机体的调节功能失常，则易致疾病发生。四时气候变化对疾病的影响，主要表现为季节性的多发病或时令性的流行病。季节特点不同，发病也常各异。此外，某些慢性病往往在气候剧变或季节交替时发作或加剧，如痹证、胸痹等。

昼夜晨昏的阴阳消长变化对人体也能产生一定影响。白天人体阳气多趋于表，夜晚多趋于里，这种现象也反映了人体在昼夜阴阳的变化过程中生理活动的适应性变化。昼夜的变化对疾病也有一定影响。一般疾病多有昼轻夜重的特点，由于早晨、中午、黄昏、夜半，人体阳气存在着生、长、衰、入的规律，故而病情亦随之有慧、安、加、甚的变化。

地域环境不同，其气候、水土不尽相同，对人体的生理活动也能产生不同的影响。如江南地区地势低平，气候温暖湿润，故人体腠理多疏松；西北地区，地势高而多山，气候寒冷干燥，故人体腠理多致密。某些地方性疾病与地理环境密切相关。地域不同，人的体质有异，所患疾病也不同。若易地而处，环境改变，初起常感不太适应，多数情况下可逐渐适应。

中医学重视天人关系，强调人的积极意义，认为人类能适应自然，从而减少疾病的发生，提高健康水平。中医学强调在适应环境的同时，还要能动地改造环境，以提高人的健康水平。

（2）人与社会环境的统一性　人是社会的组成部分，人能影响社会，社会的变化也能影响人体。社会的进步或落后、社会的治与乱，以及社会地位的变动，对人体的生理病理影响尤为重要。

首先，社会的进步使物质生活日益丰富，居处环境舒适宽敞，医疗卫生水平不断提高，养生学的发展使人类的生存质量提高，寿命延长。但同时，社会进步也给人类健康带来很多负面影响，如机动车辆过多带来噪音，工业发展造成环境污染，生活节奏加快使人的精神过度紧张，出现焦虑、头晕、头痛等症状。

其次，社会的安定或动乱对人体身心健康的影响更为重要。社会安定，人们安居乐业，心情愉悦，生活规律化、科学化，故而健康长寿。反之，社会动乱，人们精神紧张，饥饱无度，疲劳过度，致机体抵抗力降低，罹患各种疾病，甚至引起瘟疫流行。

此外，社会地位的改变而带来物质和精神生活上的变化，对人体身心健康均有重要影响。社会地位变化常影响人的情志，进而影响脏腑气血阴阳，诱发或导致各种疾病。

总之，中医学认为人体自身，人与自然界、社会之间都是不同层次的整体，互相影响，不可分割。中医学的整体观念对于认识人的生命规律、阐释病理变化，以及养生与防治疾病都有重要的指导意义。

（二）辨证论治

辨证论治是中医学分析疾病、治疗疾病的基本思路，是中医学对疾病的一种独特的研究和处理方法。

证是机体发病过程中某一阶段病机本质的概括，包括病因、病位、病性和邪正关系，比较准确地揭示了疾病本质，可以作为治疗疾病的依据。证一般是由一组相对固定的、有内在联系的、能揭示病变本质的症状和体征构成。症状和体征是人体发病所表现出来的异常状态，包括病人自身的异常感觉和医生所诊察到的异常表现，如恶寒、发热、恶心、疼痛和病人面色赤、舌色红、脉数等，皆属症的概念。

所谓辨证，就是将四诊所收集的资料（症状和体征）通过综合分析，辨清疾病的原因、部位、性质和邪正关系，概括、判断为某种性质的证。例如病人感冒，表现为恶寒、发热、鼻塞流清涕、无汗、舌淡红、苔薄白、脉浮紧，辨证为表寒证。

论治，又称施治，是根据辨证的结果，确定相应的治则和治法。辨证与论治，是诊治疾病过程中相互关联、不可分割的两个方面。辨证是确定治则治法的前提和依据，论治是辨证的目的和治疗疾病的具体措施。辨证的准确与否决定治疗的效果，而论治的效果又可以检验辨证的正确与否。辨证论治的过程，就是认识疾病和治疗疾病的过程。如辨证为表寒证则确定解表散寒的治法，选择相应方药治之。

中医学在强调辨证论治的同时，也注重辨病论治。病，即疾病，指机体在致病因素作用下发生的阴阳、气血、脏腑、经络等病理变化的总过程。其代表了疾病过程的根本矛盾，具有一定的发病、演变规律。所谓辨病论治，是指确立疾病的诊断后，根据疾病确立治则治法。如治疗疟疾用青蒿、治疗痢疾用黄连等为辨病论治。

辨证与辨病都是认识疾病的思维过程，辨证是对证的辨析，以确定证为目的，进而对证进行治疗；辨病是对病的辨析，以确定病为目的，进而对病进行治疗。

正确运用辨证论治和辨病论治的原则，关键在于辩证地看待病与证的关系。既看到一种病可以出现几种不同的证，又要看到不同的病在其发展过程中可以出现同一种证。因此，临床治疗有"同病异治"或"异病同治"的不同。同病异治是指同一种疾病，表现的证不同，可采取不同的治法。如感冒常见表寒证和表热证两种证型，表寒证用辛温解表法，表热证则用辛凉解表法。再如麻疹，可分初、中、后三期：初期病邪在表，疹出未透，治宜发表透疹；中期肺热壅盛，则宜泻肺清热；后期余热未尽，肺胃阴伤，治疗则须养阴清热。异病同治是指不同的疾病，表现的证相同，可用同一种方法治疗。如惊悸、怔忡、不寐、崩漏是不同的病，但如果均表现为心脾两虚证，就都可以用健脾养心的方法来治疗。此外，在辨证论治和辨病论治之外，有时也可针对病人的症状，采取一些及时减轻病人痛苦的对症治疗方法，但不能解决根本问题，故对症治疗不能作为主要的治疗方法。

三、中医学的主要思维方法

中医学用得较多的思维方法有比较、类比、演绎、以表知里、试探和反证 5 种。

（一）比较

比较，是考查对象之间的差异点与共同点的逻辑方法，包括空间上的比较和时间上的比较。空间上的比较是在既定形态上的比较，能够区分或认证各种不同的事物；时间上的比较即在历史形态上的比较，能够进一步发现同一事物随时间不同的变化规律。比较不能只识别现象上的同一和差异，而应识别本质上的同一和差异。要在表面上差异极大的事物之间看出它们在本质上的共同点，在表面上极为相似的事物之间看出它们在本质上的差异点。比较是在相互联系中认识事物的一种方法，任何比较都是在一定关系上，根据一定标准进行的。没有标准，便无法进行比较。不同的标准，不能进行比较。中医学中"同病异治"和"异病同治"的诊治原则，即是基于"比较"这一科学的逻辑思维方法所建立的。

同病异治是指同一种疾病，由于致病因素、病人体质、地理环境、病程长短不同，而导致体内阴阳气血津液偏盛偏衰，出现不同的证候，从而采用不同的治疗原则和方法。如水肿病，不同的病人进行比较，可辨出风水泛滥、水湿壅滞、脾肾阳虚等不同的证型，然后针对病机施以不同的治法，这是空间上的比较。同一病人，一般初起多为风水泛滥，治以宣肺利水，以祛邪为主；但如久病不愈，损伤阳气，肾失开阖，脾失健运，水液停滞，则多表现为脾肾阳虚型，治以温补脾肾，化气行水，以固本为主，这是时间上的比较。

异病同治则是指疾病的种类不同，但其病机相同，故用同一种治疗方法。如《金匮要略》中虚劳、痰饮、消渴、妇人转胞这 4 种不同的疾病，在疾病发展变化过程中，都可以出现肾虚症状，皆可用肾气丸主之，这也是空间上的比较。通过对病因、病机、病位、症状在空间既定形态异同的比较，既可区别其是四种不同的病，又可找出肾虚的共同病机，进而提出相同的治疗方法。

在认识疾病的过程中，空间和时间两方面的比较往往是结合使用的。因有些疾病由于治疗及其他条件所限，通过时间的比较不一定能自始至终地掌握疾病的发展变化，但通过对空间上同时并存的同一疾病的不同病人进行比较，就能认识到疾病在时间上的先后变化，可以由能够观察到的疾病证型推知无法观察到的疾病发展过程，达到掌握疾病发生、发展、变化规律的目的。

　　总之，同病异治和异病同治中的比较方法，并不仅仅是现象（症状）的比较，而是本质即病机的比较，病机同则治亦同，病机异则治亦异。

（二）类比

　　类比也是自然科学中常用的思维方法。它是在比较法的基础上，根据两个对象在某些方面的相似或相同，推出它们在其他方面也可能相似或相同的一种逻辑方法。这种方法是科学认识过程中获得新知识的一种重要手段，历来被学者们所重视，在科学史上，许多重要的发明都曾经借助于类比法。中医学将类比法称为"援物比类"（《素问·示从容论》），历代医家广泛应用。

　　在治疗疾病的具体方法上，中医也经常利用类比推理，发现新的方法。如治疗上部火旺，用"釜底抽薪法"；治疗阴虚肠液枯涸，大便秘结，用"增水行舟法"，皆属此类。

　　类比法在许多情况下尽管十分有效，但也存在局限性。由类比所得的结论不一定都是可靠的，必须通过实践检验。因事物之间，既有同一性，又有差异性。同一性提供了类比的逻辑依据，差异性则限制着类比结论的正确性。相似的两个对象之间，总是存在一定差异，如果推导的内容正好是它们的不同点，那么，推出的结论就会发生错误。因此，类比法是一种或然性推理。

（三）演绎

　　演绎是从一般到个别的推理。演绎推理是一种必然性推理，其推出的结论正确与否主要取决于推理的前提是否正确和推理的形式是否合乎逻辑规则。在推理的形式合乎逻辑的条件下，只要前提真实，一定能得出真实的结论。

　　中医学中演绎常被用来阐释生命活动、疾病的诊断和治疗。如木有生长升发、条达舒畅的特性，肝属木，所以肝也具有生长升发、条达舒畅的生理特点。

（四）以表知里

　　以表知里是通过观察事物的外在表现，来分析判断事物内在状况和变化的一种思维方法。此法在各门学科中广泛应用。

　　中医学中，以表知里法应用最为普遍，古代医家称之为"有诸内必形诸外"。藏象学说即为最好的例证。所谓藏，是指藏于体内的内脏；象，指表现于外的生理、病理现象。例如肺，是藏于体内的内脏；呼吸，是表现于外的生理功能；咳嗽、气喘、咯血是表现于外的病理现象。没有脏就没有象，象是由脏产生的，二者是不可分割的整体，通过对象的观察，就能分析判断内脏的功能盛衰，此即以表知里法的具体应用。

（五）试探和反证

　　试探，即根据对研究对象的考查结果，做出初步判断并提出相应的应对措施，再根据措施施用后的反应，修正初步判断并决定下一步的措施，接着提出初步设想，依据这种设想采取相应的措施，然后，通过观察措施在研究对象身上出现的反应，修正原有设想，以决定下一步措施的一种思维方法。

　　反证是从结果追溯和推测原因，并加以证实的一种逆向思维方法。如中医临床诊断方法即是根据临床表现来推断病因，称为"审证求因"。如湿性重浊，凡肢体沉重酸楚，分泌物、排泄物秽浊不清等症状皆为湿邪所致。

第一章　中医学的哲学基础

哲学是关于世界观的学说，是人们对各种自然知识、社会知识、思维知识进行概括发展而成的关于物质世界最一般运动规律的理性认识。中国古代哲学，是建立在古人对宇宙的发生、发展、变化的本原和规律的认识上，是中国古代的世界观和方法论，是古人用以解释物质世界发生、发展和变化规律的哲学思想。产生于中国古代的中医学，充分借助了当时先进的哲学思想，解释人体的生理现象和病理变化，归纳出关于健康与疾病的规律，用以指导临床的诊断和治疗。在中医学的形成和发展过程中，影响最大的哲学思想有精气学说、阴阳学说和五行学说。其中精气学说（又称为"元气论""气一元论"）是主导古人认识世界的自然观，因其融入中医学理论之中，渗透到医学领域的各个层面，故为避免内容重复，此处不再独立为节，于第二章藏象及第三章气血津液中具体论述。

第一节　阴阳学说

阴阳学说是研究阴阳的基本内涵，以及阴阳之间的运动变化规律，并用以解释宇宙万物发生、发展和变化的哲学理论。阴阳学说渗透到医学领域，成为中医药学重要而独特的思维方法，深刻地影响着中医学理论的形成和发展。《黄帝内经》运用了包括阴阳学说在内的古代哲学思想和思维方法，构建了中医理论体系。因此，阴阳学说是中医理论体系中不可分割的重要组成部分，广泛地用于说明人体的生理功能和病理变化，指导疾病的诊断和防治。中医学中的阴阳虽然源于哲学，但已不完全等同于哲学中的阴阳，而是具有丰富的医学内涵。

一、阴阳学说的基本概念

（一）阴阳概念的形成

阴阳的最初含义是非常朴素的，从太阳与昼夜的关系开始，人们将日出后的白昼称为阳，将日入后的黑夜称为阴。在殷商时期的甲骨文中，就有"阳日""晦月"等具有阴阳含义的表述。西周时期《诗经》所用的"阳""阴"二字，就具有温热与寒凉、向日光与背日光的意义。西周末期已经将阴和阳抽象为两种对立的物质或势力，并用以解释地震的形成。哲学意义上的阴阳是在春秋战国时期逐渐形成的，认识到事物内部存在着对立的阴阳两个方面，也认识到这两个方面是不断运动变化和相互作用的，还认识到阴阳的相互作用是推动宇宙万物产生和变化的根本动力。阴阳学说是古人以观察太阳活动为背景形成的，经过广泛联系逐渐抽象出阴阳的概念及阴阳的对立统一规律，用于认识宇宙万物，把阴阳的存在及其运动变化视为宇宙的一种基本规律，并广泛地运用阴阳双方的对立互根、消长转化等关系解释宇宙万物的形成，以及宇宙万物之间的普遍联系。

（二）阴阳概念的基本内涵

阴阳，是对自然界相互关联的某些事物或现象对立双方属性的概括。阴和阳，既可以标识自然界相互关联而又相互对立的事物或现象，又可以标识同一事物内部相互对立的两个方面。《灵枢·阴阳系日月》指出："阴阳者，有名而无形。"《类经·阴阳类》指出："阴阳者，一分为二也。"

（三）阴阳的特性

阴阳的特性主要包括阴阳的相关性、普遍性、相对性和规定性等方面。

1. 相关性　也称为关联性，是指用阴阳所分析的对象，应当是同一范畴、同一层面的事物或现象。只有相关联的事物，或同一事物内部的两个方面，才可以用阴阳加以解释和分析。如方位中的上与下、天与地，温度的冷与热等均为同一层面的事物，而不能把上与冷、下与热这样不在同一范畴的事物进行阴阳定性。不同层面、不同范畴的事物，如果在阴阳属性上没有可比性，就不能进行阴阳属性的划分。

2. 普遍性　也称为广泛性。虽说阴阳有其局限的一面，但从其形成之时，人们就试图用它揭示宇宙万物形成之奥秘，广泛地用以认识宇宙万物的发展与联系，大到天与地，小到人的性别男女、人体内的气血等；从抽象的方位之上下、左右、内外，到具体事物的水火、药物的四性五味等，无一不是阴阳的体现。

3. 相对性　是指各种事物或现象，以及事物内部对立双方的阴阳属性不是绝对不变的，而是相对的。阴阳的相对性主要表现在以下两个方面：

其一，阴阳的可分性。阴阳的可分性是指属阴或属阳的事物中，还可再分为阴和阳两个方面。这种阴阳中还可再分阴阳的特性，体现于"阴阳互藏"关系之中，是指阴阳双方中的任何一方都蕴含另一方。如以昼夜分阴阳，白昼为阳，黑夜为阴。属阳的白昼又有上午、下午之分，上午为阳中之阳，下午为阳中之阴；属阴的夜间亦可再分阴阳，前半夜为阴中之阴，后半夜为阴中之阳。

其二，阴阳的转化性。在一定条件下阴阳之间可相互转化，阳可以转化为阴，阴可以转化为阳。例如，在疾病过程中寒证和热证的转化，当病变的寒热性质改变了，证候的阴阳属性也随之改变。

4. 规定性　阴阳学说依据阴阳属性的特征，例如就温度而言，温暖的、炎热的为阳，寒冷的、凉爽的为阴；就气象变化而言，晴朗的天气为阳，阴雨的天气为阴；就不同的时间段而言，白昼、春夏为阳，黑夜、秋冬为阴；就方位空间而言，东、南、上、外、表、左为阳，西、北、下、内、里、右为阴；就物体存在的性状而言，气态的、无形的为阳，液态的、固态的、有形的为阴；就物体的运动状态及运动趋向而言，运动着的、兴奋的、上升的、外出的、前进的为阳，静止的、抑制的、下降的、内入的、后退的为阴；就功能、运动与物质而言，功能和运动属阳，物质属阴，等等。阴阳学说对事物属性的这种规定，在前提不变的情况下，已确定的属性是不变的。如寒与热的属性，寒被规定为阴，就不能反称为阳；反之，热被规定为阳，同样也不能反称为阴。

中医学将人体内具有温煦、推动、兴奋作用的物质及功能规定为阳，而将人体内具有滋润、凝聚、抑制作用的物质及功能规定为阴。根据这一规定，古人对天地日月、气候冷暖、地理方位、人之性别、疾病性质等均可划分阴阳。

二、阴阳学说的基本内容

阴阳的相互关系是阴阳学说的核心内容，主要为阴阳的相互交感所引发的对立制约、互根互用、消长平衡和相互转化关系。

（一）对立制约

阴阳的对立制约，是指相互关联的阴阳双方彼此间存在着互相抑制、排斥、约束的关系。

阴阳的对立制约关系是宇宙间普遍存在的规律，阴阳双方始终处于差异、对抗、制约、排斥的矛盾运动之中。阴阳之间的相互对立制约关系，是促进事物运动发展的内在动力，如四季寒暑变化即是其例。上半年从冬至春及夏，气候由寒转温变热，这是自然界属阳的温热之气制约了属阴的寒凉之气；下半年从夏至秋及冬，气候从热转凉变寒，这是属阴的寒凉之气制约了属阳的温热之气。人体也是如此，如人清晨从睡眠中清醒，是阳制约了阴；人夜晚从清醒转入睡眠，是阴制约了阳，因为阳主兴奋，阴主抑制。阴阳双方的对立制约是有一定限度的，如果一方对另一方的制约太过或者不及，都属异常，在人体则会发生疾病。例如"阳胜则阴病，阴胜则阳病"（《素问·阴阳应象大论》），即为一方对另一方的制约太过而生病；"阳不胜其阴""阴不胜其阳"（《素问·生气通天论》），则为一方对另一方的制约不足。中医学将阴阳对立制约的规律广泛用于指导疾病的治疗，如"寒者热之""热者寒之""高者抑之""下者举之"（《素问·至真要大论》），即是在这一规律指导下确定的治疗方法。

（二）互根互用

阴阳的互根互用关系包含以下两个方面的内容。

1. 阴阳互根　是指阴和阳互为根据、互为前提的关系，任何一方都不能脱离另一方而单独存在，任何一方都是以对方的存在为己方存在的前提和条件。如上与下，上为阳，下为阴，没有上就无所谓下，没有下也就无所谓上；寒与热，寒为阴，热为阳，没有寒，就无所谓热，没有热，也就无所谓寒。所以说："阴阳又互为其根，阳根于阴，阴根于阳。"（清·徐大椿《医贯砭·阴阳论》）

2. 阴阳互用　是指在阴阳相互依存的基础上，阴阳双方会出现相互促进、相互资助的关系。如云雨的形成过程就充分体现了自然界的阴阳互用关系。"地气（属阴的水湿）上为云"的过程，是借助阳热之气的蒸化；而"天气（空气中的水气）下为雨"的过程，要有阴寒之气的凝聚。可见云与雨、天气与地气的往复循环过程，就是阴阳相互促进、相互为用的过程。所以张介宾说："阴不可无阳，阳不可无阴。"（《质疑录》）

人体物质结构与功能之间的关系中，物质结构属阴，功能活动属阳。人体的物质结构是各种功能活动的基础，而功能活动的结果是不断补充物质以充养形体，二者之间存在着互根互用的关系。又如兴奋与抑制、上升与下降、出与入之间均含有互根互用的关系。如果阴或阳的任何一方消亡，另一方也将消亡，所以《素问·阴阳应象大论》说："阳生阴长，阳杀阴藏。"

（三）消长平衡

阴阳的消长平衡，是指阴阳之间不是静止的、不变的，而是在一定时间、一定范围内，处于彼此不断的相互消长中，以保持动态平衡。这一过程包括了阴阳的相互消长和阴阳的协调平衡两个方面。

1. 阴阳的相互消长　是指对立互根的阴阳双方，不是一成不变的，而是在一定时间、一定限度内，存在着量的增减和比例大小的变化。所谓"消"，就是减少、变弱、衰退；所谓"长"，就是增多、亢进、加强。

阴阳的消长只是阴阳运动变化的一种形式，引起阴阳消长变化的根本原因在于阴阳的对立制约和阴阳的互根互用。在阴阳对立制约的基础上，阴阳双方可以产生此长彼消和此消彼长的两种消长过程；而在阴阳互根互用基础上，阴阳双方可以产生此消彼消、此长彼长的消长过程。因此，阴阳的消长，可以归纳为两类四型。

（1）阴阳对立制约关系的彼此消长　此类消长的产生是由于阴或阳对另一方的制约力量加强或者减弱所导致的阴阳变化。具体方式有二：

其一，此长彼消。此长彼消是以制约太过的"长"为主要过程，指阴或阳对另一方的制约、对抗的力量过强时，使其受到约束而减弱的过程。处于正常对立制约状态下的阴阳双方，二者势力均衡，维持着事物的动态平衡，如果在某种因素作用下，使阴阳中的任何一方处于增长、强盛的态势时，对另一方的制约力必然上升，从而使其消减。例如四季气候的变化，上半年的气候变化，由于属阳的温热之气渐长、增加，而属阴的寒凉之气渐减、变少，所以气温就由寒转暖变热，这一过程即属阳长阴消；下半年的气候变化，由于属阴的寒凉之气渐长、增加，而属阳的温热之气消减、变少，所以气候就由热转凉变寒，此属阴长阳消的过程。再如人体患病，当属阴的寒凉邪气伤人，势必会作用于人体阴的一方，使阴的一方偏盛，同时会对人体阳的一方制约力量加强，使阳对人体的温煦作用受到制约而减弱，于是人体就会有恶寒、手足逆冷的症状，此即所谓"阴胜则阳病"，也就是阴长阳消的病理过程。同理，当人受到温热邪气侵袭之后，人体阳的一方偏亢，病人在出现发热、面赤、脉数的同时，还会有口渴、尿少、便干等阴津亏少的症状，此即所谓"阳胜则阴病"，也就是阳长阴消的病理过程。

其二，此消彼长。此消彼长是以制约不足的"消"为主要过程，即阴或阳的力量减弱，不能有效地制约对方，从而使对方力量加强、亢进的过程。如季节气温变化中，盛夏之际是制约阳热的阴寒之气太少，故酷热；隆冬之时，热气太少，无力制约阴寒之气，故气候严寒。此外，如病理状态下，阴虚火旺的虚热证和阳虚阴盛的虚寒证都属此类。

（2）阴阳互根互用关系的彼此消长　此类消长的产生是由于阴阳之间相互促进、相互为用的作用增强或减退所产生的阴阳变化。具体表现也有两种形式：

其一，此长彼长。此长彼长包括阳长阴亦长、阴长阳亦长两方面，是指阴阳双方处于正常的相互依存、相互为用的关系中，当一方旺盛或增强时，可以促进另一方也随之增长。在治疗阴阳两虚证时，补阳也可能使阴得到恢复，此为阳长阴亦长；同样道理，通过养阴使阴气充足，阳气也会随之而旺盛，此即阴长阳亦长。临床常用的补气生血法、补血养气法、阳中求阴法、阴中求阳法等，都是以这一理论为根据确立的治疗方法。

其二，此消彼消。此消彼消包括阳消阴亦消、阴消阳亦消两方面。这是由于阴阳互根互用不足造成的，阴阳双方中的任何一方减少或者虚弱不足，无力资助对方，会使对方也随之减少或虚弱。临床上常见的气虚导致血虚、津亏导致血虚，以及阳损及阴、阴损及阳均属此例。

2. 阴阳的协调平衡　是指阴阳双方的消长稳定在一定限度内的和谐、匀平状态，这是万事万物自身运动所形成的最佳状态。

阴阳之间的消长变化是不间断的、无休止的、绝对的，但也是有序的。如果阴阳双方的消长变化是在一定范围、一定限度、一定时间内进行的，这种变化的结果就会使事物在总体上呈现相对稳定的状态，即所谓阴阳平衡协调状态，又称为"阴阳自和"。

阴阳协调平衡，保障了阴阳之间一系列主要的过程和变化得以顺利地进行。"阴阳协和，庶物以滋"（《艺文类聚》卷一百）。"阴阳二气，最不宜偏，不偏则气和而生物"（《类经附翼·大宝论》）。在自然界，"阴阳调和，灾厉不行"（《宋书·诃罗陀国》）。在人体，"阴平阳秘，精神乃治"（《素问·生气通天论》），"阴阳匀平……命曰平人"（《素问·调经论》）。如果阴阳的消长超过限度，就会出现阴阳失调的状态。阴阳失调在自然界就会形成灾害，此即张介宾所说的"阴阳二气……偏则气乖而杀物"（《类经附翼·大宝论》）；在人体则提示生命活动失常而进入疾病状态，如"阳盛则热""阴盛则寒""阳虚则寒""阴虚则热"等，均属于此。临床治疗的最终目的是使阴阳复归于平衡。

（四）相互转化

阴阳的相互转化是指对立互根的阴阳双方，在一定条件下彼此可以向各自相反的方面转化，即"阴可变为阳，阳可变为阴"（《类经附翼·医易》）。阴阳转化是阴阳消长运动发展到一定阶段，事物内部双方的本质属性发生了改变。也就是说，阴阳的消长是事物的量变过程，而阴阳转化是事物的质变过程。

阴阳转化是事物发展的又一过程。任何事物都在不断运动变化之中，不可能是静止的、不变的。在变化过程中，其发展规律总是由小到大，然后又由盛到衰，就是说事物发展到极点时就会向其反面转化。《内经》对此已有充分的认识，并用"重阴必阳，重阳必阴"，"寒极生热，热极生寒"（《素问·阴阳应象大论》），"寒甚生热，热甚生寒"（《灵枢·论疾诊尺》）来阐释阴阳转化的机理。

阴阳的相互转化必须具备特定的条件。古人所说的"重""极""甚"，都是事物内部阴阳相互转化的内在因素和必要条件。所以说："阴阳之理，极则必变。"（《类经·阴阳类》）

阴阳转化的形式，又分为渐变和突变。阴阳转化的渐变过程，是指对立互根的阴阳双方，伴随彼此消长过程，缓慢地发生着阳转化为阴或阴转化为阳的过程。如人体在昼夜的兴奋与抑制，物质与能量间的阴阳转化都是如此。一年四季寒暑更替的阴阳转化也以渐变形式进行。阴阳转化的突变形式，是当消长变化发展到一定的限度，或者有某种条件的诱导，使阴阳双方迅速向各自相反方面发生质的改变。如盛夏，在天气极热时会突然骤冷而出现冰雹；急性热病中，在持续高热情况下会突然出现体温下降、四肢厥冷等症，这都属于突变的形式。疾病过程中的阴阳转化是经常发生的，如表证与里证、寒证与热证、虚证与实证、阴证与阳证的转化等。

三、阴阳学说在中医学中的应用

阴阳学说是中医学的指导思想，又是中医理论的根基，渗透于中医理论体系的各个层面，用以说明人体的组织结构、生理功能、疾病的发生发展规律，并指导着中医的临床诊断和治疗。

（一）说明人体的组织结构

人是一个有机的整体，中医学根据阴阳对立统一的观点，把人体组织结构划分为相互对立又相互依存的若干部分，由于结构层次的不同，脏腑组织的阴阳属性也有区别。就大体部位而言，上部为阳，下部为阴；体表为阳，体内为阴。就腹背而言，背部为阳，胸腹部为阴。就肢体的内外侧而言，四肢的外侧面为阳，内侧面为阴。就内脏而言，六腑传化物而不藏，故为阳；五脏化生和贮藏精气而不泻，故为阴。就五脏而言，心、肺位于横膈之上，故为阳。而心属火，通于夏气，主温通，为阳中之阳；肺属金，通于秋气，主肃降，为阳中之阴。肝、脾、肾位于横膈之下，故属阴。而肝属木，通于春气，主升发，为阴中之阳；肾属水，通于冬气，主闭藏，为阴中之阴；脾属土，居中央，主长夏，为阴中之至阴。

（二）解释人体的生理活动

人体的生理活动，无论是生命活动的各个部分还是整体，都可以用阴阳来概括说明。在属阴的物质中，气和血又可再分阴阳，属阳的气又具有生血、行血、摄血的功能，而属阴的血又具有载气、养气、化生气的作用。可见气血之间又体现着阴阳关系的多个层面。此外，诸如营卫关系、气与津液关系、脏腑关系、经络关系也是如此。因此说："生之本，本于阴阳。"（《素问·生气通天论》）生命活动就在阴阳彼此不断的消长过程中维持着动态平衡，所以"阴平阳秘，精神乃治"（《素问·生气通天论》）。

（三）解释人体的病理变化

疾病是致病因素作用于人体而引起体内阴阳平衡失调、脏腑形体损伤，以及功能障碍的过程。阴阳学说不但可以对病理过程进行分析，还可以对引起病理过程的邪正双方加以说明。病邪可以分为阴邪和阳邪两大类。《素问·调经论》就有"夫邪之生也，或生于阴，或生于阳"之论。人体的正气，又有阴精与阳气之别。在邪正斗争过程中，阳邪伤人，常易伤阴；阴邪侵袭，常先伤阳。在邪正斗争的过程中，人体阴阳失调会产生偏盛、偏衰、互损、转化等种种病理变化。这是中医学认识和分析疾病基本病理的理论依据。

1.阴阳偏盛　是指阴或阳的一方偏亢过盛，对另一方制约太过所导致的病理变化。《素问·阴阳应象大论》概括为"阴胜则阳病，阳胜则阴病；阳胜则热，阴胜则寒"。

"阳胜则热"，是指在阳邪作用下，人体呈现出功能亢奋、产热过剩的病机，临床表现为一系列实热征象的病证。

"阳胜则阴病"，是指阳胜状态下对阴的制约过度，使阴呈现功能减弱的病理状态，此即"阳长阴消"的过程。在疾病过程中，由于阳热太盛，耗伤阴液，则会引起阴液相对不足。"病"，此指受损而减弱的病理状态。

"阴胜则寒"，是指感受阴邪，人体功能受到阻滞而发生障碍，呈现出阴偏盛的病机，临床表现为一系列实寒征象的病证。

"阴胜则阳病"，是指阴胜状态下对阳的抑制过度，使阳呈现功能减退的病理状态，此即"阴长阳消"的过程。在疾病过程中，由于阴寒太盛，损伤阳气，则会引起阳气相对不足。"病"，此指受损而减弱的病理状态。

2.阴阳偏衰　是指阴或阳低于正常水平的病理状态。无论是阴或阳不足，无力制约对立的另一方，必然导致另一方相对偏亢。

阳偏衰是指人体的阳气虚损，推动和温煦等功能下降，以及阳对阴的制约能力减退，导致阴相对亢盛的病理状态。临床上常表现出虚性的寒证，故曰"阳虚则寒"。

阴偏衰是指人体的阴液亏虚，滋润及抑制作用减退，以及阴对阳的制约作用下降，导致阳相对亢盛，产热相对过剩的病理状态。临床上常表现出虚性的热证，即所谓"阴虚则热"。

NOTE

　　阴阳偏盛及阴阳偏衰是临床上寒热病证形成的基本病机，也是阴阳失调病机最根本的病理状态。阴阳偏盛和阴阳偏衰的病机，是阴阳的对立制约，以及阴阳彼此消长的关系失调所致。阴阳偏盛，其矛盾的主要方面是阴或阳的绝对值增加，因而制约对方的力量太过，故所产生的寒证或热证均属于实性证候。阴阳偏衰，其矛盾的主要方面是阴或阳的绝对值减少，因而制约对方的力量减弱，使对方相对亢盛，故所产生的寒证或热证均属于虚性证候。

　　3. 阴阳互损　是指阴或阳任何一方虚损到一定程度而引起另一方逐渐不足的病理变化，包括阳损及阴和阴损及阳两方面的病机。

　　阳损及阴，是指阳虚到一定程度时，无力促进阴的化生，使阴亦随之不足的病理过程，此即"无阳则阴无以化"。临证中常先有阳虚的临床表现，继之又出现阴虚的症状。

　　阴损及阳，是指阴虚到一定程度时，不能滋养于阳，使阳亦随之化生不足的病理过程，此即"无阴则阳无以生"。临证中常先有阴虚的症状，继之又出现阳虚的临床表现。

　　阴阳互损是以阴阳互根互用为前提的。由于阴和阳互为其根、互为其用，所以当阴或阳虚衰不足时，就会发生"阳消阴亦消"的"阳损及阴"，以及"阴消阳亦消"的"阴损及阳"的病理过程。

　　阴阳互损与阴阳偏衰不同。阴阳偏衰中的阴偏衰或者阳偏衰，是阴阳互损病理过程产生的前提；而阴阳互损则是在阴偏衰或阳偏衰的病理状态基础上进一步发展的病理过程，这个病理过程所产生的结局则是阴阳两虚的病理状态。

　　4. 阴阳转化　是阴阳失调所表现的病理变化。在一定条件下，阳证可以转化为阴证，阴证也可以转化为阳证。例如某病人因受凉感冒，症见恶寒、发热、头痛等，由于治不及时，二三日后，上述症状消失，却又出现咳喘、胸闷、咳痰症状。前者病位在表，属阳证；后者病邪入里，属阴证。此即由阳证转化为阴证。再如某病人患咳喘日久，咳喘每于冬季加重，夜间发作极甚，怕冷、咳吐大量清稀痰，近日由于天气剧变，咳喘症状加剧，痰稠色黄，发热，面赤，口渴喜饮冷，舌红苔黄，脉滑数。此人原来的病证为肺寒，属阴证，表现为肺热，属阳证。此即由阴证转化为阳证的过程。此外，如表证与里证、虚证与实证的相互转化均属阴阳转化之例。

（四）指导疾病的诊断

　　阴阳失调是疾病发生、发展、变化的根本原因，由此所产生的各种错综复杂的疾病临床表现都可以用阴阳加以说明。所以在诊察疾病时，用阴阳两分法归纳种种临床表现，有助于对病变的总体属性做出判断，从而把握疾病的关键。因此，《素问·阴阳应象大论》说："善诊者，察色按脉，先别阴阳。"

　　对疾病的诊断，首先要用四诊的方法收集病史资料，然后用阴阳归类的方法，概括诸如色泽、声息、动静状态及脉象等的阴阳属性。

　　辨别色泽的阴阳：色泽鲜明者属阳，色泽晦暗者属阴。辨别声息的阴阳：声音高亢洪亮、多言而躁动者，多属于实证、热证、阳证；声音低弱无力、少言而沉静者，多属于虚证、寒证、阴证。呼吸微弱者属阴；呼吸有力，声高气粗者属阳。辨别脉象的阴阳：以脉位辨阴阳，寸脉为阳，尺脉为阴；据脉率辨阴阳，数者为阳，迟者属阴；据脉力辨阴阳，实脉为阳，虚脉属阴；以脉形辨阴阳，浮、大、洪、滑属阳，沉、小、细、涩为阴。所以《素问·脉要精微论》说："微妙在脉，不可不察，察之有纪，从阴阳始。"在疾病的诊察过程中，对症状和体征的阴阳属性划分，大体可以概括其疾病的基本属性。如果从疾病的部位、性质等辨其阴阳属性，大凡表证、热证、实证者属于阳证，而里证、寒证、虚证者属于阴证。张介宾指出："凡诊病施治，必须先审阴阳，乃为医道之纲领。阴阳无谬，治焉有差？医道虽繁，而可以一言蔽之者，曰阴阳而已。"（《景岳全书·传忠录》）

（五）指导疾病的防治

调理阴阳，使之保持或恢复相对平衡，达到"阴平阳秘"状态，是防病治病的根本原则，也是阴阳理论用于疾病防治的基本思想。

1. 指导养生防病　养生，古称"道生""摄生"，即保养生命之意。养生的目的在于延年益寿和防病除疾；养生的根本原则是"法于阴阳"（《素问·阴阳应象大论》），即遵循自然界的阴阳变化规律调理人体的阴阳，使人体阴阳与自然界的阴阳变化协调一致。故《素问·四气调神大论》说："夫四时阴阳者，万物之根本也。所以圣人春夏养阳，秋冬养阴，以从其根，故与万物沉浮于生长之门。"

2. 确定治则治法　由于阴阳失调是疾病的基本病机，因而调理阴阳，补其不足，泻其有余，恢复阴阳的平衡协调状态，是治疗疾病的基本法则。所以《素问·至真要大论》说："谨察阴阳所在而调之，以平为期。"

（1）阴阳偏盛的治疗原则　对阴或阳偏盛所致的病证，要运用损其有余（即"实则泻之"）的原则进行治疗。阳偏盛所致的实热证，宜用寒凉药物抑制亢盛之阳，清除其热，此即"热者寒之"的方法；阴偏盛所致的实寒证，可用温热药物消除偏盛之阴，驱逐其寒，此即"寒者热之"。"病"，此指相对偏盛的病理状态。

（2）阴阳偏衰的治疗原则　对阴偏衰或阳偏衰所致的病证，要运用补其不足（即"虚则补之"）的原则进行治疗。阳虚不能制约阴而致的虚寒证，不能用辛温散寒的药物，应当用补阳的药物，扶助不足之阳而达到制约相对偏盛之阴的目的。这种补阳的方法，又称"阴病治阳"（《素问·阴阳应象大论》），即"益火之源，以消阴翳"（王冰《素问·阴阳应象大论》注语）的治疗方法。

阴虚不能制约阳而致的虚热证，不能用苦寒清热的药物，应当用滋阴之品，资助不足之阴，以达到抑制相对偏盛之阳的目的。这种滋阴的方法，又称"阳病治阴"（《素问·阴阳应象大论》），即"壮水之主，以制阳光"（王冰《素问·阴阳应象大论》注语）的治疗方法。

对阴阳偏衰之证，也可以阴阳互根及阴阳消长中的此长彼亦长的理论为依据确立治疗方法。诚如《景岳全书·新方八略引》所说："善补阳者，必于阴中求阳，则阳得阴助而生化无穷；善补阴者，必于阳中求阴，则阴得阳升而泉源不竭。"

阴阳互损的病理过程，可导致阴阳两虚的病理状态，故治宜阴阳双补，但是应分清主次先后。由阳损及阴所导致的阴阳两虚证，是以阳虚为主，治宜在补阳的基础上兼补其阴；由阴损及阳所导致的阴阳两虚证，则是以阴虚为主，治宜在补阴的基础上兼以补阳。

（六）归纳药物的性能

中医学对药物的性能，主要从气、味和升降浮沉等方面加以分辨，而气、味、升降浮沉都可以用阴阳学说加以归纳和认识。

药性是指药物的寒、热、温、凉四种性质，又称为"四气"。其中寒、凉属阴，温、热属阳。凡能减轻或消除热证的药物，其性质属于凉性或寒性；凡能减轻或消除寒证的药物，其性质属于温性或热性。所以临床上治疗热证时，就要选用寒性或凉性药物；治疗寒证时，就要选用热性或温性药物。

药味是指药物的酸、苦、甘、辛、咸五味。有些药物还具有涩味、淡味，但习惯上称为"五味"。其中辛、甘、淡味属阳，酸、苦、咸、涩味属阴。药味理论的形成，主要源于对药物品尝的味觉感受，如甘草之甜、桔梗之辛、乌梅之酸、黄连之苦、昆布之咸、茯苓之淡、五味子之涩等。

药物的升、降、浮、沉，是指药物进入人体后的作用趋向。所谓升，是指药物具有上升及作用于人体上部的功效趋向；降，指药物具有下行并作用于人体下部的功效趋向；浮，是指药物具有向表浅部位发散的功效趋向；沉，是指药物具有向内镇敛的功效趋向。因此，药物升、降、浮、沉的阴阳属性，凡具有升、浮作用的药物属阳，凡具有降、沉作用的药物属阴。

阴阳用于疾病的治疗，不仅用以确立治疗原则，而且也用来概括药物的性味功能，作为指导临床用药的依据；治疗疾病，不但要有正确的诊断和确切的治疗方法，同时还必须熟练掌握药物的性能。根据治疗方法，选用适宜药物，才能收到良好的疗效。

第二节　五行学说

五行学说认为，宇宙间的一切事物都是由木、火、土、金、水五种物质所构成的，自然界各种事物和现象的发生、发展和变化，就是五种物质不断运动和相互作用的结果，而且天地的变化规律或运动秩序都可以运用五行生克制化法则的调节和控制关系来说明。五行学说被引入医学领域，主要在于运用五行的属性归类，以及生克、制化、乘侮等规律，来概括脏腑的功能属性，阐释五脏系统相互联系的内在规律，并说明人体与自然界的某些关系，特别是阐明人体的系统结构医学模式，对于促进中医学理论体系的发展及应用，指导中医临床的病证分析、诊断和治疗，具有深远的意义。

一、五行的基本概念

（一）五行的概念

五行，指的是木、火、土、金、水五种基本物质的运动和变化。五行起源于古代的"五材""五方"观念。古人在长期的生产和生活过程中，对生活、生产资料经过长期认真的观察，认识到木、火、土、金、水是日常生产和生活中不可缺少的最基本物质，所以有"水者，百姓之所饮食也；金木者，百姓之所兴作也；土者，万物之所资生也，是为人用"（《尚书大传·周传》）的认识。在此基础上提出了"五材"概念，古代哲学家进一步引申运用，认为世界一切事物都由这五种基本事物的运动变化而生成。前人将五种事物之间的制约关系总结认为"木得金而伐，火得水而灭，土得木而达，金得火而缺，水得土而绝。万物尽然，不可胜竭"（《素问·宝命全形论》）。这是前人在生产和生活过程中，对五种物质之间资助、制约关系认识、抽象的实录。五行学说一方面认为，世界万物是由这五种最基本的物质构成的，这是对世界的物质性所作出的正确认识；另一方面认为，任何事物之间都不是孤立的、静止的，而是在不断资生、制约的运动变化之中，维持着协调、平衡的状态。

（二）五行的特性

五行特性，是古人在长期的生活和生产实践中，对木、火、土、金、水五种物质的朴素认识基础上，进行抽象升华而逐渐形成的，主要用以分析各种事物的五行属性和研究事物之间的相互联系。一般认为，《尚书·洪范》所说的"水曰润下，火曰炎上，木曰曲直，金曰从革，土爰稼穑"是对五行特性的经典性概括。

"木曰曲直"：曲，弯曲、卷缩；直，伸展、伸直。凡具有生长、升发、伸展、舒展、扩展、能曲、能直等特征和作用趋势的事物和现象，归属于木。

"火曰炎上"：炎，炎热、焚烧；上，上升、登高。凡具有炎热、发热、明亮、升散、上升等特征和作用趋势的事物和现象，归属于火。

"土爰稼穑"："爰"通"曰"；稼，播种；穑，收获。凡具有生化、长养、承载、受纳等特征和作用趋势的事物和现象，归属于土。

"金曰从革"：从，顺应、变应；革，杀戮、戕害、革除。凡是具有易变、肃杀、收敛、沉降等特征和作用趋势的事物和现象，归属于金。

"水曰润下"：润，滋润、滋益；下，沉降、低流、向下。凡是具有滋润、下降、闭藏、寒冷等特征和作用趋势的事物和现象，归属于水。

（三）五行的归类

五行学说以五行的属性和规律为依据，运用取象比类和演绎推理等逻辑方法，将自然界各种相同、相似或相关的事物和现象，分别纳入木、火、土、金、水五行系统之中，进行模拟、比附、推理和判断，从而形成人类认识自然和生命的五行系统理论。

取象比类，是指在对事物形象观察和描述的基础上，通过意象思维的过程，体悟、抽象和提取事物所隐含的属性、规律和意义，再进行类比和判断的思维过程。在对五行属性和规律认识的基础上，对新的认识对象进行形象观察、描述和意义提取，根据两者的相似或相同程度，推理和判断新的认识对象的五行属性。以方位配五行为例：由于日出东方，与木的升发属性相似，故归属于木；南方炎热，与火的炎上属性相似，故归属于火；日落西方，与金性肃降相似，故归属于金；北方寒冷，与水的寒凉相同，故归属于水。

演绎推理，是指由一般性的前提推导出个别或特殊的结论的思维过程。在五行学说中，把已知的五行属性作为推理的一般性前提，根据五脏与五行的对应关系和五脏与五腑、五体、五志等联系，从而推导出五腑、五体、五官、五志等对象的五行属性。如肝属于木，肝又主筋和开窍于目，则胆、筋、目、怒等归属于木；心属于火，则小肠、脉、舌、喜等归属于火；脾属于土，则胃、口、肉、思等归属于土；肺属于金，则大肠、鼻、皮肤、悲等归属于金；肾属于水，则膀胱、耳、骨、二阴、恐等归属于水。

五行学说将自然界复杂多样的事物，特别是关于人体的认识，归结到木、火、土、金、水五行系统之中，能够阐释人体的生命活动及变化规律。五行学说还认为同属于某一行的事物或现象密切相关。如《素问·阴阳应象大论》所说的"东方生风，风生木，木生酸，酸生肝，肝生筋……"即是说方位的东和自然界的风、木，以及酸味的物质都与肝相关。因而认为五行学说是用以说明人与自然环境对应统一的基础，由此构成了一个人与自然界相互统一的包括横向和纵向联系的五行巨系统。在进行归纳推理的过程中，首先以关于五行、五脏等个别的知识为前提，再进行比较、分类、分析、综合和概括，最后推导出关于人体生命的五行规律和一般原

NOTE

理。详见表1-1。

表1-1　五行归类表

自然界							五行	人体						
音	五味	五色	五化	五气	五方	五季		五脏	五腑	五官	形体	情志	五声	变动
角	酸	青	生	风	东	春	木	肝	胆	目	筋	怒	呼	握
徵	苦	赤	长	暑	南	夏	火	心	小肠	舌	脉	喜	笑	忧
宫	甘	黄	化	湿	中	长夏	土	脾	胃	口	肉	思	歌	哕
商	辛	白	收	燥	西	秋	金	肺	大肠	鼻	皮毛	悲	哭	咳
羽	咸	黑	藏	寒	北	冬	水	肾	膀胱	耳	骨	恐	呻	栗

在五行系统中，事物以五行的特性来分析、归类和演绎，就把自然界千变万化的事物，归结为木、火、土、金、水的五行系统。对人体来说，也是将人体的各种组织和功能及变化，归结为以五脏为中心的五个生理、病理系统。这样一个联系人体内环境和自然界外环境的子系统，是人与自然、社会、人文环境相互统一的基础，也体现了五行系统理论的整体性和科学性。

二、五行学说的基本内容

五行学说属于中国古代唯物论的哲学范畴，它所蕴含的系统论观点和方法，主要是用以阐明事物或现象的系统结构关系。五行学说的主要内容包括五行的相生、相克、制化、相乘、相侮及母子相及等。五行学说是运用五行之间相生相克的关系，探索和揭示事物之间的相互联系和相互协调的整体性和统一性，用五行相乘相侮来解释和阐明事物之间的失衡现象的机制。

（一）五行相生、相克与制化

1. 五行相生　是指木、火、土、金、水之间存在着有序的递相资生、助长和促进的关系。五行之间递相资生的次序是：木生火，火生土，土生金，金生水，水生木。在五行相生关系中，任何一行都存在着"生我"和"我生"的"母子"关系。"生我"者为"母"，"我生"者为"子"。例如水能生木，所以水是木之"母"（"生我"），木是水之"子"（"我生"）。其余类此。

2. 五行相克　是指木、火、土、金、水之间存在着有序的递相克制、制约的关系。五行之间递相制约的次序是：木克土，土克水，水克火，火克金，金克木。在五行相克关系中，任何一行都具有"克我"和"我克"的"所不胜"和"所胜"关系。所谓"克我"者为"所不胜"，"我克"者为"所胜"。例如水克火的关系，水是火的"克我"（即"所不胜"），火是水的"我克"（即"所胜"）。其余类此。

3. 五行制化　是指五行之间既相互资生，又相互制约，生中有克，克中有生，以维持事物间协调平衡的正常状态。制，是指五行的生与克之间的制约关系。化，即生化，指事物的正常状态。五行制化关系是指五行的相生和相克两种关系协调并存的状态，是维持五行之间动态平衡不可缺少的两种方式。没有相生，就没有事物的发生和成长；没有相克，事物就会产生亢奋而失去协调。五行生的关系和克的关系之间是不均衡的：有时是以生为主，克为次，此即为"生中有克"；有时是以克为主，生为次，此即为"克中有生"。五行的生与克相反相成的矛盾运动，既维持事物的平衡状态，也促进事物的发展变化。明·张介宾在《类经图翼·运气上》

中概括为"造化之机，不可无生，亦不可无制。无生则发育无由，无制则亢而为害"。

从上述的生克制化关系可知，五行中的任何"一行"，都存在着来自于其他事物的"生我""我生"和"克我""我克"的联系或者称为作用。

（二）五行母子相及与五行相乘、相侮

1. 母子相及 在五行系统相生关系中，存在相互依赖资生、助长的母子关系。凡"生我"者为母，"我生"者为子。在异常状态下，母子关系成为疾病的传化途径，即母子相及。因此，母子相及包括母病及子和子病及母。母病及子是指五行中某一行异常累及其子行，导致母子两行都发生异常变化。若母行虚损，引起子行亦不足，导致母子两行均虚弱。如水为母，木为子，水不足则不能生木，导致母子俱虚，水竭木枯。子病及母是指五行中某一行异常改变波及其母行，导致子母两行都异常。子行太过，引起母行亦亢盛，导致母子俱亢，即"子病犯母"。子行不足，累及母行，引起母行亦不足，导致子母两行俱损。例如木为子，水为母，木不足引起水亏，导致木水俱虚，即"子盗母气"。

2. 五行相乘 即相克太过，是指五行中的某一行对其所胜一行的过度制约或克制，其顺序和方向与相克一致。引起相乘的原因主要有两个方面：首先，是五行中某一行自身过于强盛，造成对被克一行的克伐太过，导致被克一行的虚衰，引起五行系统内部的生克制化紊乱或异常。如果木过于强盛，则克土太过，易造成土的虚弱或不足，招致"木亢乘土"。其二，是五行中某一行本身虚弱或不足，招致克我一行的相克显得相对增强，又使其本身更加虚弱。在正常情况下，木克土的力量和强度是不会出现太过或不及的，可是，如果土本身虚弱或不足，形成木克土的力量和强度相对增强，会使土更加虚弱不足，即"土虚木乘"。

3. 五行相侮 即反向制约，是指五行中的某一行对其所不胜一行的反向制约或克制，又称"反克"或"反侮"，其顺序和方向与相克相反。其原因有二：一是被克一行亢极，失去制约，反向欺侮克我者。木本受金克，但是木过于强盛时，不仅不受金的克制，反而对金进行反克，即"木亢侮金"。二是克我者本身衰弱，被克者因其衰而反侮之。金本克木，若金气虚衰，则木因金衰而反侮金，即"金虚木侮"。

相乘和相侮都是异常的相克现象，两者之间既有区别又有联系。相乘是按照五行相克次序发生的过强克制，从而形成五行系统内部相克作用和关系的异常；相侮是与五行相克次序发生相反方向的克制现象，造成了五行系统相克制衡的破坏。两者之间的关系是在发生相乘时，也可同时发生相侮；发生相侮时，也可同时发生相乘。例如，木过于强盛时，既可以乘土，也可以侮金；金虚弱时，既可以遭受木的反侮，也可以受到火乘。《素问·五运行大论》云："气有余，则制己所胜而侮所不胜；其不及，则己所不胜侮而乘之，己所胜轻而侮之。"这是对五行相乘与相侮及其相互关系的说明。

三、五行学说在中医学中的应用

五行学说应用于中医药学领域，主要是用以阐释脏腑的生理特性及功能，尤其是脏腑之间的相互关系，阐明人体与外在环境之间所存在的相关联系，并运用五行的生克乘侮规律来说明脏腑之间的病理影响及传变。应用于诊断和治疗，除对本脏本腑进行直接治疗外，还可根据五行的生克规律，适当调整其相应的脏腑关系，从而达到控制病机传变、治愈疾病的目的。

（一）说明脏腑的生理及相互关系

运用五行学说阐明人体的生理特性，体现在构建天人相应的五脏系统、说明五脏的生理特

点、阐述五脏之间的生理联系等方面。

1. 构建天人相应的五脏系统　运用五行学说，构建以五脏为中心、内外环境相联系的天人合一的五脏系统。将内环境的五脏与五腑、五体、五窍、五华、五志、五液等，与之同一属性外环境的五方、五时、五气、五色、五味等进行广泛联系。如肝木系统，在脏为肝，在腑为胆，在体为筋，开窍于目，其华在爪，在志为怒，在液为泪，在方位为东，其气旺于春，通于风气，其色青，其味酸；心火系统，在脏为心，在腑为小肠，在体为脉，开窍于舌，其华在面，在志为喜，在液为汗，在方位为南，其气旺于夏，通于火气，其色赤，其味苦；脾土系统，在脏为脾，在腑为胃，在体为肉，开窍于口，其华在唇，在志为思，在液为涎，在方位为中央，其气旺于长夏，通于湿气，其色黄，其味甘；肺金系统，在脏为肺，在腑为大肠，在体为皮，开窍于鼻，其华在毛，在志为忧，在液为涕，在方位为西，其气旺于秋，通于燥气，其色白，其味辛；肾水系统，在脏为肾，在腑为膀胱，在体为骨，开窍于耳，其华在发，在志为恐，在液为唾，在方位为北，其气旺于冬，通于寒气，其色黑，其味咸。运用五行学说构建的五脏系统，体现了天人相应的整体观念，并在认识和把握纷繁事物和现象的特性中，起到执简驭繁的作用。

2. 说明五脏的生理特点　按照五行的属性，将五脏分别归属五行，并说明其生理功能特点。肝性喜条达而恶抑郁，有疏通气血、调畅情志的功能，与木行生长升发、舒畅条达的特性相类似，故肝属木行。心具有温煦全身、主血脉、主神明的功能，与火行温热、光明的特性相类似，故心属火行。脾具有运化水谷、化生精微以营养脏腑的功能，与土行生化万物的特性相类似，故脾属土行。肺具有清肃、下降的功能，与金行清肃、收敛的特性相类似，故肺属金行。肾具有藏精、主水液的功能，与水行滋润、闭藏、下行的特性相类似，故肾属水行。

3. 阐述五脏之间的生理联系　五脏功能虽然各有所司，但作为有机整体的人体，五脏之间必然存在着生理上的内在联系。中医学运用五行学说理论，阐释了五脏之间的主要联系，具体反映在五脏相生、五脏相克和五脏制化协调等方面。用五行相生理论说明五脏之间的协同关系。如用木生火关系，可以解释肝贮藏血液，调节血流量，辅助心完成推动血液运行的功能；用金生水关系，说明肺主行水，协助肾完成主水功能；用水生木关系，解释肾精化生阴血，滋养肝的功能等。用五行相克理论说明五脏之间的制约关系。如肾阴制约心阳，防止心阳偏亢，即可体现水克火的关系；肝气条达舒畅，可疏通脾胃之壅滞，即可体现木克土的关系；脾运化水液，防止肾所主的水液泛滥为患，即可体现土克水的关系等。

（二）说明人体的病理变化

五脏之间在生理上的联系，决定了其可能在病理方面互相影响，即五脏病证互相传变，其病理传变可用五行母子相及、相乘相侮的理论进行解释。

1. 按五行母子相及关系传变　按母子关系传变说明脏腑病证发生传变规律，主要表现为母病及子和子病及母两种形式。母病及子，又称"母病累子"。病从母脏传来，先见母脏病证，继见子脏病证。如临床常见的"水不涵木"证，肾阴亏虚，肝阴失养，导致阴不能制阳，肝阳亢逆之证，症见腰酸软、眩晕耳鸣、遗精、健忘、失眠、烦躁易怒、口燥咽干、盗汗、颧红、五心烦热等。其病从肾传至肝，阴虚阳亢为病变的本质。

子病及母，包括"子病犯母"和"子盗母气"。病从子脏传来，先见子脏病证，继见母脏病证。如临床常见的心肝火旺证，可因心火亢盛，导致肝火上炎，症见心悸、失眠、口舌生疮，甚至谵语、狂躁，又见烦躁易怒、头痛眩晕、面红目赤等。其病从心传肝，火热实盛是其病变本质。

2. 按五行乘侮关系传变 按照五行乘侮关系说明脏腑病证发生传变规律，主要表现为相乘传变和相侮传变两种形式。相乘传变，即相克太过而致的疾病传变。如肝病的实证，肝木之郁实，可克伐属土的脾胃，即肝病传脾。临床上肝气郁结证，症见烦躁易怒、胸胁闷痛、月经不调等；横逆于脾，出现肝脾不和，又见脘腹胀满、纳呆不欲食、大便溏泄或不调等症；横逆于胃，出现肝胃不和，又见呕吐、嗳气、吞酸、纳呆等症。脾病的实证，脾土之湿盛，可克伐属水的肾和膀胱，导致水湿运化不能，肾与膀胱气化不利，水湿内停，见身体困重、小便不利、全身浮肿、纳呆、舌苔滑腻等症。

相侮传变，即反克为害而致的疾病传变。肺金本克肝木，当肝木之气太过，或肺金之气太弱时，肺金不仅不能克制肝木，反为肝木所克。如木火刑金的肝火犯肺证，临床见胸胁胀痛、口苦、烦躁易怒、脉弦数等肝火亢盛之症，又相继出现咳嗽、气逆，甚至咯血，或痰中带血等肺失清肃之症。

脏腑病证按照五行学说理论说明传变，有一定的规律，且影响疾病的预后。但是，由于五脏六腑的生理特性各异，生理功能上相互联系，故脏腑之间的病理变化十分复杂。脏腑病证按五行规律传变只是其中一个方面，且不是所有的脏腑病都按五行规律传变，临床上切不可一概而论。

（三）指导五脏系统疾病的诊断

人体是一个有机的整体，内脏有病，功能紊乱时，可以通过诸多途径反映于体表的相应形体官窍，在色泽、声息、形态、脉象等诸多方面显现出异常变化。医生可通过望、闻、问、切四诊搜集来的资料，运用五行学说的相关理论加以分析，作为诊断内脏病变的主要依据之一。

1. 指导疾病的定位诊断 临床根据五行归类的理论，对病人临床所表现的五色、五脉、口中所感觉的五味等，进行五脏定位诊断。如面见青色、喜食酸味或口泛酸水、脉见弦象，可诊为肝病；若口苦、心烦、面赤、脉洪数，即为心火亢盛等。

2. 判断疾病的传变趋势 临证中常根据五行生克理论，从脉象与面色的五行属性，判断疾病的传变趋势。如脾虚病人，面见青色，又见弦脉，是为肝木乘脾土（土虚木乘）；肺阴不足之证，面见赤色，脉见洪象，是心病传肺（火乘金）等。

3. 推测疾病的预后转归 临床实践中可以运用五行生克、乘侮理论，从病人的病色、病脉之间的生克关系，推测疾病的预后。如肝病面青，见弦脉，为色脉相符。如果不见弦脉，反见浮脉，则为"相胜之脉"，即为克色之脉（金克木），为逆，提示病重；若见沉脉，则属"相生之脉"，即为生色之脉（水生木），为顺，提示病轻等。《医宗金鉴·四诊心法》指出："色脉相合，已见其色，不得其脉，得克则死，得生则生。"

疾病的表现千变万化，要做出正确的诊断，必须坚持"四诊合参"，切不可拘泥于五行理论的推断，以免贻误正确的诊断和有效的治疗。

（四）指导疾病的防治

运用五行学说指导防治，主要体现于控制疾病的传变、确定治疗原则、制订具体治法及指导脏腑用药等方面。

1. 控制五脏疾病的传变 在疾病过程中，一脏有病常会在不同程度上波及其他四脏。因此在治疗时，除对所病之脏进行治疗外，还应考虑到其他四脏，应根据五行生克乘侮理论，采取相应的阻断传变的措施，防止因病传而加重病情。如肝脏有病时，可通过相生途径影响心、肾，也可通过乘侮途径波及脾、肺，尤其肝气太旺之证，常发生的病传是木旺乘土或木旺侮金，故在肝病未发生乘脾、侮肺之前，消除肝气偏盛的同时，还应兼补脾土，或扶助肺金。脾或肺气得以顾护，则阻断了肝的乘袭或反侮，故有"见肝之病，则知肝当传之于脾，故先实其脾气"（《难经·七十七难》）之论。对其他四脏之病也应循此思路控制病传，尽早消除疾病，防患（传）于未然。

2. 确定五脏疾病的治疗原则　所谓治疗原则，是指治疗疾病时的总体思路。运用五行学说的相关理论分析五脏间的关系，在确定治疗原则时有以下两个方面的内容。

（1）根据相生理论确定治疗原则　运用五行相生理论指导治疗，主要针对五脏之间属于母子关系两脏失常的病证。就疾病性质而言，母子两脏关系失常，主要有虚证和实证两类，所以《难经·六十九难》为此制订了"虚则补其母，实则泻其子"的治疗原则。所谓"补母"，是针对母子两脏关系失调中虚证的治疗原则，此时当以补母脏之虚为主，如肝阴虚，可通过补肾阴（肾属水，为肝之母脏）以生肝木。所谓"泻子"，是针对母子两脏关系失常中实性病证的治疗原则，此时应以泻子脏之实为主，如肝热证，可以通过清心泻火治之。

（2）根据相克理论确定治疗原则　运用五行相克理论指导治疗，主要针对五脏间属于相克关系失常的病证。相克关系失常中的"相乘"或者"相侮"，都因一方太盛，或者另一方太弱所致。因此，必须抑制太强的一方，扶助虚弱的一方，才能使其复归到正常的相克关系，此即为"抑强、扶弱"的治疗原则。例如肝气（木）太旺乘脾土，治疗时就当用疏肝之法，以泻肝木之强；同时用健脾补脾之法，扶助脾土之弱，方可使肝脾复归到正常的相克关系。

3. 制订五脏疾病的具体治法　在治疗原则确定之后，针对具体病证，还可根据五行理论制订出具体的治疗方法。在"虚则补其母"的治则指导下，常用的治疗方法有：滋水涵木法，是滋肾阴以补养肝阴的治疗方法，适用于肝肾阴虚证或肝阳上亢证；培土生金法，是健运脾土以补益肺金的方法，适用于肺脾气虚证；金水相生法，是滋肺养肾的方法，适用于肺肾阴虚证等。在"抑强、扶弱"治则的指导下，常用的治疗方法有：抑木扶土法，适用于肝旺脾虚证或肝气犯胃证，即疏肝健脾法，或疏肝和胃之法；佐金平木法，适用于肝旺生热，热灼肺金的肝火犯肺证，即清肝火以除肺热的方法；泻南补北法，适用于心火旺肾阴虚证，即清心火、滋肾阴的方法等。

此外，可根据五行学说的生克理论指导针刺选穴，运用"情志相胜"方法，治疗因情志内伤所致的一些慢性疾病等。

4. 指导脏腑用药　五行学说运用五行归类的理论，将五脏、六腑、五体、五官和药物的五色、五味归属于五行。根据"同气相求"的理论原则，认为同一行（类）的具有某种色、味的药物，常常与同一类（行）的脏腑存在着某种"亲和"（即"归走"或"所入"）关系，并能调整该类脏腑功能失调。具体言之，色青、味酸的药物属木，归走并作用于肝系统，如白芍、山茱萸味酸，滋养肝血；色赤、味苦的药物属火，归走并作用于心系统，如朱砂色赤，入心安神；色黄、味甘的药物属土，归走并作用于脾胃系统，如黄芪、白术味甘，入脾补气；色白、味辛的药物属金，归走并作用于肺系统，如石膏入肺以清肺泄热；色黑、味咸的药物，归走并作用于肾系统，如玄参、生地黄色黑、味咸，入肾以滋养肾阴等。

第二章　藏　象

藏象学说主要是用司外揣内的方法，研究人体脏腑的生理功能、病理变化、脏腑之间的关系，以及脏腑与自然环境相通应的理论。藏象学说是中医学关于人体生理病理的系统理论，也是中医学理论体系的核心内容，是中医临床各科辨证论治的理论基础。

第一节　藏象概述

一、藏象的概念

藏象，是指藏于体内的脏腑与表现于外的生理、病理现象，以及与之相通应的自然界事物和现象。"藏象"一词，始见于《素问·六节藏象论》："帝曰：藏象何如？岐伯曰：心者，生之本，神之变也，其华在面，其充在血脉，为阳中之太阳，通于夏气。""藏"是指藏于体内的脏腑，"象"是指可以从外部察知的现象、征象。明·张介宾《类经·藏象类》注云："象，形象也。藏居于内，形见于外，故曰藏象。"可见，"藏"，指藏居于体内的脏腑，包括五脏、六腑、奇恒之腑。"象"，是指表现于外的生理病理现象，也涉及内在脏腑的解剖形态及其通应的自然界的物象。其中，象是藏的外在反映，藏是象的内在本质。藏象一词，既揭示了人体内在脏腑与外观形象之间的有机联系，又客观地反映了中医学"以象测藏"的认识方法，即通过观察外在征象来研究内在脏腑的活动规律，认识其本质。诚如《灵枢·本脏》所言："视其外应，以知其内脏。"

二、脏腑的分类与区别

藏象学说的基础是脏腑，脏腑又称内脏。中医学根据脏腑的生理功能特点及其形态结构，将人体内脏分为五脏、六腑和奇恒之腑三类。五脏，即心、肺、脾、肝、肾；六腑，即胆、胃、小肠、大肠、膀胱、三焦；奇恒之腑，即脑、髓、骨、脉、胆、女子胞。

五脏的共同生理功能是化生和贮藏精气。精气，系指人体精、气、血、津液等一切精微物质。贮藏于五脏的精气是生命活动的物质基础，不能过度耗散或施泻，故称"藏而不泻"。《素问·五脏别论》说："所谓五脏者，藏精气而不泻也，故满而不能实。""满"是对精气而言，是指五脏之中充满精气并不断布散全身，不能壅实不通。五脏贮藏精气，与精神情志活动密切相关，故又有"五神脏"之称，正如《灵枢·本脏》所说："五脏者，所以藏精神、血气、魂魄者也。"

六腑的共同生理功能是受盛和传化水谷。由于六腑要及时将代谢后的糟粕排泄于体外，故称其"泻而不藏"。如《素问·五脏别论》说:"六腑者,传化物而不藏,故实而不能满也。""实"是对水谷而言,是指六腑在进食后局部被水谷充实,但应及时传化,虚实更替,不能全部被充塞滞满。

奇恒之腑的共同生理功能也是贮藏精气,"藏而不泻",在生理功能上具有类似于五脏贮藏精气的作用,但其功能大多隶属于五脏,而且除胆之外,均与脏腑无表里配属关系,也无经脉之络属。所以《素问·五脏别论》说:"脑、髓、骨、脉、胆、女子胞,此六者,地气之所生也,皆藏于阴而象于地,故藏而不泻,名曰奇恒之腑。"

五脏与六腑的区别主要在于:一是功能不同。五脏主化生和贮藏精气,其特点是藏而不泻,满而不能实;六腑主受盛和传化水谷,其特点是泻而不藏,实而不能满。二是五脏与精神活动密切相关。神志活动归属于五脏,如心藏神、肺藏魄、脾藏意、肝藏魂、肾藏志,心在志为喜、肺在志为悲(忧)、脾在志为思、肝在志为怒、肾在志为恐等;而六腑除胆以外,均与神志活动无直接关联。三是形态有别。五脏多为精气充满的实体,故贮藏精气;六腑多为中空之体,故传化水谷。四是脏主腑从。藏象学说以五脏为中心,六腑从属于五脏。在论述脏腑生理功能及病理变化时,多详于脏而略于腑。如肝之疏泄气机的功能决定着胆的贮藏和排泄胆汁作用,又如肾之气化作用控制着膀胱的贮尿和排尿功能等。掌握脏与腑的区别有一定的临床意义,如认为脏病多虚,即贮藏精气不足;腑病多实,即传化水谷障碍。脏实者可以泻其腑,腑虚者可以补其脏等。

三、藏象学说的形成与特点

(一)藏象学说的形成

藏象学说的形成,以《内经》的成书为标志,历代医家不断有所补充与发展。其形成的基础,主要有以下 4 个方面:

其一,早期的解剖实践。人们早在原始社会,为了祭祀和饱腹,通过宰杀动物和战争,对动物和人体脏腑形体官窍有了最早的观察和了解,从而获得了最简单的解剖学知识。随着社会的进步、医学知识的积累,对人体的解剖观察与认识,逐渐演变为医疗服务的自觉活动,在解剖观察的基础上总结出脏腑的生理功能。古代的解剖,虽然是大体而粗略的,但也为藏象学说的形成奠定了不可或缺的基础。

其二,长期对人体生理病理现象的观察。人们在日常生活中,逐步地通过观察而获得对某些脏腑形体官窍的生理现象,如耳能闻声、目能视物、鼻能嗅气、舌能辨味等生理功能的粗浅认识。古代医家根据"脏居于内,形见于外"的思维方法,对人体脏腑活动所表现于外的现象进行了长期而细致的观察,逐渐积累了有关脏腑活动规律的知识,进而对这些生理、病理知识加以综合分析,将整个人体的功能活动按五行学说归纳为心、肺、肝、脾、肾五大系统,形成了独特的脏腑经络生理系统。

其三,医疗实践经验的总结。古代医家是根据临床诊断和治疗效果来总结人体脏腑、精气血津液、经络、体质等理论的。如脾胃虚弱的病人,常见食欲不振、腹胀便溏、肌肉消瘦、四肢乏力等症状,通过健脾治疗后,症状随之改善或消除,从而推论出脾有主运化、主肌肉和四肢的理论。另如体质是治病的重要依据,临床中常遇同一疾病,使用同一治法后,有的人获效,有的人不但无效,反而有害,究其原因多系病人体质不同,并由此总结出有关体质的理论。

其四，古代哲学思想的渗透。藏象学说的构建，经历了从实体向功能演化的过程。古代哲学的气一元论思想、阴阳五行学说在此演化过程中起了至关重要的作用。藏象理论以精气阴阳五行学说为指导，强调从整体、宏观、动态的角度去研究脏腑的功能及其结构关系，认为人体以五脏为中心，与六腑相配合，以精气血津液为物质基础，通过经络的联系沟通，内而五脏六腑，外而形体官窍，构成了五个功能系统。这五个系统之间不仅紧密联系，而且受天地四时阴阳及社会因素的影响，从而使人体局部与局部、局部与整体、人体与外界环境成为密切相关的统一体。

（二）藏象学说的基本特点

藏象学说的基本特点是以五脏为中心的整体观。

以五脏为中心的整体观是整体观念在藏象学说中的体现。其一，人体五脏、六腑、形体官窍通过经络的联络、气血的贯通连接作用及功能的配合隶属关系，构成五大功能系统。其二，五大功能系统之间又通过五行的生克制化，相互助长和制约，维持着整体生命活动。在五脏中，心又为一身之大主，在心的主导下，全身脏腑形体官窍的功能活动才能达到协调统一，五脏在生理功能上相互协调，在物质代谢上相互联系，在病理变化上相互影响。其三，五脏的生理活动与人的心理活动密切相关。藏象学说认为，人体的心理活动是由心主宰，而分属于五脏，心在志为喜，肝在志为怒，脾在志为思，肺在志为忧，肾在志为恐，五脏共同维持着心理活动的正常进行。其四，以五脏为中心的五大功能系统又与外环境相通应，主要通过五脏的功能活动，调节着体内外环境的协调平衡。

总之，藏象学说反映了人体结构与功能、物质与代谢、局部与整体、人体与环境的统一，体现了中医学从外知内，以象测脏的思维方法。藏象学说涵盖了人体结构与功能的诸多内容，包括脏腑及其系统联系、经络、精气血津液、体质等。脏腑及其系统联系是藏象学说的主体；精气血津液既是构成和维持人体脏腑功能活动的物质基础，又是脏腑功能活动的产物；经络是人体运行气血、联络脏腑形体官窍的通路；体质则是在认识人类生理共性的基础上，从差异性角度研究藏象。但随着中医理论体系研究的深化和细化，经络、精气血津液、体质等内容已形成了相对独立的知识体系，所以本章主要介绍脏腑及其系统联系。

第二节　五　脏

五脏即心、肺、脾、肝、肾，主藏精气。五脏各司其职，分别与形体、官窍、五液、情志等有着特定的联系，构成了以五脏为生命活动核心的五大系统，其中心发挥着主宰作用。

一、心

心居胸中，两肺之间，横膈之上，形如倒垂未开之莲蕊，内有孔窍相通，外有心包护卫。

心的主要生理功能有二：一是主血脉，二是主藏神。正如明·李梴《医学入门·心》所说："有血肉之心……有神明之心。"心的系统联系是在体合脉，其华在面，开窍于舌，在液为汗，在志为喜。其经脉为手少阴心经，与手太阳小肠经相互络属，互为表里。心在五行中属火，通于夏气。心在脏腑中居统领地位，起主宰作用，故为"君主之官""五脏六腑之大主"。

（一）心的主要生理功能

1. 主血脉　心主血脉，是指心气推动血液在脉中循环运行的功能。心、脉和血三者是保证血液正常运行的基本条件。血行脉中，依赖心气的推动而运行于周身，从而发挥其濡养作用，故《素问·五脏生成》说："诸血者，皆属于心。"《诸病源候论·淋病诸候》也说："心主血，血之行身，通遍经络，循环腑脏。"《读医随笔·温热发斑其人反清》说得更为具体："凡人周身百脉之血，发源于心，亦归宿于心，循环不已。"

中医学认为，心与血液的生成有关，即脾胃化生的水谷精微上输于心肺，经心阳（火）的温煦变化而赤，成为血液，所以《素问·阴阳应象大论》又说："心生血。"

心主血脉要依靠心气、心阳的推动和温煦，以及心血、心阴的营养和滋润，才能保障血液在全身的正常运行。心之阳气旺盛，阴血充盈，血脉通利，血行周身，则心主血脉功能正常，表现为面色红润光泽、舌色淡红荣润、脉象和缓有力。若心血不足，血液亏少，则血脉空虚，表现为面色无华、舌质淡白、脉象细弱无力、心悸等；若心气不足，行血无力，脉道不利，血行不畅，则血脉瘀阻，表现为面色晦暗、唇舌青紫、脉象涩滞，或节律不齐，心胸憋闷或刺痛，轻者少顷即止，重者可痛至面青、唇舌俱紫，大汗淋漓，甚则危及生命。所以临床上常从面色、舌色、脉象和心胸部感觉等方面来观察心脏推动血液运行的功能正常与否。

2. 主藏神　心藏神是指心有主宰生命活动和主宰意识、思维、情志等精神活动的功能。神，有广义、狭义之分。广义之神，泛指人的整体生命活动及其外在表现，常表现为人的意识、形象、面色、眼神、言语、应答、形体动态等活动。《素问·移精变气论》所说的"得神者昌，失神者亡"，即指广义之神。狭义之神，指人的精神、意识、思维活动。故《素问·灵兰秘典论》说："心者，君主之官，神明出焉。"心主藏神，包括了广义之神和狭义之神。

人体的脏腑、经络、形体、官窍各有不同的生理活动，但必须在心神的主宰下，各种生理功能协调统一，共同完成整体的生命活动。《灵枢·邪客》称："心者，五脏六腑之大主也，精神之所舍也。"心神正常，人体脏腑形体官窍的各项功能活动有所主，并相互协调，彼此合作，则身体安泰。若心神不明，人体各部分功能失去心之主宰协调，则功能失调，疾病由生。同时，心能够接受外界事物和各种信息并及时做出反应，而有意识、思维、情志的不同活动，所以《灵枢·本神》说："所以任物者谓之心。"心主神明正常，则神志清晰、思维敏捷、反应灵敏、七情调和、寤寐正常。心主藏神的功能主要依赖心血、心阴对心神的濡养及心气、心阳的推动与温煦。若心之气血阴阳失调，则心神失养，可见多种神志失常的病变。

心主血脉和心藏神的功能密切相关。心主血脉为心藏神提供了物质基础，心藏神则能主宰人体脏腑形体的功能和血的正常运行。因此，若心血不足，或血行失常，则会出现精神恍惚、记忆力减退、失眠多梦或烦躁、神昏狂乱等心神失常之症；心神的异常，也可以影响心主血的功能，如紧张、愤怒、焦虑等心神变化，常可伴有面色和脉象的改变，以及心悸胸闷等。

（二）心与体、华、窍、液、志、时的关系

1. 在体合脉，其华在面　体，即形体。形体有广义、狭义之分。广义的形体，泛指人体形态结构的各部，如头、躯干、四肢、内脏等。狭义的形体，指筋、脉、肉、皮、骨五者，故又称为"五体"。其中心在体合脉。心在体合脉，是指全身的血脉与心连通，并与心脏配合，共同完成推动血液运行的功能。故《素问·五脏生成》说："心之合脉也。"脉的状态常可以反映

心主血脉的功能。

华，有荣华、光彩的意思。"华"有五，即爪、面、唇、毛、发五者，合称"五华"，是指五脏的精气表现在体表的五个相应部位，其中心其华在面。所谓心其华在面，是指心的生理功能正常与否，可以显露在面部的色泽变化上。心主血，面部血脉丰富，全身气血皆可上注于面，故曰心"其华在面"。心气旺盛，心血充盈，则血脉通盛，面得血荣，可见脉象和缓有力、面色红润光泽；若心血瘀阻，则脉象细涩或结、代，可见面色青紫晦暗；若心血亏少，则血脉空虚，面失血荣，表现为脉象细弱、面色淡白无华。

2. 开窍于舌　窍，即孔窍，包括头面的眼、耳、口、鼻、舌五官及下窍二阴，合称为九窍。五脏与官窍之间有某种特定的对应关系，其中心开窍于舌。心开窍于舌，又称"舌为心之苗"、心在窍为舌，是指舌为心之外候。在结构上，手少阴心经及别络联系于舌，如《灵枢·经脉》说："手少阴之别……系舌本。"在生理功能方面，心主血脉和主神志与舌的色泽、味觉、语言表达有关，而心之气血上通并营养于舌，所以《灵枢·脉度》说："心气通于舌，心和则舌能知五味矣。"心气推动血液运行和心藏神的功能正常，则表现为舌体红活荣润、柔软灵活，味觉灵敏，语言流利清晰。若心阳不足，则舌质淡而胖嫩；心血不足，则舌质淡白；心阴不足，则舌红瘦瘪；心火上炎，则舌尖红赤或舌体糜烂；心血瘀阻，则舌质紫暗或见瘀点、瘀斑；心神失常，则舌强、语謇或失语等。舌不但与心关系密切，与其他四脏均有关联，所以望舌也有助于对其他脏腑病变的诊断。

3. 在液为汗　液，是指泪、汗、涎、涕、唾五者，乃分布于孔窍的正常液体。五脏与五液之间有某种特定的对应关系，其中心在液为汗。心在液为汗，又称汗为心之液，是指心与汗有密切的关系。《素问·阴阳别论》说："阳加于阴谓之汗。"即体内的阳气蒸发津液出于体表，从汗孔排出而形成汗液。汗液的分泌和排泄有调节体温、保持阴液与阳气的平衡、排出废物与邪气，以及润泽皮肤的作用。由于汗为津液所化，血液与津液同源于脾胃化生的水谷精微，相互间又可相互转化，故有"血汗同源"之说。而血又为心所主，故有"汗为心之液"之说。正如明·李中梓《医宗必读·汗》所说："心之所藏，在内者为血，在外者为汗，汗者心之液也。"若心之阳气虚，则因气虚不能固摄而见自汗；心之阴血虚，则因阴虚内热不能内守而盗汗。然而汗液的排泄是比较复杂的，不仅与心关系密切，还与肺的宣发和卫气司开阖的功能相关。

4. 在志为喜　志，即情志、情感，是人对客观外界刺激所表现的情绪反映。情志变化主要有喜、怒、思、悲（忧）、恐（惊），常称"五志"。五脏与五志间有某种特定的对应关系，其中心在志为喜。人体保持喜悦的心情，可使气血和调，营卫通利，有益于身心健康。故《素问·举痛论》说："喜则气和志达，营卫通利。"心在志为喜，是指心的生理功能与喜的情志活动有关。心之功能正常，则情志安和，欢喜适度，身心健康。若喜乐过度，则可使心神涣散不收，注意力难以集中，反而损伤心神，重者可见精神错乱，甚或心气暴脱而亡等；若心气逆乱，则喜笑不休；若心气不足，则令人悲伤等。

5. 在时为夏　心为阳脏，在五行属火，与夏季阳热之气相通，夏季自然界阳和之气有助心之阳气。若心阳虚者，则耐夏不耐冬；若心火亢盛者，在夏季更易出现心烦失眠、面赤口渴、口舌生疮、舌质红赤，甚则狂躁谵语等症状。故《素问·宣明五气》说："心恶热。"

NOTE

[附] 心包络

心包络，简称"心包"，又称"膻中"，是心脏外面的包膜，有保护心脏的作用。明·虞抟《医学正传·医学或问》说："心包络，实乃裹心之膜，包于心外，故曰心包络。"心居包络之中，《内经》将心包喻为心之宫城。《灵枢·胀论》说："膻中者，心主之宫城也。"在经络学说中，手厥阴心包经与手少阳三焦经相表里，故心包络属于脏。心包络生理上具有保护心脏、"代心行令"的功能，病理上具有"代心受邪"的作用。《灵枢·邪客》说："心者，五脏六腑之大主，精神之所舍也，其脏坚固，邪弗能容也。容之则心伤，心伤则神去，神去则死矣。故诸邪之在于心者，皆在于心之包络。"所以，后世医家常将外感热病中出现的神昏、谵语等症，称为"热入心包"；或将痰热、痰浊蒙蔽所致的精神错乱，称为"痰热蒙蔽心包"或"痰浊蒙蔽心包"等，究其实质，皆是心主神明功能失常的证候。

二、肺

肺位居胸腔，在心之上，左右各一，通过气道与喉、鼻相联。肺在五脏六腑中位置最高，覆盖诸脏腑，故有"华盖"之称。肺叶清虚而娇嫩，通过鼻直接与外界相通，肺易受外邪侵害，又不耐寒热，故又称"娇脏"。

肺的主要功能有四：一是主宣发肃降，二是主气，三是朝百脉，四是主通调水道。肺的系统联系是在体合皮，其华在毛，开窍于鼻，在液为涕，在志为忧（悲）。其经脉为手太阴肺经，与手阳明大肠经相互络属，构成表里关系。肺在五行属金，通于秋气。"肺与心皆居膈上，位高近君，犹之宰辅"（《类经·藏象类》），故称肺为"相傅之官"。

（一）肺的主要生理功能

1. 主宣发肃降　宣发，即宣布、发散，有向上、向外之意；肃降，即清肃、下降，有向下、向内之意。肺主宣发是指肺气具有向上升宣和向外周布散的作用；肺主肃降是指肺气具有向下、向内清肃通降的作用。

肺气宣发，主要体现在以下三个方面：一是呼出体内浊气；二是将脾转输至肺的水谷精微上输头面诸窍，外达皮毛肌腠；三是宣发卫气于皮毛肌腠，以温分肉，充皮肤，肥腠理，司开阖，并将津液化为汗液排出体外。若肺失宣发，则可出现呼吸不畅、胸闷喘咳、鼻塞、喷嚏、恶寒、无汗等症状。

肺气肃降，主要体现在以下三个方面：一是吸入自然界清气，并将宗气布散至脐下，以资元气；二是将脾转输至肺的水谷精微向下布散于其他脏腑；三是将脏腑代谢后产生的浊液下输于膀胱，成为尿液生成之源。若肺失肃降，常出现呼吸短促、喘息、咳痰等症。

可见，宣发和肃降是肺气运动的基本特征，是肺进行一切生理功能的基础，肺失宣降是肺功能异常的基本病机，宣降肺气是治疗肺病的主要方法。肺气宣发肃降的基本形式包括升、降、出、入，但肺气运动总趋势是以清肃下降为顺。

2. 主气　《素问·五脏生成》言："诸气者，皆属于肺。"《素问·六节藏象论》又言："肺者，气之本也。"明确指出主气是肺的主要功能。肺主气的功能包括主呼吸之气、主一身之气两个方面。

（1）**主呼吸之气**　肺主呼吸之气，是指肺是体内外气体交换的场所，通过肺的呼吸作用，不断吸入清气，呼出浊气，吐故纳新，实现体内外清浊之气的交换，从而保证人体新陈代谢的正常进行，维持生命活动。肺司呼吸的功能正常，则呼吸运动均匀，气息平和，气道畅通。肺司呼吸的功能失常，常出现胸闷、气短、咳嗽、气喘等呼吸异常的症状。

（2）主一身之气 肺主一身之气，是指肺有主司一身之气的生成和运行的作用。

其一，主气的生成。肺吸入自然界的清气是人体一身之气生成的主要来源之一，特别是宗气的生成。宗气是在肺气的作用下，将吸入的自然界清气与脾转输至肺的水谷精气结合而成。宗气生成之后，上聚于胸中气海，下达于丹田，然后布散于全身。既能行于喉咙，以促进肺的呼吸运动，又可灌注于心脉而促进气血的运行，发挥其温养脏腑组织的重要作用。宗气的生成关系着一身之气的盛衰。肺的呼吸功能正常，宗气生成充足，则人体一身之气旺盛；如果肺的呼吸功能失常，宗气的生成不足，进而影响一身之气的生成减少，出现少气不足以息、声低气弱、体倦乏力等症状。

其二，调节全身气机。肺吸入清气，体现气由外入内、由上而下的运动；呼出浊气，体现气由内出外、由下而上的运动。肺的呼吸运动，表现为气的升、降、出、入运动。通过肺持续不断、节律均匀地一呼一吸，调节全身之气的升、降、出、入运动，使整体气机活动始终处于协调平衡的正常状态，从而对全身各脏腑经络之气的升降出入运动起着重要的调节作用。

3. 朝百脉 肺朝百脉，指肺具有辅心行血于周身的生理功能。全身的血液，通过血脉而流经于肺，经肺的呼吸进行气体交换，而后运行于全身。

全身血脉统属于心，心气是行血的基本动力。而血液的运行，又赖于肺气的推动，即肺气具有辅心行血的作用。一方面，肺通过呼吸运动，调节全身气机，从而促进血液运行；另一方面，肺通过生成宗气助心行血。心气的推动是血液循行的基本动力，而心气的盛衰与宗气密切相关，宗气影响着心气的强弱和血行节律。宗气"贯心脉"而助心行血，正是通过肺朝百脉实现的。

肺气充沛，宗气旺盛，气机调畅，则血运正常。若肺气虚弱或壅塞，不能辅心行血，则可导致心血运行不畅，甚至血脉瘀滞，出现心悸胸闷、唇青舌紫等症；反之，心气虚衰或心阳不振，心血运行不畅，也能影响肺气的宣降，出现咳嗽、气喘等症。

4. 主通调水道 肺主通调水道，是指肺气的宣发和肃降，对体内水液的输布和排泄具有疏通和调节作用。

肺主通调水道的功能，是肺气的宣发和肃降在水液代谢方面的体现。通过肺气的宣发作用，将津液输布于上部头面诸窍和体表肌腠，以发挥滋润濡养作用；宣发卫气，调节汗孔开阖，控制汗液排泄；呼出浊气而排出少量水分。通过肺气的肃降作用，将津液经三焦随气下行输布至其他脏腑，发挥滋润濡养作用；水液下输于肾和膀胱，通过肾的气化作用，生成尿液，排出体外。因为肺气宣发肃降能够推动津液的输布和排泄，维持水液代谢平衡，所以肺主通调水道，又称"肺主行水"。由于肺位最高，主肃降，不断地将上焦水液下输至肾和膀胱，参与调节体内的水液代谢，故又有"肺为水之上源"之说。

若肺的宣发肃降失常，行水无力，水道不通，水液输布排泄障碍，汗、尿不能正常排泄，水液停聚体内，可见咳嗽、浮肿、尿少等症。临床上常用宣肺利水的方法治疗水肿等病证，即是肺主通调水道理论的具体应用，这种宣肺利水消肿的治法被形象地喻为"提壶揭盖法"。

综上所述，肺对人体的气、血、津液有治理和调节作用，这一作用称为"肺主治节"，即

NOTE

《素问·灵兰秘典论》所言："肺者，相傅之官，治节出焉。"肺主治节的生理作用主要体现在以下几个方面：一是通过肺主呼吸的作用，调节通畅呼吸运动，使体内外的气体得以充分交换，并调节着宗气的生成；二是调节全身气机，调节着全身之气的升降出入运动，保持全身气机调畅；三是朝百脉，辅助心脏，推动血液运行；四是调节水液代谢，通过肺气的宣发肃降，疏通和调节津液的输布、排泄。因此，肺主治节是对肺生理功能的高度概括。

（二）肺与体、华、窍、液、志、时的关系

1. 在体合皮，其华在毛　皮，即皮肤；毛，即毫毛。皮肤覆盖于人体表面，包括毫毛、汗孔等附属，为一身之表，具有防御外邪、排泄汗液、辅助呼吸、调节体温及感觉等功能。皮肤是人体的外围屏障，故有人身"藩篱"之称。肺在体合皮，其华在毛，是指皮毛赖肺的精气以滋养和温煦，皮毛的荣枯与汗孔的开阖与肺之宣发功能密切相关。

肺与皮毛的关系体现在两个方面：一是肺气宣发，输精于皮毛。肺气将卫气、津液和水谷精微布散至体表，以温养和润泽皮毛，从而发挥其护卫肌表、抗御外邪的屏障作用；二是皮毛上的汗孔具有宣散肺气而助呼吸的作用，故称汗孔为"气门"，又称鬼门、玄府、毛窍。汗孔的开阖，由肺所宣发的卫气主管。汗孔开阖不仅能调节体温和水液代谢，排泄汗液，而且也随肺气的宣降进行着体内外的气体交换，从而具有辅助呼吸的作用。

肺的功能正常，宣发有力，卫气、津液和水谷精微能够达表，皮毛得养，则皮肤致密柔韧，毫毛柔润光泽，抗御外邪能力强盛，触觉灵敏。若肺气虚弱，其宣发卫气、津液和输精于皮毛的功能减弱，皮毛失养，则卫表不固，抗御外邪能力降低，汗孔开阖失度，可出现畏寒、多汗或自汗易感冒、皮毛憔悴枯槁、触觉迟钝等症；若寒邪客表，卫气郁遏，可见恶寒发热、头身疼痛、无汗、脉紧等症。

2. 开窍于鼻，喉为肺之门户　鼻为呼吸之气出入的通道，通过肺系（喉咙、气管等）与肺相联，故称鼻为肺之窍、肺开窍于鼻。鼻主通气、司嗅觉和助发音功能的发挥，必须依赖肺输布气、津液的温养滋润。肺气调和，呼吸调匀，鼻得所养，则鼻窍通利、嗅觉灵敏、声音清晰；反之，肺气虚或外邪犯肺，肺气壅闭，鼻失所养，则见鼻塞、流涕、喷嚏、嗅觉迟钝、声音混浊等症；外邪侵袭，也常从鼻而入，引发肺部疾病。

喉不仅是清气、浊气出入的门户，主司发音功能亦受肺气的影响。肺气充沛，喉得其养，则发音清晰，声音洪亮。若肺气虚弱，或肺之阴津不足，喉失所养，喉部不利，则声音嘶哑或失音，其证属虚，故称"金破不鸣"；若外邪犯肺，肺气失宣，喉部不畅，则喉痒喉痛，亦可见声音嘶哑或失音，其证属实，故称"金实不鸣"。

［附］咽

咽和喉位置相邻，功能相关，故常咽喉并称。咽上通于鼻，正前方系舌本，通于口；其下为会厌所分隔，前方连于气道者合声门称为喉咙，与肺相通，则属肺系；后方连于食管者直贯胃腑，为胃之通道，则属胃系。悬雍垂居于咽中，为音声之关。咽的主要生理功能是进饮食，为水谷之通道，每当饮食物入口，经过舌下分泌的唾液滋润和咀嚼后，通过咽的吞咽，顺食道而下，直入胃中，则表现为吞咽通利，胃纳正常。若胃火上炎，灼伤于咽，则可见咽部疼痛、进食不利等症；若胃的气血瘀结，阴液枯槁，则可见吞咽梗阻、食物难下，甚至水饮难入、形体瘦削等重症。

3. 在液为涕 涕液由肺精所化，通过肺气的宣发布散于鼻窍，具有清洁濡润和保护鼻窍的作用，并能防御外邪，有利于肺的呼吸。肺的功能正常，则鼻有少量涕液以润泽鼻窍，且不外流。若寒邪袭肺，肺气失宣，则鼻流清涕；风热犯肺，则鼻涕黄浊；燥邪犯肺，则涕少鼻干；肺气虚弱，气不摄津，则鼻流清涕。

4. 在志为悲（忧） 悲，指悲伤；忧，指忧愁、担忧。忧、悲同属肺志，是肺气在情志方面的生理反应，不会导致人体发病。肺气调和，则遇事悲忧适度。过度悲哀或忧愁，属于不良的情志变化，主要损伤肺气，或导致肺气的宣降运动失常，可见胸闷、叹息、精神萎靡、意志消沉、少气懒言、倦怠乏力等症。反之，若肺气虚衰或肺气宣降失常时，机体对外来非良性刺激的耐受能力下降，易于产生悲忧的情志变化。

5. 在时为秋 肺与秋气相应，在五行属金。肺金之气应秋而旺，收敛功能增强。肺喜润而恶燥，若秋燥太过，易于损伤肺津，常见干咳少痰、鼻干喉痒、皮肤脱屑或干裂等症。

三、脾

脾位居中焦，在横膈之下，与胃相邻。脾形如刀镰，明·李梴《医学入门·脏腑》形容脾"扁似马蹄"。明·赵献可《医贯》称脾"其色如马肝紫赤，其形如刀镰"。

脾的主要生理功能：一是主运化，二是主升，三是主统血。脾的系统联系是在体合肉、主四肢，其华在唇，开窍于口，在液为涎，在志为思。其经脉为足太阴脾经，与足阳明胃经相互络属，构成表里关系。脾在五行属土，为阴中之至阴，通于长夏之气。

（一）脾的主要生理功能

1. 主运化 运，即转运、输送；化，即消化、吸收。脾主运化是指脾具有消化饮食，吸收水谷精微并将其转输至全身的功能。脾主运化，包括运化水谷和运化水液两个方面。

（1）运化水谷 运化水谷是指脾对饮食物的消化吸收和转输精微物质的作用。饮食物虽受纳于胃，进行初步消化，通过幽门下输小肠，进一步消化吸收，但必须依赖脾，才能将饮食物化为精微（营养物质）。所化生的精微物质，必须依赖脾的运化才能输送至全身。脾吸收精微物质后，一方面上输于心肺，化生气血，通过心肺布散全身；另一方面是通过脾的直接散精，将精微物质布散至脏腑形体官窍而发挥其营养作用。脾主运化的功能强健，称为"脾气健运"，则运化水谷的功能旺盛，精、气、血、津液生化有源，表现为精力充沛、肢体强壮有力、面色红润等生机旺盛状态。脾主运化的功能减退，称为"脾失健运"，一方面导致机体消化功能不良，出现食少、腹胀、便溏之症；另一方面导致吸收不良，精微物质化生转输不足，精、气、血、津液生化乏源，可见精神萎靡、头晕眼花、形体消瘦、面色萎黄、体倦乏力、气短声低等症。

（2）运化水液 运化水液是指脾将水液化为津液，并将津液吸收、转输和布散到全身的作用。水液的消化吸收在胃、肠进行，但必须依赖脾的运化作用。脾一方面吸收水谷精微中的水液，气化为津液，输布全身，以滋养濡润脏腑形体官窍；另一方面将从胃肠吸收的津液上输于肺，通过肺的宣发肃降和肾的气化作用，分别气化为汗和尿液排出体外。脾气健运，既能使体内各脏腑组织得到津液的充分滋润，又能防止多余水液在体内停滞，从而维持了体内水液代谢的平衡。若脾失健运，运化水液的功能减退，水液的吸收、输布障碍，导致水液停滞，可见水湿、痰饮、水肿、泄泻等病变，故有"脾为生痰之源"及"诸湿肿满，皆属于脾"之说。脾运

NOTE

化水液功能减退，则水湿痰饮内生，而内外湿邪也易于困脾，导致脾运化失常，故曰"脾喜燥恶湿"。

在人体生理活动中，运化水谷和运化水液同时进行，密不可分。在病理变化上，脾失健运，既可出现消化吸收异常，水谷精微减少，气血生化无源，又可出现水液代谢障碍。两者既可单独发生，又常相互影响。

饮食物的消化吸收是一个十分复杂的生理过程，虽然肝、胆、胃、肠均参与其中，但是脾主运化起主导作用。由于人体出生后所需要的营养物质主要来源于脾（胃）化生的水谷精微，水谷精微是生成气血的主要来源，故称脾（胃）为"后天之本""气血生化之源"。脾（胃）为"后天之本"的理论，对养生防病有着重要意义。脾气健运，正气充足，抗病御邪能力增强，不易为邪所侵；反之，"内伤脾胃，百病由生"。

2.主升　脾气主升的生理作用包括升清和升举两个方面。"清"，指水谷精微等营养物质。"升清"是指脾气将消化吸收的水谷精微从中焦上输于心肺及头面，通过心肺的作用化生为气血，营养全身。"升举"是指脾气升托内脏，使之维持相对恒定位置而不游移或下垂。脾主升清是与胃主降浊相对而言，故常以脾升胃降来概括整个消化系统的生理活动。脾主吸收、升散水谷精微，称为脾主升清；胃将初步消化的食糜向下传送，称为胃主降浊。脾升胃降正常，协调平衡，则营养物质的吸收、升散与食物中糟粕的下行、排出，就能各行其道，从而保障了脾胃纳运活动井然有序，故清·叶桂《临证指南医案·脾胃》说："脾宜升则健，胃宜降则和。"若脾气虚弱，上升无力，一则清气不升，气血生化无源，头目清窍失于滋养，可见头目眩晕、神疲乏力等症；清阳不升，而下行大肠，可见腹胀泄泻，甚则久泻不止等症。二则升举无力，反而下陷，称为脾气下陷，或称中气下陷，见腹部坠胀、便意频繁、内脏下垂，如胃、肾下垂、子宫脱垂和脱肛等病证，临证可用补益脾气、升提托举的方法治疗。

3.主统血　脾主统血，是指脾有统摄、约束血液在脉中正常运行而不溢出脉外的功能。脾统血的机理，主要是脾气的固摄作用，其次与脾主运化，为气血生化之源相关，因气血充足是血行正常的重要条件之一。脾气健运，水谷精微充足，气血生化有源，则气血充盛，阳气旺盛而统摄血液有力，能够控制血液在脉内的正常循行。脾气或脾阳亏虚，则统摄血液失职，血液循行失控而溢出脉外，可见各种出血病证，称为"脾不统血"，如长期慢性皮下出血、便血、尿血、月经过多、崩漏等病证，常用补脾摄血的方法治疗而获效。

（二）脾与体、华、窍、液、志、时的关系

1.在体合肉、主四肢　肉，指肌肉，四肢又称"四末"。脾在体合肉、主四肢，是指脾具有运化水谷精微，充养肌肉和四肢的功能。脾气健运，水谷精微充盛，四肢肌肉得养，则表现为肌肉丰满坚实、四肢活动轻劲有力；如果脾失健运，水谷精微匮乏，四肢肌肉失养，则表现为肌肉瘦削、四肢软弱无力，甚至痿废不用。临床上，肌肉痿废不用等疾病，常从脾胃治疗而获效。同时，四肢肌肉的适度运动，可促进脾的运化，增进食欲。

2.开窍于口，其华在唇　口腔是消化道的最上端，饮食物摄入的门户。脾开窍于口，是指饮食口味与脾主运化的功能密切相关。脾气健运，则口味正常。脾气虚弱，则口淡乏味；脾胃有热，则口臭；脾有湿热，则口甜、口腻等。

唇即口唇，由肌肉组成。脾其华在唇，是指口唇的色泽变化与脾的运化功能密切相关。口唇的色泽变化，与气血的盛衰有关，依赖脾运化水谷精微化生气血以养之。脾为气血生化之

源，全身气血充盈，口唇肌肉得养，则口唇红润而有光泽；脾失健运，气血亏虚，唇失所养，则口唇淡白无华。

3. 在液为涎 涎为五液之一，与唾同为口津，有保护和润泽口腔，湿润和溶解食物，利于食物吞咽和消化的作用。涎是指唾液中质地较清稀的部分，由脾精上溢于口而化生。脾在液为涎，是指脾有产生和控制涎液分泌的作用。脾的运化功能正常，则涎液分泌适量而不溢出口外。若脾胃不和，可导致涎液的增加或减少，影响食欲和消化。如脾气虚弱，气不摄津，涎液可自口角流出；脾阴亏虚，涎液减少，则见口干等症。

4. 在志为思 思，即思考、思虑，脾在志为思，是指人的思考、思虑与脾主运化的功能密切相关。脾主运化能为思考、思虑活动提供充足的水谷精微作为物质基础。脾气健运，水谷精微充足，气血旺盛，则遇事能够周密思考，从而协助心神正确处理事物。正常的思考是人认识事物、处理问题的必然过程，对机体的生理活动并无不良影响，但过度思虑或所思不遂，就能影响气的正常运行，导致脾气壅塞结滞，影响运化功能，出现不思饮食、脘腹胀满等症，故有"思则气结"之论。

5. 在时为长夏、四时 脾主时有二说：其一，脾主长夏。长夏为阴历六月，雨水较多，湿气较盛，万物化实，五行属土；脾主运化，化生气血，为至阴湿土，故脾与长夏相应。若长夏湿气过盛，湿邪困脾，则脾失健运，可见肢体困重、胃脘痞闷、便溏泄泻等症。其二，脾主四时。四时皆有土气。脾属土，其治中央，为后天之本、气血生化之源，心肺肝肾皆依赖脾运化的水谷精微充养，故四脏之中皆有脾土。脾主四时，春夏秋冬四时之末各十八日由脾所主，故有"脾旺四时不受邪"之说。

［附］胰

胰位居上腹，在胃之后，与脾毗邻。胰的主要生理功能为主消化水谷。胰，又称"膵"，《难经》称为"散膏"。正如张锡纯《医学衷中参西录》所说："古人不名膵而名为散膏，散膏即膵也。为膵之质为胰子，形如膏……故曰散膏，为脾之副脏……散膏与脾为一脏，即膵与脾为一脏也。"对于胰主消化水谷的生理功能，藏象学说多将其归属于脾主运化之中，因此其病亦多从脾论治。

四、肝

肝位于横膈之下，右胁之内，腹腔之中。《难经·四十一难》说："肝独有两叶。"元·滑寿《十四经发挥·卷中》说："其脏在右胁，右横肾之前，并胃，贯脊之第九椎。"

肝的主要功能：一是主疏泄，二是主藏血。肝的系统联系是在体合筋，其华在爪，开窍于目，在液为泪，在志为怒。肝在五行中属木，为阴中之少阳，其经脉为足厥阴肝经，与足少阳胆经相互络属，构成表里关系，外与春气相应。肝气主升、主动，喜条达而恶抑郁，为"将军之官"，有"刚脏"之称，体阴而用阳。

（一）肝的主要生理功能

1. 主疏泄 肝主疏泄是指肝气具有疏通调畅全身气机，进而促进精血津液的运行、情志的调畅、脾胃之气的升降及生殖功能的调节等作用。

肝主疏泄的中心环节是调畅气机。人体脏腑、经络、形体、官窍的功能活动，有赖气的升降出入运动。肝的疏泄功能正常，气机调畅，则脏腑功能活动安然有序，经络通畅，形体官窍感觉运动自如。肝主疏泄功能异常，气机失调，可影响其他脏腑、经络、形体、官窍的功能活动。若肝的疏泄不及，气机郁滞，可见胸胁、乳房及少腹胀痛不适等症状；肝的疏泄太过，导致肝气上逆，则可见头目胀痛、急躁易怒等症状。肝主疏泄调畅气机，主要体现在以下 4 个方面。

（1）调畅情志　人的情志活动以五脏的精气和功能活动为基础，而五脏的功能活动又有赖于气机的调畅和血液的正常运行，故人的情志活动与肝之疏泄功能密切相关。肝主疏泄功能正常则气机调畅，脏腑功能活动协调，表现为情志舒畅；肝失疏泄，情志即可出现异常变化。如肝之疏泄不及，则肝气郁结，常表现为情志抑郁、善太息等症；若疏泄太过，肝气上逆，常表现为急躁易怒、心烦失眠等。反之，情志异常，也可影响肝的疏泄功能，从而产生肝气郁结或肝气上逆的病理变化。

（2）促进津血运行　肝对全身气机的疏通和调畅，促使全身之气通而不滞，散而不郁。人体的气血相依相随，运行不息，气为血之帅，气行则血行。故清·唐宗海《血证论·脏腑病机论》说："肝属木，木气冲和条达，不致遏郁，则血脉得畅。"所以肝主疏泄功能正常，则气机调畅，血行畅达。若肝主疏泄功能失常，疏泄不及，肝气郁结，气滞血瘀，可见胸胁刺痛，或为癥积，在妇女则可导致经行不畅、痛经、闭经等。肝疏泄太过，肝气上逆，则血随气逆，可致头目胀痛、面红目赤、吐血、咯血，甚则气血上冲，导致猝然昏倒，不省人事等重症。正如《素问·调经论》所说："血之与气并走于上，则为大厥，厥则暴死，气复反则生，不反则死。"

人体的水液代谢过程与肺、脾、肾密切相关，但与肝主疏泄也有关联。水液的运行依赖于气的推动作用，因此肝的疏泄功能正常，气机调畅，气行则水行，有利于津液的运行。若肝失疏泄，气机郁滞，气不行水，则水液输布障碍，产生水湿、痰饮等病理产物。若痰气交阻于咽喉，可见梅核气；痰阻于经络，可见痰核；若水液停留于腹中，则发为鼓胀等。故《金匮要略·水气病脉证并治》说："肝水者，其腹大，不能自转侧，胁下腹痛。"这是因肝失疏泄而致水停于腹中的病证。

（3）促进食物消化　饮食物的消化、吸收、输布及糟粕排泄主要依赖于脾胃的功能，肝主疏泄又是保证脾胃运化功能正常的重要条件。肝疏泄气机对饮食水谷消化的促进作用主要体现在两个方面：一是协调脾升胃降。肝的疏泄功能正常，气机调畅，肝主疏泄，调畅气机有助于脾胃之气升降，只有脾升胃降，才能保证饮食物的消化、吸收、转输及排泄功能正常。若肝失疏泄，气机失调，肝气犯脾，脾气不升，可出现眩晕、腹胀、腹痛、腹泻或痛泻频作等症；肝气犯胃，胃失和降，可出现嗳气、恶心、呕吐、胃脘胀痛等症。二是调节分泌及排泄胆汁。胆汁由肝之余气所化，具有促进饮食物消化的作用，受肝的疏泄功能调节。肝的疏泄功能正常，气机调畅，胆汁则能正常分泌和排泄，饮食物得以正常消化与吸收。若肝失疏泄，影响胆汁的分泌及排泄，可出现胁下不适、胀痛、口苦、纳食不化、厌油腻，甚至黄疸等病证。所以清·唐宗海《血证论·脏腑病机论》说："木之性主于疏泄，食气入胃，全赖肝木之气以疏泄之，而水谷乃化。"

（4）调节生殖功能　女子的月经、排卵和男子的排精与肝疏泄气机的功能密切相关。肝的疏泄正常，气机调畅，冲、任二脉得其所助，则任脉通，太冲脉盛，女子的月经应时而至，排卵正常，孕育分娩顺利。若肝疏泄失常，气机不畅，冲任失调，可出现月经紊乱，或经行不畅，甚或痛经、闭经、不孕，所以有"女子以肝为先天"之说。男子精液的排泄，亦受肝主疏泄功能的调节。若肝的疏泄功能异常，则可见排精不畅或会阴胀痛不适、不育等病症。

2. 主藏血　肝主藏血，是指肝有贮藏血液、调节血量和防止出血的功能。

（1）贮藏血液　是指肝具有贮藏一定血液于肝内及冲脉之中，以供给机体各部生理活动之所需的功能，故肝又有主"血海"之说。肝藏血，一方面可濡养自身、筋、目及冲任二脉，还可以防止肝气升发太过，使肝之阴血涵养肝阳，防止肝阳亢逆，维持肝的正常疏泄功能，以利冲和条达；若肝血不足，筋脉、目及冲任二脉失养，可见肢体麻木、筋脉拘挛、视物不清、夜盲、爪甲色淡，以及女子月经量少等症。另一方面，"肝藏血，血舍魂"（《灵枢·本神》），魂为神之变，且随神而动。明·张介宾《类经·藏象类》说："魂之为言，如梦寐恍惚，变幻游行之境，皆是也。"魂以血为物质基础，肝血充足，则魂能安舍。肝血不足，则魂不守舍，可出现惊骇噩梦、卧寐不安、梦游、梦呓等症。

（2）调节血量　是指肝具有根据人体各部分血液需求，调节各部位血量的作用。人处于安静休息状态时，血液需求量相应减少，盈余的血液归藏于肝，即"人静则血归于肝脏"；机体处于活动状态时，血液的需求量相应增加，肝便将所贮存的血液输布至所需部位，以提供营养，即"人动则血运于诸经"。所以机体各部分的生理活动，皆与肝有密切关系。正如《素问·五脏生成》所说："肝受血而能视，足受血而能步，掌受血而能握，指受血而能摄。"肝调节血流量是以贮藏血液为前提的，若肝血不足，可见脏腑形体官窍失去血液濡养作用的多种病证，如血不养目，则两目干涩、视物昏花或夜盲；血不濡筋，则筋脉拘急、屈伸不利或肢体麻木；血海空虚，胞宫失养，则出现月经量少，甚则经闭等症。

（3）防止出血　是指肝气能收摄血液，防止血液溢出脉外的作用。肝气充足，收摄有力，藏血正常，血液不会溢出脉外而无出血之患。若肝气虚弱，收摄无力，肝不藏血，或肝火旺盛，灼伤脉络，迫血妄行，临床上均可见吐血、衄血、咯血、月经过多甚则崩漏等各种出血病证。

肝的贮藏血液、调节血量和防止出血功能之间有密切关系。贮藏血液是调节血量的前提，肝气摄血，防止出血，则肝血充足，调节血量功能正常。

肝主疏泄，又主藏血，常概括为"肝体阴而用阳"。"体阴"主要指肝内藏阴血，本体为阴；"用阳"主要指肝主疏泄，肝气主升、主动之特点，其用为阳。藏血是疏泄的物质基础，又能涵养制约肝气，使之疏而不亢，而有助于肝的疏泄；疏泄气机，促进血行，则有助于肝贮藏血液、调节血量，防止出血。二者既互根互用，又相互制约。在病理情况下，二者也常相互影响。

（二）肝与体、华、窍、液、志、时的关系

1. 在体合筋，其华在爪　筋附着于骨而聚于关节，有连接和约束骨节、主司运动和保护内脏等功能。筋有赖于肝之阴血的滋养，才能发挥其正常的功能，即《素问·宣明五气》所云："肝主筋。"肝之阴血充盈，筋得血养，则肢体强健有力，灵活柔韧，运动自如；若肝之阴血不足，筋失所养，可表现为筋脉拘急，屈伸不利，麻木不仁，或手足震颤，或易于疲劳，所以《素问·六节藏象论》称肝为"罢极之本"。爪，即爪甲，包括指甲和趾甲，是筋的延续部分，故有"爪为筋之余"之说。肝其华在爪，是指肝血濡养爪甲，其盛衰可从爪甲色泽的枯荣反映出来。故《素问·五脏生成》说："肝之合筋也，其荣爪也。"肝血充足，爪得血养，则爪甲坚

NOTE

韧、红润明亮；若肝血不足，则爪甲失养，可见爪甲软薄、淡白枯槁或变形脆裂。

2. 开窍于目　目，又称精明。《素问·脉要精微论》说："夫精明者，所以视万物，别白黑，审短长。"目主要由白睛（又称白眼）、黑睛（又称黑眼）、瞳神（又称瞳仁、瞳子）、眼睑（又称眼胞）、两眦（包括其内之血络，又称目内外眦）等 5 个部分组成。中医眼科的五轮学说将其分别配属于五脏，即白睛为气轮，属肺；黑睛为风轮，属肝；瞳仁为水轮，属肾；眼睑为肉轮，属脾；目内眦、目外眦为血轮，属心。目分属五脏，五脏六腑的精气，皆可上注于目，但与肝的关系最为密切。肝的经脉上连目系，目赖肝血的濡养方能发挥其视觉功能，如《灵枢·脉度》说："肝气通于目，肝和则目能辨五色矣。"肝气调和，肝血充足，则视物清晰、活动自如。若肝之阴血不足，目失所养，则两目干涩，视物不清，或见夜盲；肝经风热，循经入目，则目赤痒痛；肝火上炎，上灼清窍，可见目赤肿痛；肝阳上亢，上扰清空，则头目眩晕；肝风内动，则目睛上视或斜视；肝胆湿热，熏蒸于目，则白睛色黄。可见，肝病常可反映于目，故谓："目为肝之外候。"

3. 在液为泪　泪有滋润和清洁眼睛的功能。目为肝窍，泪从目出，由肝阴所化，受肝气控制，故泪为肝之液。肝之阴血充足，肝气冲和，则泪液分泌适量，滋润于目而不外溢。肝病可出现泪液分泌异常，如肝之阴血不足，则泪液减少，两目干涩；肝经湿热，则目眵增多；肝经风热，则迎风流泪。

4. 在志为怒　怒是人体对外界环境影响的情志反应。怒以肝藏血为物质基础，与肝气的疏泄密切相关，故《素问·阴阳应象大论》曰："在脏为肝……在志为怒。"当肝血充足，肝气平和，虽受外界刺激，但怒而不过，能有所节制；若肝之阴血不足，肝气升泄太过，则稍遇刺激，即怒不可遏，故《素问·脏气法时论》说："肝病者……令人善怒。"反之，过怒也易伤肝，如大怒可使肝气上逆，血随气升，出现头目胀痛、面红目赤，或吐血、呕血，甚至气厥，猝然昏不知人等症；郁怒不解又可使肝气不疏，气机郁结，出现两胁、乳房或少腹胀满疼痛等症。因此，息怒宁志是中医学养生护肝的保健法之一。

5. 在时为春　肝与春气相应。《素问·诊要经终论》曰："正月二月，天气始方，地气始发，人气在肝。"肝五行属木，与春之生升之性相通，主升、主动，喜条达而恶抑郁，为阴中之少阳。因此，春季养肝，须顺应春气生长、升发之特性，使肝气条达。肝郁病人每遇春季可暂时得到缓解；而肝火偏旺、肝阳偏亢者则每易发病；肝气过旺，又易乘土侮金，故脾胃虚弱、肺金不足者也易发病。

五、肾

肾位于腰部，脊柱两侧，左右各一，故《素问·脉要精微论》说："腰者，肾之府。"肾的形态在《类经图翼·经络》中有所描述："肾有两枚，形如豇豆，相并而曲附于脊之两旁，相去各一寸五分，外有黄脂包裹，各有带两条。"

肾的主要功能有主藏精、主水和主纳气。肾的系统联系是在体合骨，生髓，其华在发，开窍于耳及二阴，在液为唾，在志为恐。肾在五行中属水，为阴中之太阴（或阴中之阴），其经脉为足少阴肾经，与足太阳膀胱经相互络属，构成表里关系，外与冬气相应。肾的生理特性是主蛰守位，为"封藏之本"。

（一）肾的主要生理功能

1. 主藏精　肾主藏精，是指肾有贮存和封藏人体之精的功能。

在中医学中，精是除气之外的精微物质的总称。一般而言，精的含义有广义和狭义之分。广义的精，为人体一切有形的精微物质，包括血、津液和水谷精微等；狭义的精，是禀受于父母而贮藏于肾的具有生殖繁衍作用的精微物质，又称生殖之精。肾所贮藏的精谓之肾精，从来源上讲包括"先天之精"和"后天之精"。先天之精，禀受于父母，与生俱来，是生命活动的原始物质，即《灵枢·本神》所谓"生之来，谓之精"之意。后天之精是指人出生后，由水谷和脏腑化生的精微物质，所以《素问·上古天真论》说肾"受五脏六腑之精而藏之"。先天之精为生命之本原，依赖后天之精的滋养而充盛；后天之精以先天之精为基础，又可培补先天之精，即先天生后天，后天养先天，二者相辅相成，融为一体，贮藏于肾中。

肾精所化之气为肾气，肾对精的闭藏，主要依赖于肾气的封藏摄纳，也是气的固摄作用的体现。肾对先后天之精的闭藏使精藏之于肾，促进肾精的不断充盈，防止其从体内无故流失。肾中所藏之精的生理功能体现在以下两个方面：

（1）**主生长发育与生殖**　肾之精气有主司人体生长发育与生殖的功能。如《素问·上古天真论》说："女子七岁，肾气盛，齿更发长。二七而天癸至，任脉通，太冲脉盛，月事以时下，故有子。三七，肾气平均，故真牙生而长极。四七，筋骨坚，发长极，身体盛壮。五七，阳明脉衰，面始焦，发始堕。六七，三阳脉衰于上，面皆焦，发始白。七七，任脉虚，太冲脉衰少，天癸竭，地道不通，故形坏而无子也。丈夫八岁，肾气实，发长齿更。二八，肾气盛，天癸至，精气溢泻，阴阳和，故能有子。三八，肾气平均，筋骨劲强，故真牙生而长极。四八，筋骨隆盛，肌肉满壮。五八，肾气衰，发堕齿槁。六八，阳气衰竭于上，面焦，发鬓颁白。七八，肝气衰，筋不能动，天癸竭，精少，肾藏衰，形体皆极。八八，则齿发去。"人的生、长、壮、老的生命过程与肾中精气的盛衰密切相关。自幼年开始，肾中精气逐渐充盛，表现为"齿更发长"，骨骼逐渐生长而身体增高；进入青壮年，肾中精气充盛，则表现为智齿生，发长极，骨骼长成且筋骨强健，身体壮实，精力充沛；待到老年，随着肾中精气逐渐减少，则出现面容憔悴、头发脱落、牙齿枯槁、动作迟缓等年老的表现。

人体的齿、骨、发的生长状态是反映肾中精气的外候，是判断机体生长发育状况和年老程度的外在表现。若肾中精气亏虚，必然影响人体的生长发育。小儿则表现为生长发育不良，可见身材矮小，或五迟（立、行、齿、发、语迟）、五软（头、项、口、手、足、肌肉软），或毛发稀疏、智力低下、动作缓慢；成人则为早衰，可见形体衰老、智力减退、牙齿松动易落、须发早白易脱、腰膝酸软、精神萎靡或健忘恍惚、耳鸣耳聋、足痿无力、反应迟钝等。肾主生长发育的理论，对养生保健具有重要意义，保养肾中精气，是中医学延缓衰老的核心内容。

肾中精气还与人体的生殖功能密切相关。进入青春期，当肾中精气充盛到一定程度，便产生了一种具有促进和维持生殖功能的精微物质——天癸，于是女子月经按时来潮，男子产生并排出精液，从而具备了生殖能力；青壮年期，由于肾中精气旺盛，不断产生天癸，故能维持正常的生殖功能；进入老年期，肾中精气逐渐趋向衰少，天癸生成逐渐减少，甚至耗竭，生殖功能也随之下降直至消失。说明肾中精气是促进并维持生殖功能的根本。若肾中精气亏虚，天癸不足，成年人则生殖功能减退，表现为男子精少不育、女子经闭不孕。

（2）**主一身阴阳**　肾主一身阴阳是指肾具有主宰和调节全身阴阳，以维持机体阴阳动态平衡的功能。它是通过肾所藏的肾精、肾气的作用而实现的。肾精，即肾脏所藏之精；肾气，即肾精所化之气。两者关系密切，即肾精弥散而为无形的肾气，肾气聚合而成有形的肾精。肾精和肾气合称为肾中精气，肾中精气通过肾阴和肾阳产生两种不同的生理效应。肾阴对人体脏腑组织起着滋润、濡养、宁静的作用，又称元阴、真阴、真水和命门之水，为人体阴液的根本；肾阳对机体各脏腑形体官窍起着推动、温煦、激发的作用，又称元阳、真阳、真火和命门之火，为人体阳气的根本。因此将肾喻为"阴阳之根""水火之宅"，为全身阴阳之根本。五脏六腑之阴精，非肾阴而不能滋生；五脏六腑之阳气，非肾阳而不能温养。

肾阴和肾阳维持着全身阴阳的相对平衡。如果肾阴或肾阳任何一方偏衰，都会导致其他脏腑的阴阳失调；反之，若其他脏腑阴阳失调，"久病及肾"，亦可导致肾阴虚或肾阳虚。肾阴虚可出现五心烦热、潮热盗汗、口干咽燥、腰膝酸软、头晕耳鸣、遗精、舌质红而少津、脉细数等症；肾阳虚可出现腰膝冷痛、畏寒肢冷、神疲乏力及生殖功能减退、舌质淡、脉迟无力等症。肾阴和肾阳均以肾中精气为物质基础，因此当肾阴虚到一定程度时可伤及肾阳，肾阳虚亦可累及肾阴，形成阴阳互损的病理状态。肾主藏精，为封藏之本，肾精宜蛰伏闭藏而不宜泄。若肾的封藏失职，则会出现滑精、遗尿、多汗、大便滑脱不禁及女子带下、崩漏、滑胎等。

2. 主水　肾主水是指肾有主持和调节人体津液代谢平衡的作用。《素问·逆调论》谓："肾者水脏，主津液。"人体的津液代谢，包括津液的生成、输布和排泄，是由多个脏腑参与的复杂过程，其中肾的功能最为重要。首先，肾能推动和调节参与水液代谢的肺、脾、三焦、肝、膀胱等脏腑的功能；二是能将脏腑组织中发挥作用后的水液，通过肾的蒸腾气化作用，升清降浊，将水液之清者上升，重新参与水液代谢，浊者下输膀胱化为尿液。三是司膀胱的开阖，控制小便的排泄。若肾的气化功能减弱，水液代谢障碍，一则可造成水液停聚，出现痰饮、水肿等病证；二则可致膀胱开阖失度，出现小便清长、夜尿多、遗尿、尿失禁或小便余沥、尿少、癃闭等病证。

3. 主纳气　肾主纳气是指肾具有摄纳肺所吸入的清气以保持呼吸深度的作用。在人的呼吸运动中，肺主呼吸，肾主纳气，才能保持呼吸的深度，以完成体内外气体的交换。《景岳全书·杂证谟》说："肺为气之主，肾为气之根。"肾主纳气的功能，实质上是肾的封藏作用在呼吸运动中的体现。肾中精气充沛，摄纳有权，则纳气正常，表现为呼吸均匀平稳、和调深长。若肾中精气不足，摄纳无权，则肺吸入的清气不得下行而归藏于肾，就会出现久病咳喘、呼多吸少、动辄喘甚等肾不纳气的病理表现。因此，临床对慢性咳喘病症，常以补肾纳气治之。

（二）肾与体、华、窍、液、志、时的关系

1. 在体合骨，其华在发　肾藏精，精生髓，髓充养于骨。因此，肾精具有促进骨骼生长、发育和修复的功能，即肾在体合骨。肾精充足，骨髓充盈，骨有所养，坚固有力。若肾精不足，骨髓空虚，骨失所养，则会出现小儿囟门迟闭、立迟行迟等骨骼发育不良的病变，老年人骨软无力、易于骨折等。

齿为骨之余，齿与骨同出一源，均赖肾中精气所充养。所以牙齿的生长和脱落与肾中精气的盛衰密切相关。肾中精气充足，则齿有所养，表现为牙齿坚固。肾中精气不足，则齿失所养，表现为小儿牙齿生长迟缓或稀疏畸形，成人则表现为牙齿松动或易于脱落。由于手足阳明经入上下齿，因此牙齿的某些病变还与手足阳明经及肠胃功能失调有关。

发为血之余，毛发有赖于血液的濡养。肾藏精，精能化血，精血旺盛，则毛发得养。因

此，肾中精气的盛衰可显露于发，即肾其华在发，发为肾之外候。肾精充足，发有所养，在幼年期可见发的生长旺盛，青壮年期可见毛发茂密而有光泽，不易折断或脱落。老年人肾精渐亏，精血渐衰，则渐生白发，或失去光泽。肾精不足，精血亏虚，则发失所养，小儿可出现发的生长迟缓或稀疏枯黄，成人可见毛发干枯无华，或早白、脱落。

2. 开窍于耳及二阴 耳的听觉与肾精密切相关，故称"肾开窍于耳"。《灵枢·脉度》谓："肾气通于耳，肾和则耳能闻五音矣。"肾精充足，上濡耳窍，耳窍得养，则听觉灵敏；若肾精亏虚，耳窍失养，则可见听力减退、耳鸣耳聋等。除肾脏外，其他脏腑也与耳有联系。如少阳经循行于耳，对于耳窍的某些实性病证，则多责之于肝胆。心寄窍于耳，如心血不足、心神不安，以及肝血不足、肝风内动等，均可见耳鸣等病症。

二阴，即前阴和后阴。前阴为九窍之一，与生殖功能和尿液排泄有关。关于肾与生殖功能、尿液排泄的关系前已详述。后阴，即肛门，又称魄门、谷道，是排泄粪便的通道，亦为人体九窍之一。粪便的排泄虽是大肠传导的功能，但与肾中阴阳关系密切。大肠得到肾阳的温煦、推动和肾阴的滋润、濡养，则大肠排便正常。若肾阳虚衰，温煦推动无力，表现为排便艰涩，即为冷秘；肾阳虚损，不能温脾阳以助运化，亦可见泄泻，或五更泄泻。肾阴不足，肠失濡润，则津亏便秘。若肾气不固，封藏无力，表现为久泄滑脱。故《景岳全书·泄泻》说："盖肾为胃关，开窍于二阴，所以二便之开闭，皆肾脏之所主。"

3. 在液为唾 唾为五液之一，是口津中较为稠厚的部分。肾的经脉上挟舌根，通舌下，唾为肾精所化，故肾在液为唾。唾具有滋润口腔和滋养肾精的作用。肾精充足则唾液分泌正常，表现为口腔润泽、吞咽顺畅。肾精不足，则唾少咽干；肾虚水泛，则多唾清冷。反之，多唾或久唾，也会耗损肾精。古代养生家以舌抵上腭，待舌下金津、玉液分泌的唾液满口后，缓缓咽下，以养肾精，此法称为"饮玉浆"。

4. 在志为恐 肾在志为恐是指恐的情志活动与肾关系密切。《素问·阴阳应象大论》说："在脏为肾……在志为恐。"肾精充足，人体在接受外界刺激时，能产生相应的心理调节，虽恐而不过。若肾精不足，稍受刺激，即易恐惧不安。反之，过恐又会伤肾，肾气不固，出现遗精、滑胎或二便失禁等病症。

5. 在时为冬 肾与冬气相通应。《素问·诊要经终论》云："十一月十二月，冰复，地气合，人气在肾。"肾在五行属水，主藏精，为封藏之本，故应冬藏之气。冬季养生重在保养肾精，潜藏阳气。若冬不藏精，机体防御能力下降，邪气内伏，至春季阳气发越，则为温病。素体阳虚，或久病伤阳者，在冬季则易发病或病情加重。

［附］命门

命门一词，首见于《灵枢·根结》："命门者，目也。"这是在强调察神中，望目的重要性。自《难经》提出"左肾右命门"后，命门就逐渐演变成"生命之门"，成为脏腑学说的内容之一，遂为后世医家所重视，并形成了命门学说。近代医家对命门的部位、形态及生理功能，提出了众多不同的见解，归纳起来具有代表性的有以下几种：

（一）命门的部位

1. 右肾为命门说 此说始于《难经》，如《难经·三十六难》说："肾两者，非皆肾也。其左者为肾，右者为命门。"持此观点者有晋·王叔和宋·陈无择、明·李梴等人。这一理论是寸口脉脏腑定位的依据，至今仍以左尺脉候肾、右尺脉候命门。

2. 两肾俱为命门说　元·滑寿首倡此说。他认为："命门，其气与肾通，是肾之两者，其实一耳。"至明·虞抟则明确提出了"两肾总号为命门"。张介宾也持此论，即肾就是命门。

3. 两肾之间为命门说　倡此说者，首推明·赵献可的《医贯》，认为命门位于两肾之间，"且无形可见"，主要是真火的作用，主持人体一身之阳气。清·陈修园、林珮琴、张路玉、黄宫琇等均宗此说。

4. 命门为肾间动气说　倡此说者为明·孙一奎，其在《医旨绪余》中说："命门乃两肾中间之动气，非水非火，乃造化之枢纽，阴阳之根蒂，即先天之太极。"认为命门不是具体而有形质之脏，而是肾间动气。

（二）命门的功能

1. 命门为原气所系，是人体生命活动的原动力　《难经·八难》中说："诸十二经脉者，皆系于生气之原。所谓生气之原者，谓十二经之根本也，谓肾间动气也。此为五脏六腑之本，十二经脉之根，呼吸之门，三焦之源。一名守邪之神。故气者，人之根本也。"

2. 命门藏精舍神，主生殖　《难经·三十九难》中言："命门者，精神之所舍也；男子以藏精，女子以系胞。"说明命门是藏精舍神之处，男子以此贮藏精气，女子以此维系子宫，与肾主生殖的功能无异。

3. 命门为水火之宅，内涵肾阴肾阳　明·张介宾在《景岳全书》中谓："命门为元气之根，为水火之宅。五脏之阴气，非此不能滋；五脏之阳气，非此不能发。"认为命门包括了肾阴和肾阳的功能。

4. 命门内寓真火，为人身阳气的根本　清·陈士铎在《石室秘录》中指出："命门者，先天之火也……心得命门而神明有主，始可以应物；肝得命门而谋虑，胆得命门而决断，胃得命门而受纳，脾得命门而转输，大肠得命门而传导，小肠得命门而布化，肾得命门而作强，三焦得命门而决渎，膀胱得命门而收藏。无不借命门之火而温养之也。"认为命门真火是各脏腑功能活动的根本。

纵观历代医家对命门的认识，虽立论不尽相同，从形态言有无形与有形之别，从部位言有右肾与两肾间之争，从功能言有主火与非火之异，但对命门的主要功能及与肾息息相通的观点，还是趋于一致的。目前一般公认的观点是：命门之火相当于肾阳，命门之水相当于肾阴。肾阴和肾阳是人体阴阳的根本，又称真阴和真阳、元阴和元阳、真水和真火。历代医家之所以重视命门，无非是为了强调肾中阴阳在人体生命活动中的重要性。

第三节　六　腑

六腑是胆、胃、小肠、大肠、膀胱、三焦的合称，具有受盛和腐熟水谷、传化和排泄糟粕的功能，即所谓"传化物"。其共同生理特点是"泻而不藏""实而不能满"。饮食物由口入胃，至化为糟粕排出体外，要经过七个比较关键的部位，《难经》称为"七冲门"。如《难经·四十四难》说："七冲门何也？然：唇为飞门，齿为户门，会厌为吸门，胃为贲门，太仓下口为幽门，大肠小肠会为阑门，下极为魄门，故曰七冲门也。"六腑之气的运动以下降为主，才能保持六腑通畅，故"六腑以通为用"。

一、胆

胆附于肝，位居右胁。肝为脏属阴木，而胆为腑属阳木。胆内盛有胆汁，如《难经·四十二难》说："胆在肝之短叶间……盛精汁三合。"胆的主要功能是贮藏和排泄胆汁，参与精神情志活动。

1. 贮藏和排泄胆汁　胆汁由肝之余气（精气）所化，故称为"精汁""清汁"，称胆为"中精之府""中清之府""清净之府"。胆汁的生成和排泄受肝主疏泄功能的调控，是肝疏泄功能的具体体现之一。肝的疏泄功能正常，则化生胆汁，贮藏于胆，泄于小肠，协助消化。肝失疏泄，胆汁的化生和排泄障碍，脾胃纳运失调，可表现为厌食、腹胀、泄泻等；如湿热蕴结肝胆，胆汁外溢，则发为黄疸，可见目黄、身黄、小便色黄等症。

2. 主决断　决断，即决定、判断。《素问·灵兰秘典论》说："胆者，中正之官，决断出焉。"说明人对事物的决定和判断能力与胆的功能有关。胆气充足，决断正常，则表现为遇事判断准确，临危不惧，勇敢果断。若胆气虚弱，决断失常，则可出现遇事胆小怯懦，犹豫不决，优柔寡断，或遇强烈刺激，则魂魄不宁、惊骇失眠。

胆在藏象学说中，既属六腑，又属奇恒之腑。由于胆在形态上中空有腔，排泄胆汁，协助饮食物消化，并与肝有表里关系，形态特征均同于六腑，故属六腑之一。又因为胆贮藏胆汁，功同五脏，不直接传化饮食物，并主决断，与精神情志活动有关，功能均异于六腑，故又属奇恒之腑之一。

二、胃

胃居中焦，与脾以膜相连，胃为燥土属阳，脾为湿土属阴。胃又称胃脘，胃脘分上、中、下三部。胃上口的贲门部为上脘，下口幽门部为下脘，上下脘之间为中脘。古代文献对胃的形态已有描述，如《灵枢·平人绝谷》说："胃大一尺五寸，径五寸，长二尺六寸，横屈受水谷三斗五升。其中之谷常留二斗，水一斗五升而满。"

1. 主受纳腐熟　是指胃具有容纳食物，并对其初步消化形成食糜的作用。由于饮食入口，过贲门，容纳于胃，故称胃为"太仓""水谷之海"。机体气血津液的化生，都需要以饮食物所化之水谷精微为基础，故又称胃为"水谷气血之海"。水谷进入胃后，依赖胃的腐熟作用而化为食糜，在脾的运化功能下化为精微，以生气血津液，供养全身。脾胃对饮食物的消化吸收功能常称为胃气。中医学重视人体"胃气"的作用，认为"人以胃气为本"，"有胃气则生，无胃气则死"。所以临床治病时，强调要时刻注意保护胃气，用药不可妄攻妄补，以免损伤胃气。若胃的受纳腐熟功能减退，则可表现为纳呆、厌食、胃脘胀满等症；胃的受纳腐熟功能亢进，则可表现为多食善饥等症。

2. 主通降　胃气以降为和，清·叶桂《临证指南医案·脾胃》说："胃宜降则和。"胃腑通，胃气降，才能不断受纳饮食物。饮食物经过胃的腐熟，下行小肠，其食物残渣下移大肠，变成粪便排出体外。整个过程都是由胃气下行完成的。所以胃的通降还包括协助小肠将食物残渣下输大肠并帮助大肠传导糟粕的功能。胃失通降，一则饮食物停滞于胃，可见胃脘胀痛、纳呆厌食或嗳腐吞酸等症；二则胃气上逆，则可出现恶心、嗳气、呕吐、呃逆、口臭等症。临床

NOTE

上常以降胃、和胃的药物治疗胃病。

胃主受纳腐熟和通降功能的正常进行，需要胃津濡润。若胃津枯涸，饮食物难以消化腐熟形成食糜，也难以通降下行。因此胃有"喜润而恶燥"的生理特性。

三、小肠

小肠位于腹中，上接幽门，与胃相通，下连阑门，与大肠相接。其主要功能是受盛化物和泌别清浊。

1. 受盛化物 受盛化物是指小肠具有接受胃下降的食糜，并将食糜进一步消化，吸收精微的功能。故《素问·灵兰秘典论》说："小肠者，受盛之官，化物出焉。"受盛和化物为两个阶段，小肠首先接受由胃腑下传来的食糜，即"受盛"；继而在脾和小肠的共同作用下，使食糜化为精微，即"化物"。若小肠的受盛和化物功能失常，消化吸收障碍，可见腹胀、腹痛、泄泻等病证。

2. 泌别清浊 泌别清浊是指小肠具有将胃下降的食糜在进一步消化的同时，分别为水谷精微和食物残渣两个部分的作用。一方面将水谷精微（清）吸收，经脾的升清转输作用输送到全身，另一方面将食物残渣（浊）经阑门传入大肠。此外，小肠泌别清浊与津液代谢有一定的关系，因为水谷精微中包括大量的水液，故有"小肠主液"之说。明·张介宾在《类经·藏象类》中指出："小肠居胃之下，受盛胃中水谷而分清浊，水液由此渗于前，糟粕由此而归于后，脾气化而上升，小肠化而下降，故曰化物出焉。"小肠功能失常，清浊不分，水谷精微和食物残渣俱下于大肠，可见肠鸣泄泻；水液吸收障碍，尿的来源减少，则可见小便短少等症。小肠泌别清浊的功能失常，既影响大便，也影响小便，故治疗泄泻常用"利小便即所以实大便"的分利方法。

应当指出，小肠的受盛化物和泌别清浊乃整个消化吸收过程的重要阶段，但在中医藏象学说中，往往又将之归属于脾胃的纳运功能，所以临床上对于小肠病变也多从脾胃论治。

四、大肠

大肠位居腹中，上口在阑门处与小肠相接，其下端为肛门。

大肠的主要功能是吸收饮食残渣中的水分和排泄糟粕。故《素问·灵兰秘典论》说："大肠者，传道之官，变化出焉。"道，通"导"。这是对大肠生理功能的高度概括。由于大肠具有吸收食物残渣中部分水分的功能，故有"大肠主津"之说。大肠传化糟粕功能失常，主要表现为排便的异常。若大肠虚寒，无力吸收多余水分，则水粪俱下，可见肠鸣、泄泻等症；大肠实热则消灼水津而肠道失润，可见腹痛、便秘等症；大肠湿热，则阻滞肠道而传导失司，可见下痢脓血、里急后重，或暴泻下注、肛门灼热等症。

应该指出，大肠排泄糟粕还与肺气肃降、胃气降浊、脾主运化、肾中阴阳的滋润温煦及肾气的封藏等功能有关，这些脏腑发生病变也可以引起大肠传导功能的失常，所以临床上常通过调理他脏以治疗大肠病证。

五、膀胱

膀胱，俗称"尿脬"，又称净腑、尿胞，位居小腹。

膀胱的主要功能是贮尿、排尿。尿液为津液所化，即津液之浊下输膀胱在肾的气化作用下生成尿液，故《素问·灵兰秘典论》说："膀胱者，州都之官，津液藏焉，气化则能出矣。"膀胱的贮尿、排尿功能主要依赖肾的气化和固摄功能的控制。贮藏尿液赖肾气的固摄，排泄尿液赖肾阳的气化及推动。肾气旺盛，固摄有权，气化正常，推动有力，则膀胱开阖有度，表现为贮尿、排尿正常。若肾气不固，则膀胱失约，可见遗尿、尿频，或尿失禁，或小便余沥不尽等症；若气化失司，推动无力，则膀胱不利，可见尿少、水肿，或尿闭等病证。因此，临床上多从肾治疗膀胱的病变。

六、三焦

三焦是上焦、中焦、下焦的合称。历代医家对三焦的形态和实质的认识不一，主要有二：有人认为三焦为六腑之一，和其他脏腑一样，是一个具有综合功能的、分布于胸腹腔的大腑。因其与五脏无表里配合关系，故有"孤腑"之称。也有人认为三焦为划分内脏的区域部位，即膈以上为上焦，膈至脐为中焦，脐以下为下焦。

（一）三焦的主要功能

1. 通行元气 元气是人体生命活动的原动力，根源于肾，由肾藏的先天之精所化生，通过三焦布达五脏六腑，运行于全身，从而激发和推动各脏腑组织的功能活动，故《难经·六十六难》说："三焦者，原气之别使也。"故三焦有主持诸气，总司全身气机和气化的功能。

2. 运行水液 《素问·灵兰秘典论》说："三焦者，决渎之官，水道出焉。"指出三焦为运行水液的道路。人体的水液代谢虽由多个脏腑共同协调完成，但必须以三焦为通道，以三焦通行元气为动力，才能正常地升降出入。水液代谢的协调平衡，通过三焦的气化作用实现。若三焦气化功能障碍，水道不利，就会出现尿少、水肿、小便不利等症，如《类经·藏象类》说："上焦不治则水泛高原，中焦不治则水留中脘，下焦不治则水乱二便。三焦气治则脉络通而水道利，故曰决渎之官。"

（二）上、中、下三焦的部位划分及功能特点

1. 上焦如雾 上焦是指横膈至头面之间，主要包括心肺。根据《灵枢·决气》的论述，上焦以"开发""宣五谷味""若雾露之溉"为主要功能，《灵枢·营卫生会》则概括为"上焦如雾"，即心肺向上、向外布散气血的作用。治疗上焦病证，用药量宜轻，药性须轻清上浮，故《温病条辨·治病法论》说："治上焦如羽，非轻不举。"

2. 中焦如沤 中焦是指脐至横膈之间，主要包括脾胃，具有消化水谷、吸收和输布水谷精微及化生气血的功能，故《灵枢·营卫生会》说"中焦如沤"，形象地概括了中焦脾胃腐熟消化水谷，化生转输水谷精微的作用。若邪犯中焦，常见脘腹胀痛、吐、泄泻等症。治疗中焦病证，用药须着眼于调理脾胃气机，故《温病条辨·治病法论》说："治中焦如衡，非平不安。"

3. 下焦如渎 下焦是指脐以下至耻骨之间，主要包括小肠、大肠、肾和膀胱等。其主要功能是排泄糟粕和尿液，故《灵枢·营卫生会》说"下焦如渎"，指出下焦的肾、膀胱、小肠和大肠像沟渠排水一样排泄二便。若邪犯下焦，常见二便异常的病证。治疗下焦病证，要用质地沉重下行的药物才能到达病所而起到治疗作用，故《温病条辨·治病法论》说："治下焦如权，非重不沉。"

第四节　奇恒之腑

奇恒之腑是脑、髓、骨、脉、胆、女子胞的合称。其在形态上多中空有腔而似腑，在功能上贮藏精气而似脏，故称为奇恒之腑。除胆以外均与五脏无表里配合，也无五行配属，但与奇经八脉有关。脉、髓、骨、胆的生理功能，前面已论述，本节重点论述脑与女子胞。

一、脑

脑由髓汇集而成，《灵枢·经脉》云："人始生，先成精，精成而脑髓生。"故《灵枢·海论》称"脑为髓之海"。脑中内寄元神，与生命活动密切相关。

（一）脑的主要功能

脑具有主宰生命活动、主司精神活动和感觉运动的功能。

1. 主宰生命活动　明·李时珍《本草纲目·辛夷》提出"脑为元神之府"，系生命的枢机，主宰人体的一切生命活动。元神来自先天，两精相搏，随形具而生之神，即为元神。如《灵枢·本神》说："两精相搏谓之神。"元神存则生命在，元神败则生命息。得神则生，失神则死。故《素问·刺禁论》说："刺头，中脑户，立死。"

2. 主司精神活动　人的精神活动，包括思维活动和情志活动等。脑为髓海，也主思维意识和记忆等，为意识思维活动的枢纽。清·汪昂《本草备要·辛夷》有"人之记性，皆在脑中"的记载。清·王清任在《医林改错·脑髓说》中更明确指出："灵机记性不在心而在脑。"精髓充盛，脑海充盈，则精神饱满、意识清楚、思维灵敏、记忆力强、语言清晰、情志正常。若精髓亏虚，脑海不足，则可出现意识思维及情志方面的异常。

3. 主司感觉运动　目、耳、口、鼻、舌等五窍，皆位于头面，与脑相通，因此脑髓的充盈与否也会对人体言、听、视、嗅、动等产生影响。如《医林改错·脑髓说》中记载："两耳通脑，所听之声归于脑"；"两目系如线长于脑，所见之物归于脑"；"鼻通于脑，所闻香臭归于脑"；"小儿至周岁，脑渐生……舌能言一二字。"《灵枢·海论》说："髓海不足，则脑转耳鸣，胫酸眩冒，目无所见，懈怠安卧。"故髓海充盈，则脑主感觉和肢体运动的功能正常，表现为视物明晰、听觉聪灵、嗅觉灵敏、感觉敏锐、语言流畅、肢体运动自如等。髓海不足，则脑主管感觉及肢体运动的功能失常，出现视物不明、听觉失聪、嗅觉不灵、感觉呆滞、步履维艰、语言艰涩、肢体运动失调等症。

（二）脑与五脏的关系

藏象学说将脑的生理和病理统归于心而分属于五脏。同时又将人的精神情志活动概括为两类：一是精神活动，包括神、魂、魄、意、志，分别由五脏所主，"心藏神，肺藏魄，肝藏魂，脾藏意，肾藏志"（《素问·宣明五气》）。二是情志活动，包括喜、怒、忧、思、悲、恐、惊，也分属于五脏，如《素问·阴阳应象大论》说："人有五脏化五气，以生喜、怒、悲、忧、恐。"总之，脑与五脏关系密切，尤其是心、肝、肾三脏，因此脑的病变多从五脏论治。

二、女子胞

女子胞，又称胞宫、胞脏、子宫、子脏，位居小腹，在膀胱后，直肠前，下与外阴相连，呈倒梨形。

（一）女子胞的主要功能

女子胞具有主持月经和孕育胎儿的功能。

1. 主持月经 月经，又称月信、月事、月水。女子 14 岁左右，肾中精气旺盛，产生天癸，胞宫发育成熟，冲、任二脉气血通盛，月经按时来潮，如《血证论·男女异同论》说："女子胞中之血，每月换一次，除旧生新。"约到 49 岁，肾气渐衰，天癸竭绝，冲、任二脉气血衰少，则出现月经闭止。月经的产生，是脏腑经脉气血及天癸作用于胞宫的结果。

2. 孕育胎儿 女子在受孕后，女子胞即成为孕育胎儿的场所。此时月经停止，脏腑经络血气皆下注于冲任，到达胞宫以养育胎儿直至分娩。故《中西汇通医经精义·下卷》说："女子之胞，一名子宫，乃孕子之处。"

（二）女子胞与脏腑经络的关系

女子月经来潮和胎儿的孕育，与经脉及脏腑有着广泛而又密切的联系。

1. 肾中精气的作用 肾中精气的盛衰直接影响天癸的产生与衰竭，对女子胞的发育和生殖功能具有决定性作用。如《素问·上古天真论》说："女子七岁，肾气盛，齿更发长。二七而天癸至，任脉通，太冲脉盛，月事以时下，故有子……七七，任脉虚，太冲脉衰少，天癸竭，地道不通，故形坏而无子也。"

2. 冲、任二脉的作用 冲脉和任脉，同起于胞中。冲脉与足少阴肾经并行，又与足阳明胃经相通，能调节十二经气血，与月经来潮相关，故言"冲为血海"；任脉与足三阴经相会，调节全身阴经，为"阴脉之海"，主胎儿的孕育，故言"任主胞胎"。冲、任气血旺盛，注入女子胞而发生月经，或妊养胎儿。

3. 心、肝、脾三脏的作用 女子胞的功能还与心、肝、脾关系密切。由于月经的来潮、胎儿的孕育均依赖于血液，而心主血，肝藏血，脾生血、统血，故当心、肝、脾功能失调时，均可引起女子胞的功能异常。肝失疏泄，气机不利，可出现月经不调、痛经等病证；若肝血亏虚或脾虚气血生化乏源，胞宫失养，可出现经少、经闭、不孕等病证；若脾不统血或肝不藏血，可引起月经过多或崩漏等病症。

第五节　脏腑之间的关系

藏象学说中五脏六腑生理功能各不相同，脏腑之间协同统一，相互为用。脏腑之间的关系主要有脏与脏之间的关系、脏与腑之间的关系、腑与腑之间的关系。

一、脏与脏之间的关系

五脏，虽各司其职，但生理功能密切相关。五脏之间的关系以精气血津液为物质基础，其生理功能相互制约，相互资生，相互为用。

（一）心与肺

心肺同居上焦。心与肺的关系，主要表现在气血互助与宗气相联两个方面。

1.气血互助　气为血之帅，血为气之母。一方面，气对血有推动作用，心主血，心气推动血行脉中，也需肺主气、朝百脉的辅佐；另一方面，血对气有运载作用，肺主气司呼吸，也需心主行血将肺吸入的清气运行至全身。

2.宗气相联　心藏神明，为君主之官，主宰五脏六腑；肺主治节，为相傅之官，佐心治理脏腑，君相配合，共同治理脏腑、维持正常生理功能。而积于胸中的宗气，既能贯心脉以行气血，又能走息道以行呼吸，是联结心肺两脏功能的主要环节，从而保证了心肺功能的协调平衡。

病理上，心肺可以相互影响。若肺气虚弱，或肺气壅塞，均可影响心主行血的功能，导致心血瘀阻，出现胸闷、心悸、面唇青紫、舌质紫暗等血瘀症状；反之，若心气不足，或心阳不振，血行不畅，血瘀则气滞，也会导致肺气的宣发与肃降失常，出现咳嗽、气喘、胸闷等症。

（二）心与脾

心与脾的关系，主要表现在血液生成与血液运行两个方面。

1.血液生成　心主生血，脾主化生血液。血液生成需要依赖于脾主运化和心阳化赤的作用，水谷之精是化生血液的主要物质基础。故《灵枢·决气》说："中焦受气取汁，变化而赤，是谓血。"病理上，若脾虚不运，血液生化不足，或统血无权，慢性失血等，均可导致心血不足而心失所养；若劳神思虑过度，暗耗阴血，损伤脾气，而致心脾两虚，出现面色无华、心悸、失眠、多梦、健忘、腹胀、食少、体倦等症。

2.血液运行　心主行血，脾主统血。血液的正常循行，需要多个脏腑的生理作用来共同维持，就心脾而言，血液在脉中正常运行，需要心气的推动，同时又靠脾气的统摄以使血行脉中而不溢出。心主血，是推动血液运行的动力；脾统血，是血液循经而行的保障。血液能正常运行，离不开心主行血与脾主统血的协调。心脾两脏相互配合，保证血液在脉内的正常运行。病理上，若心气不足，推动血液运行无力，则血行迟缓，甚至发生血液瘀滞的病理变化；若脾气虚损，统摄无权，血不循经，则出现各种出血病症。

（三）心与肝

心与肝的关系，主要表现在血液运行与神志活动两个方面。

1.血液运行　心主行血，肝主藏血，二者相互配合，根据机体生理需要将血液输布全身。所以说："肝藏血，心行之。"（王冰注《素问·五脏生成》）心主血，推动血液在脉内运行不息；肝藏血，贮藏血液并调节全身血量的分布。心血充盈，心气旺盛，则血行正常，肝有所藏；肝藏血充足，疏泄有度，随人体生理需要调节血量，也有利于心行血功能的正常进行。心肝两脏相互配合，共同维持血液的正常运行。病理上，若肝血不足，常可引起心血亏虚；心血不足，亦可引起肝血亏虚，最终导致心肝血虚。临床表现为心悸、失眠、多梦、眩晕、肢体麻木、女子月经量少、爪甲不荣等。此外，肝又主疏泄，调畅气机，有利于心血的运行。若肝失疏泄，气机阻滞，血运不畅，可导致心血瘀阻，表现为心前区憋闷、刺痛，甚则口唇青紫、脉涩等。

2.神志活动　人的神志活动虽然由心所主，但需依赖于肝主疏泄、调畅情志的功能配合，使人心情舒畅。心藏神，主宰神志活动；肝主疏泄，调畅情志。心肝两脏协同为用，以维持神志活动的正常。心血充盈，心神健旺，有助于肝气疏泄，情志调畅；肝气疏泄有度，情志畅达，亦有利于心神内守。病理上，心神不安，可致肝失疏泄；而肝失疏泄，也可引起心神不安，出现心烦、心悸、失眠、急躁易怒或抑郁不乐、两胁胀痛等神志异常症状。

（四）心与肾

心与肾的关系，主要表现在水火既济、精神互用、君相安位三个方面。

1. 水火既济 心居上焦，五行属火，其性属阳；肾居下焦，五行属水，其性属阴。从阴阳水火的升降理论来说，在上者宜降，在下者宜升，升已而降，降已而升。心位居于上，故心火必须下降于肾，以温暖肾水而使肾水不寒；肾位居于下，故肾水必须上济于心，以滋润心阴而使心火不亢。这种心肾阴阳水火彼此交通、相互制约、升降协调的关系，称为"水火既济"。病理上，若肾阴不足，不能上济于心，或心火亢盛，下劫肾阴，导致心肾阴阳水火的关系失去协调平衡，则形成心肾阴虚火旺的"心肾不交"证，表现为心烦、失眠、心悸、怔忡、头晕耳鸣、腰膝酸软等症。

2. 精神互用 心藏神，主宰人的生命活动，神全可以御精，神清则精固。肾藏精，精化髓充脑，脑为元神之府，积精可以全神，两者相辅相成。病理上，若肾精不足，脑髓亏虚，心神失养，出现健忘、失眠、多梦、头昏、耳鸣等症。若心神失制，易神荡精失。

3. 君相安位 《素问·天元纪大论》说："君火以明，相火以位。"心为君火，为神明之主。肾寓相火，为发生之根。君火明于上，则相火能守位而宣行君火之令。相火秘藏，则君火充足；君火充盛，则相火亦旺。君火相火，各安其位，共同维系心肾两脏生理功能的协调平衡。君火为心之火，相火为肾之火，生理上相互促进，病理上相互影响。

（五）肺与脾

肺与脾的关系，主要表现在气的生成和津液代谢两个方面。

1. 气的生成 一身之气的生成，尤其是宗气的生成，需肺司呼吸和脾主运化相互配合来完成。肺主呼吸，吸入自然界清气；脾主运化，化生水谷精微之气。二者在胸中化为宗气。同时，脾化生的水谷精气和津液，有赖于肺气的宣降运动以输布全身。而肺维持其生理活动又依靠脾气运化水谷精气的供养。只有在肺脾两脏的协同作用下，才能保证宗气及一身之气的生成。病理上，若肺气虚可累及脾，脾气虚亦可影响肺，最终导致脾肺两虚证。临床可见少气懒言、语声低微、咳喘无力、食少纳呆、腹胀便溏、倦怠乏力等症。

2. 津液代谢 津液代谢涉及多个脏腑的生理功能。就肺脾而言，肺主宣降而通调水道，使水液能正常地布散和排泄；脾主运化，使水液能正常地生成和输布。人体的水液，由脾气上输于肺，通过肺气的宣发肃降而布散周身及下输肾或膀胱。肺脾两脏协调配合，相互为用，是保证津液正常生成、输布和排泄的重要环节。病理上，脾失健运，水液不化，聚湿生痰，上干于肺，则可导致肺失宣降，临床出现咳嗽、气喘、痰多等症，故有"脾为生痰之源，肺为贮痰之器"之说。反之，肺病日久，也可影响脾，或使脾气虚损，从而出现纳食不化、腹胀便溏，甚则水肿等病症。

（六）肺与肝

肺与肝的关系，主要表现在气机升降方面。

"肝生于左，肺藏于右。"（《素问·刺禁论》）肝气从左升发，肺气由右肃降。肝气以升发为宜，肺气以肃降为顺。此为肝肺气机升降的特点。肝升肺降，升降协调，对全身气机的调畅、气血的调和，起着重要的调节作用，古人称为"龙虎回环"。肺气充足，肃降正常，有利于肝气的升发；肝气疏泄，升发条达，有利于肺气的肃降。可见肝升与肺降，既相互制约，又相互为用。病理上，若肝气郁结，肝郁化火，灼伤肺金，则可出现胸痛、咳嗽、咯血等症，称为"肝火犯肺"或"木火刑金"。相反，肺失清肃，燥热内盛，也可伤及肝阴，致肝阳亢逆，而出现头痛、易怒、胁肋胀痛等肺病及肝之候。

（七）肺与肾

肺与肾的关系，主要表现在津液代谢、呼吸运动和阴液互资三个方面。

1. 津液代谢　津液代谢涉及多个脏腑的生理功能。就肺肾而言，肺主通调水道，为水之上源；肾总司气化，为主水之脏。肺气宣发肃降而行水的功能，有赖于肾气及肾阴肾阳的促进；肾气所蒸化及升降的水液，有赖于肺气的肃降运动，使之下归于肾或膀胱。肺肾功能协调，对保证水液代谢的正常进行起到了重要作用。病理上，若肺肾功能失调，水液宣散排泄障碍，不仅可引起水肿，而且水气上迫于肺，可出现咳嗽、喘息、不能平卧等症。"其本在肾，其末在肺，皆积水也。"（《素问·水热穴论》）

2. 呼吸运动　人体的呼吸运动，虽由肺所主，但亦需肾的纳气功能以协助，才能保持呼吸的深度。肺主呼吸，肾主纳气。在呼吸运动过程中，肺气肃降，有利于肾的纳气；肾中精气充盛，封藏功能正常，摄纳有权，肺吸入的清气才能具有一定的深度，所以说："肺为气之主，肾为气之根"（《景岳全书·杂证谟》）。病理上，若肾气不足，摄纳无权，气浮于上，或肺气久虚，久病及肾，均可导致肾不纳气，临床表现为呼吸表浅、动则喘息等症。

3. 阴液互资　肺肾阴阳，相互资生。金为水之母，肺阴充足，下输于肾，使肾阴充盈，如《素问·阴阳应象大论》说"肺生皮毛，皮毛生肾"；肾阴为诸阴之本，肾阴充盛，上滋于肺，使肺阴充足。病理上，肺阴不足与肾阴不足，既可同时并见，亦可互为因果，最终导致肺肾阴虚内热之候，临床常见颧红、骨蒸潮热、盗汗、干咳音哑少痰或痰中带血、腰膝酸软、男子遗精、女子月经不调等症。

（八）肝与脾

肝与脾的关系，主要表现在水谷消化和血液运行两个方面。

1. 水谷消化　饮食物的消化主要依赖于脾主运化的功能，但还需肝主疏泄的促进作用。肝主疏泄，调畅气机，能协调脾胃气机的升降，并疏利胆汁，促进脾胃对饮食物的消化吸收及精微物质的转输；脾气健旺，运化正常，气血生化有源，肝体得以濡养而使肝气冲和条达，有利于疏泄功能的发挥。病理上，若肝失疏泄，气机郁滞，易致脾失健运，表现为精神抑郁、胸闷太息、纳呆腹胀、肠鸣腹泻等肝脾不调之候，即"木不疏土"；反之，脾失健运，也可影响肝失疏泄，导致"土壅木郁"之证。或因脾虚生湿化热，熏蒸肝胆，而致胁痛、黄疸等病症。

2. 血液运行　血液的正常运行，虽由心所主持，但与肝、脾也有密切的关系。肝主藏血，调节血量；脾主统血，化生血液。脾气健旺，生血有源，统血有权，则肝有所藏；肝血充足，疏泄有度，血量得以正常调节，气血才能运行无阻。肝脾协调，共同维持血液的正常运行。病理上，若脾气虚弱，则血液生化无源而血虚，或统摄无权而出血，均可导致肝血不足，肝无所藏。此外，肝不藏血或脾不统血，均会影响血液的正常运行，出现各种出血现象。

（九）肝与肾

肝与肾的关系，主要表现在精血同源、藏泄互用及阴阳互滋互制三个方面。

1. 精血同源　人体之精、血皆由脾胃运化的水谷之精所化生和充养，且肝藏血，肾藏精，精血之间相互资生，相互转化，故曰同源互化。封藏于肾之精，也需肝血的滋养。肝血依赖肾精的滋养，肾精又依赖肝血的不断补充，精能生血，血能养精，肾精肝血均化源于脾胃运化的水谷精微，故称为"精血同源""肝肾同源"。又因脏腑配合天干，以甲乙属木，肝属乙木，壬癸属水，肾属癸水，所以肝肾同源又称为"乙癸同源"。病理上，肝血不足和肾精亏损常可相互影响。肝血不足可致肾精亏虚，肾精不足可致肝血亏虚，出现头昏目眩、耳聋耳鸣、腰膝酸软等肝肾精血两亏之症，临床上多以养肝补肾法治之。

2. 藏泄互用　人体的生殖功能由肾所主，也与肝密切相关。肾主闭藏，肝主疏泄，肝肾之间存在着相互为用、相互制约的关系。肝气疏泄可使肾气开阖有度，肾气闭藏可防止精血妄失。肝肾藏泄互用，相反相成，从而调节女子的月经来潮、排卵和男子的排精功能。病理上，若肝肾藏泄失职，女子可见月经失调、月经量过多或过少甚至闭经，男子可见遗精、滑泄或阳强不泄等症。

3. 阴阳互滋互制　肝血与肾精之间存在着同源互化的关系，肝肾阴阳之间也存在着相互滋养和相互制约的联系。肝属木，肾属水，肾水生肝木。肾阴与肾阳为五脏阴阳之本，肾阴滋养肝阴，共同制约肝阳，则肝阳不偏亢；肾阳资助肝阳，共同温煦肝脉，可防肝脉寒滞；肝阴又可资助肾阴，使之充盈。肝肾阴阳之间互制互用维持了肝肾之间的协调平衡。病理上，肾阴不足可累及肝阴；肝肾阴虚，阴不制阳，水不涵木，易致肝阳上亢，可见眩晕、中风等。肾阳虚衰可累及肝阳；肝肾阳虚，阳不制阴，阴寒内盛，可致下焦虚寒，肝脉寒滞，见少腹冷痛、阳痿精冷、宫寒不孕等。

（十）脾与肾

脾与肾的关系，主要表现在先后天相互资生和津液代谢两个方面。

1. 先后天相互资生　脾主运化水谷精微，化生气血，为后天之本；肾主蛰藏精，主生长发育与生殖，寓命门真火，为先天之本。脾主运化，需肾阳的温煦蒸化，始能健旺，即先天温养激发后天；肾中精气需脾胃运化的水谷精微不断补养，方能充盈，即后天补养培育先天。先天与后天相互资生、相互促进。病理上，脾气虚弱，运化失职，水谷精微化生不足，无以滋养先天，则肾精虚衰，临床可见生长发育迟缓及早衰、阳痿不育、经少不孕等。若肾阳虚不能温煦脾阳，则脾阳虚衰，运化不利；或由于脾阳虚衰，日久及肾，肾阳也虚，而成脾肾阳虚。临床表现为腰膝酸冷、脘腹冷痛、食少便溏、五更泄泻等。

2. 津液代谢　津液代谢涉及多个脏腑的生理功能。就脾肾而言，脾主运化水液，肾主水而司开阖。脾气运化水液功能的正常发挥，需肾气的蒸化及肾阳的温煦作用。肾主水液输布与排泄，又赖脾气及脾阳的协助，即所谓"土能制水"。脾肾两脏相互协同，共同主司水液代谢的协调平衡。病理上，脾气、脾阳失运，水湿内生，经久不愈，可致肾水泛滥；而肾气、肾阳虚衰，蒸化失司，水湿内蕴，也可影响脾气、脾阳的运化，最终均可导致尿少浮肿、腹胀便溏、畏寒肢冷、腰膝酸软等脾肾两虚、水湿内停之症。

二、脏与腑之间的关系

脏与腑的关系，即脏腑阴阳表里相合的关系。脏属阴主里，腑属阳主表。一脏一腑，一阴一阳，一表一里，相互配合。脏与腑之间主要在经脉上相互络属，功能上相互协调，病理上相互影响，从而形成心合小肠、肺合大肠、脾合胃、肝合胆、肾合膀胱的表里关系。

（一）心与小肠

手少阴经属心络小肠，手太阳经属小肠络心，心与小肠通过经脉相互络属构成表里关系。

心与小肠的关系，主要体现为心主血脉与小肠化物之间的相互为用。在生理上，心主血脉，心阳之温煦、心血之濡养，有助于小肠化物；反之，小肠受盛化物，泌别清浊，清者经脾气升清而上输于心，滋养于心，也有助于心主血、藏神功能的发挥。病理上，心经实火可循经下移于小肠，引起尿少、尿赤涩疼痛等小肠实热的症状。反之，小肠有热，也可循经上熏于心，出现心烦、失眠、舌红、口舌糜烂等症。此外，小肠虚寒，化物失职，水谷精微不生，日久可致心血不足，出现面色淡白、心悸怔忡等症。

（二）肺与大肠

手太阴经属肺络大肠，手阳明经属大肠络肺，肺与大肠通过经脉相互络属构成表里关系。

肺与大肠的关系，主要体现为肺气肃降与大肠传导之间的相互为用。肺气清肃下降，气机调畅，并布散津液，能促进大肠传导，有利于糟粕的排出。大肠传导正常，糟粕下行，亦有利于肺气的肃降。两者配合协调，从而使肺主呼吸及大肠传导功能均正常。病理上，肺与大肠的病变可相互影响。肺气壅塞，失于肃降，气不下行，津不下达，可引起大肠腑气不通，而致大便秘结；肺气虚弱，推动无力，则可见大便艰涩难行，称为"气虚便秘"。若大肠实热，传导不畅，腑气不通，也可影响肺的宣降，出现胸满、咳喘、气短等症。

（三）脾与胃

脾与胃同居中焦，足太阴经属脾络胃，足阳明经属胃络脾，脾与胃通过经脉相互络属构成表里关系。脾胃同为气血生化之源、后天之本，在饮食物的受纳、消化及水谷精微的吸收、转输等生理过程中起着主要作用。脾与胃的关系，主要体现在水谷纳运相得、气机升降相因、阴阳燥湿相济等三个方面。

1. 纳运相得　胃主受纳、腐熟水谷，是脾主运化的前提；脾主运化、消化食物，转输精微，为胃的继续受纳提供条件。脾与胃密切配合，才能完成饮食物的消化、吸收，以及将精微物质转化为气血输布于全身的生理功能。病理上，脾主运化与胃主受纳相互影响。脾失健运，可导致胃纳不振；胃纳失和，也可导致脾运失常，出现纳少、脘痞、腹胀、泄泻等脾胃纳运失调之症。

2. 升降相因　脾胃居中，脾气宜升，胃气宜降，为脏腑气机升降的枢纽。在饮食物的消化吸收方面，脾气上升，将运化吸收的水谷精微和津液向上输布，有助于胃气之通降；胃气通降，将受纳之水谷、初步消化之食糜及食物残渣通降下行，也有助于脾气之升运。脾胃之气升降相因，既保证了饮食纳运功能的正常进行，又维护着内脏位置的相对恒定。病理上，若脾虚气陷可导致胃失和降，而胃失和降亦影响脾气升运，出现脘腹坠胀、头晕目眩、泄泻不止、呕吐呃逆或内脏下垂等脾胃升降失常之候。

3. 燥湿相济　脾与胃相对而言，脾为阴脏，以阳气温煦推动用事，脾阳气健旺则能运化升清，故喜燥而恶湿；胃为阳腑，以阴液凉润通降用事，胃阴足、胃津充则能受纳腐熟，故喜润而恶燥。脾胃阴阳燥湿相济，保证两者纳运、升降协调。病理上，若脾湿太过，湿浊中阻，可致纳呆、嗳气、呕恶、脘腹胀痛等胃气不降之症；胃津或胃阴不足，亦可影响脾运功能，出现不思饮食、腹胀便秘、口渴等症。

（四）肝与胆

胆附于肝，足厥阴经属肝络胆，足少阳经属胆络肝，肝与胆通过经脉相互络属构成表里关系。肝与胆的关系，主要体现在消化和情志方面的密切配合。

消化方面，肝胆共同协助脾胃消化食物。胆汁来源于肝之余气，贮藏于胆。肝主疏泄，促进胆汁的分泌与排泄；胆附于肝，贮藏和排泄胆汁。生理上，肝胆功能协调，胆汁疏布至肠，以助脾胃促进饮食物的消化和吸收。病理上，若肝气郁滞可影响胆汁疏利，若胆腑湿热则影响肝气疏泄，均可导致肝胆气滞、肝胆湿热，或郁而化火、肝胆火旺的病理变化。

《素问·灵兰秘典论》说："肝者，将军之官，谋虑出焉。胆者，中正之官，决断出焉。"胆主决断与人的勇怯有关，而决断来自肝之谋虑，肝胆相互配合，人的情志活动正常，遇事能做出决断。如《类经·藏象类》说："胆附于肝，相为表里。肝气虽强，非胆不断。肝胆相济，勇敢乃成。"在病理上，若肝胆气滞，或胆郁痰扰，均可导致情志抑郁或惊恐胆怯等病症。

（五）肾与膀胱

肾为水脏，膀胱为水腑，足少阴经属肾络膀胱，足太阳经属膀胱络肾，肾与膀胱通过经脉相互络属构成表里关系。

肾为主水之脏，开窍于二阴；膀胱贮尿排尿，是为水腑。膀胱的贮尿排尿功能，取决于肾气的盛衰。肾气充足，蒸化及固摄功能正常，则尿液正常生成，贮于膀胱并有度地排泄。膀胱贮尿排尿有度，也有利于肾气的主水功能。因此，肾与膀胱相互协作，共同完成尿液的生成、贮存与排泄。病理上，若肾气虚弱，气化失常，或固摄无权，膀胱开阖失度，出现小便不利或遗尿、失禁等症；若膀胱湿热，或膀胱失约，也可影响肾气的蒸化和固摄，出现尿频、尿急、尿痛、腰腹疼痛等症。

三、腑与腑之间的关系

六腑以"传化物"为主，六腑之间在功能上相互协调、相互为用，主要体现在饮食物的消化、吸收和排泄等方面。

饮食入胃，经胃的腐熟成为食糜，下降于小肠，小肠受盛食糜，进一步消化，并泌别清浊：清者为水谷精微以养全身，其中的水液经三焦渗入膀胱，浊者为食物残渣下传大肠。渗入膀胱的水液，经蒸化作用排泄于外而为尿液。进入大肠的食物残渣，经燥化与传导作用，化为粪便排出体外。在上述饮食物的消化、吸收与排泄过程中，还有赖于胆汁的排泄以助消化，以及三焦疏通水道以渗利水液的作用。可见，六腑在传化水谷的过程中，其消化功能主要是胃、胆、小肠的作用，其吸收功能关系到小肠、大肠，其排泄功能关系到大肠、膀胱，既有分工，又密切配合，共同完成对饮食物的消化、精微的吸收和糟粕的排泄。由于六腑传化水谷，需要不断地受纳、消化、传导和排泄，虚实更替，宜通而不宜滞，故六腑共同的生理特点是泻而不藏、实而不满，故有"六腑以通为用""腑气以降为顺"之说。

病理上，六腑的病变以壅塞不通为多见，且常相互影响。如胃有实热，消灼津液，则可致大肠传导不利，大便秘结不通；大肠燥结也可导致胃失和降，胃气上逆而见恶心、呕吐等症；胆失疏泄，常可犯胃，出现胁痛、黄疸、恶心、呕吐苦水、食欲不振等症；若再影响小肠，可见腹胀、泄泻等症；脾胃湿热，熏蒸于胆，胆汁外溢，则可致口苦、黄疸等。

第三章　气血津液

　　气、血、津液是构成人体和维持人体生命活动的基本物质。人体的脏腑、经络、形体官窍由气血津液构成，并依赖气血津液为物质基础维持着各自的生理功能；而气血津液的新陈代谢过程，又要依赖于脏腑经络的功能活动才能实现。在人体的整个生命过程中，气血津液与脏腑经络形体官窍之间，始终存在着相互依存、相互为用的密切关系。气血津液学说，是中医学理论体系的重要组成部分。

第一节　气

一、气的概念

　　气，是古代人们对于自然现象的一种朴素认识。早在春秋战国时期，就有哲学家认为气是宇宙的本原，是构成世界的最基本物质，宇宙间的一切事物都是由气的运动变化而产生的。这种朴素的唯物主义观点后来被引入医学领域，用来解释人的生命活动，广泛地运用于生理、病理、诊断、治疗、养生等方面。

　　气是人体内活力很强的精微物质，是构成人体和维持人体生命活动的基本物质之一。

　　气是构成人体的基本物质。人体的脏腑、形体和官窍，以气为基本物质聚合而形成。《素问病机气宜保命集·原道》指出："形以气充，气耗形病。"《医门法律·一明胸中大气之法》指出："气聚则形成，气散则形亡。"

　　气是维持人体生命活动的基本物质。人体诸多生命活动正常进行均以气为物质基础，如心气推动血液运行、肺气主呼吸、脾气推动食物消化吸收等，均以气为其功能活动的基础。

　　气是生命活动的重要物质基础。

二、气的运动

　　人体之气是不断运动着的活力很强的精微物质，流行全身，内至五脏六腑，外达皮肉筋骨，无处不到，是人体生命活动发生、发展、变化的动力。

（一）气机的含义

　　气的运动称为气机。"机"，有枢要、关键之意。人体之气不断运动，《灵枢·脉度》指出："气之不得无行也，如水之流，如日月之行不休。"运动是气的重要属性，气只有在运动中才能发挥生理效应。气的运动有序，人体脏腑、经络、形体、官窍的功能活动才能正常进行，精、血、津液才能运行、输布，以濡养全身。气的运动是生命活动的体现，人体各种生命活动均离不开气的运动。

（二）气运动的基本形式

气的运动可以概括为升、降、出、入四种基本形式。在人体整体的生命活动中，气的升与降、出与入是对立统一的矛盾运动，既相互促进，又相互制约，以维持气的运行畅通和协调平衡，从而保证各脏腑组织功能活动的正常进行。

（三）气的运动与脏腑关系

人体脏腑、经络、形体、官窍等都是气升降出入的场所。气的升降出入运动，体现在脏腑、经络、形体、官窍的生理活动中。各脏腑因部位、生理功能及特性不同，在气机升降出入方面表现出不同的趋势。如从位置来讲，心肺在上，在上者宜降；肝肾在下，在下者宜升；脾胃居中，通连上下，为气机升降的枢纽。从生理功能及特性来讲，肺主宣降，主气，司呼吸，其中宣发呼浊的过程体现气的升、出运动，肃降吸清过程体现气的降、入运动。肝气升发，是肝主疏泄的内在动力。脾气主升，胃气主降，共同完成食物的消化、吸收、精微转输、糟粕排泄等生理活动。六腑虽以通为用、宜降，但在传化饮食过程中，也有吸收并向上输送精微的功能，可谓降中寓升。他如血液的化生和运行，津液的生成、输布和排泄等均离不开气的升降出入运动。总之，脏腑的气机具有升已而降、降已而升，升中有降、降中有升的特点和对立统一、协调平衡的运动规律。

人体之气运动正常，需具备两点：其一，气的运动畅通无阻；其二，气的升降出入运动之间的协调平衡，这种状态称为"气机调畅"。气机调畅是功能正常与健康无病的保证。当气的运动失去协调、畅通时，人体生命活动就会出现异常而表现为病理状态，即"气机失调"。例如：气的运行不畅，或在局部发生阻滞，称为"气滞"；气的上升太过，或下降不及，称为"气逆"；气的上升不及，或下降太过，称为"气陷"；气不内守而大量外逸，称为"气脱"；气不外达而郁结闭塞于内，称为"气闭"。若气的升降出入运动停止，人的生命活动便告终结。

三、气的生成

人体之气来源于先天精气、水谷精气和自然界清气，通过肺、脾胃和肾等脏腑的综合作用，将三者结合而生成人体之气。

先天精气禀受于父母，先身而生，主要来源于父母的生殖之精，闭藏于肾，是生命起始的原初物质。先天之精化生先天之气，成为人体生命活动的原动力，是人体之气的重要组成部分，并依赖后天水谷精气的充养，不断充盛而发挥生理效应。

水谷精气来源于饮食水谷，是人赖以生存的基本物质。饮食水谷摄入至胃，经由胃的腐熟、脾的运化，化为水谷精气，是气生成的主要来源。《灵枢·营卫生会》说："人受气于谷，谷入于胃，以传于肺，五脏六腑皆以受气。"

自然界清气，又称"天气"，《素问·阴阳应象大论》说："天气通于肺。"依赖肺的呼吸功能和肾的纳气功能，通过呼吸运动吸入体内，参与人体气的生成，是气生成的重要来源。

可见，气的生成需具备两个基本条件：一是物质来源充足，如先天精气、后天饮食、自然界清气供应充足；二是肾、脾胃、肺等相关脏腑功能协调，使气的生成充足。如果先天禀赋薄弱，肾中精气不足，饮食失宜，自然界清气匮乏，或肺、脾胃、肾等脏腑功能失调，都可影响气的生成。

NOTE

四、气的功能

气是生命活动的动力，对维持生命活动具有重要作用，如《难经·八难》说："气者，人之根本也。"《类经·摄生类》说："人之有生，全赖此气。"

气的生理功能主要体现在以下几方面：

（一）推动作用

气是人体生命活动的基本动力，对各种生命活动具有激发、推动作用。主要体现在：①气能推动和激发各脏腑、经络生理功能活动。如肾气推动生长、发育、生殖；脾气推动食物消化吸收等。如果气虚推动无力，会引起脏腑、经络生理活动减退，出现生长发育障碍、生殖功能低下、消化吸收不良等病理变化。②气能推动精、血、津液的生成、运行、输布，以及排泄。例如，心气推动血液运行；脾胃之气推动精气血津液的化生；肺、脾、肾之气推动津液的输布、排泄等。若气的推动作用减退，就会出现精气血津液化生不足、血液运行迟缓或津液代谢失常等病理变化。

（二）温煦作用

《难经·二十二难》说："气主煦之。"提出了气具有温煦人体的作用。气的温煦作用主要体现在：①气能产生热量，维持正常体温。②温煦脏腑、经络、形体官窍，以维持正常生理活动。③温煦血和津液等液态物质，即所谓"得温则行，得寒则凝"，以维持其正常运行、输布、排泄。如果气的温煦作用减退，产热减少，可表现为畏寒喜暖、四肢不温、体温偏低，以及血和津液运行迟缓、脏腑生理活动减弱等寒象。

（三）防御作用

气具有护卫机体、防御外邪入侵和驱逐消除邪气的作用。气的防御作用具体表现在：①未病之前，卫气充足，可护卫肌表，使腠理固密，从而抵御外邪入侵，防止疾病发生。②既病之后，正气与邪气斗争，驱逐外邪或战胜邪气，促进机体早日康复。气的防御作用强，不仅邪气不易侵袭，即使得病也可自愈或治愈。若气虚防御作用减退，抗病力下降，则易被外邪侵袭而患病，患病后因正不敌邪，易致病邪久留，难以祛除，而使病程缠绵，反复不愈。

（四）固摄作用

气对人体的精、血、津液等物质具有固护和统摄作用，防止其过多流失。气的防御作用主要体现在：①固摄血液，使其运行脉中，防止溢出脉外。②固摄汗液、二便、唾液、涕液、泪液等，控制其分泌量和排泄量。③固摄精液，防止妄泄。④固护胎儿，防止堕坠。

若气的固摄作用减退，可导致体内物质异常流失。例如，气不摄血致各种出血；气不摄津致自汗、尿频或小便失禁、流涎、泄泻等；气不固精致遗精、滑精、早泄等；气不固胎致堕胎、早产等。

（五）气化作用

气化，是指通过气的运动所产生的各种变化。人体的气化作用存在于生命过程的始终，是各种物质或能量的代谢与转化的过程。气化作用体现在精、气、血、津液各自的新陈代谢及相互转化方面。例如，饮食物经脾胃之气运化后，转化为水谷精气和食物残渣，水谷精气进一步化生气血，食物残渣成为糟粕排出；津液在脾、肺、肾等脏腑作用下，经代谢转化为汗液、尿液，这些都是气化作用的具体表现。

气化是生命活动的基本方式，没有气化活动就没有生命过程。如果气化功能失常，即可影响气、血、津液的新陈代谢，影响食物的消化吸收，影响汗液、尿液和粪便的排泄等，从而形成各种代谢异常的病变。气化作用关系到脏腑、经络、形体官窍的功能活动，因此，气化过程是生命活动的最基本特征。

综上所述，气的推动、温煦、防御、固摄、气化等作用，在人体生命活动中都是极为重要、缺一不可的。它们相互为用，相互促进，协调配合，共同维持着生命活动。

五、气的分类

人体之气根据其生成来源、分布部位、功能侧重的不同分为元气、宗气、营气、卫气、脏腑之气、经络之气等。脏腑之气、经络之气的内容，分别在"藏象""经络"章节中讲述。

（一）元气

元气，又称"原气"，是人体最根本、最重要的气，是人体生命活动的原动力。

1. 生成　元气源于先天，由先天精气所化，出生以后，又需要后天水谷精气不断培养而逐步充盛。元气的生成及盛衰，既取决于先天禀赋，又与后天脾胃运化水谷精气的功能密切相关。

2. 分布　元气根源于肾，通过三焦布散全身，内而五脏六腑，外而肌肤腠理，无处不到，发挥其生理功能。

3. 功能　元气的主要功能，一是促进人体生长发育和生殖；二是激发和推动脏腑、经络、形体官窍的生理功能活动。所以元气是人体生命活动原动力的源泉，是维持生命活动的最基本物质。元气充沛，体质强健，各脏腑经络等的活力旺盛，人体则强健而少病。若先天禀赋不足，或后天失调，或久病损耗，则元气生成不足或耗损太过，导致元气虚衰而产生各种虚性病变。

（二）宗气

宗气，是积于胸中之气，又名"大气"。由于宗气积聚胸中，故称胸中为"气海"，又名"膻中"。《灵枢·五味》说："其大气之抟而不行者，积于胸中，命曰气海。"

1. 生成　宗气是由脾化生的水谷精气，与肺吸入的自然界清气相合而成。因此，肺的呼吸功能、脾的运化功能正常与否，直接影响着宗气盛衰。

2. 分布　胸中为心肺所居之处。由于宗气积聚于胸中，故其分布主要在心肺两脏，另外还布散丹田和下达气街。《灵枢·邪客》说："宗气积于胸中，出于喉咙，以贯心脉，而行呼吸焉。"《灵枢·刺节真邪》又说："宗气留于海，其下者注于气街，其上者走于息道。"

3. 功能　宗气的功能主要有三方面：一是走息道以司呼吸，呼吸的强弱与宗气盛衰有关。二是贯心脉而行血气，助心推动血液运行。《素问·平人气象论》说："胃之大络，名曰虚里，贯膈络肺，出于左乳下，其动应衣，脉宗气也。"说明宗气具有鼓舞心脏搏动、调节心率和心律等功能。故临床上常以"虚里"处的搏动状况和脉象测知宗气的盛衰。三是与人的视、听、言、动等相关，如《读医随笔·气血精神论》说："宗气者，动气也。凡呼吸、言语、声音，以及肢体运动，筋力强弱者，宗气之功用也。"说明宗气与人的肢体运动、感觉、声音强弱等均有密切关系。

（三）营气

营气，又名"荣气"，是运行于脉中富有营养作用的气。营气可化生血液，是血液重要的组成部分，故常"营血"并称。营气与卫气相对而言，营气属阴，卫气属阳，故又称"营阴"。

1. 生成　营气主要来自脾胃运化的水谷精气，由水谷精气中的精华部分所化生。

2. 分布　营气分布于血脉之中，循脉运行全身，内贯五脏六腑，外达皮肉肢节。故《素问·痹论》说："荣者，水谷之精气也，和调于五脏，洒陈于六腑，乃能入于脉也，故循脉上下，贯五脏，络六腑也。"

3. 功能　营气的主要功能是化生血液和营养周身。营气，注入脉中，化生血液，随脉上下，布达周身，发挥营养作用。如《灵枢·邪客》所说："营气者，泌其津液，注之于脉，化以为血。"

（四）卫气

卫气，是运行于脉外具有护卫机体作用的气。卫气与营气相对而言，属性为阳，故又称"卫阳"。

1. 生成　卫气来源于脾胃化生的水谷精气，是由水谷精气中性质剽悍、运行滑利的部分所生成。《素问·痹论》说："卫者，水谷之悍气也，其气慓疾滑利。"

2. 分布　由于卫气具有很强的活力，故不受脉道的约束，循行于脉外，布散于全身，并主要分布于体表。

3. 功能　卫气的主要功能有三方面：一是护卫肌表，抵御外邪入侵。皮肤腠理是机体抗御外邪的屏障，肺气宣发卫气于体表，使肌腠固密，增强抵御外邪的能力。如卫气不足，肌表不固，防御能力下降，则易感外邪而发病。二是温养肌肉、皮毛及脏腑。卫气是产生热量的来源，其流布体表乃至周身，对肌肉、皮毛和脏腑发挥温养作用。三是调节腠理开阖，控制汗液排泄。卫气布散于肌表，可以调节腠理汗孔开阖，控制汗液排泄，从而维持体温相对恒定。《灵枢·本脏》说："卫气者，所以温分肉，充皮肤，肥腠理，司开阖者也。"

营气和卫气均来源于脾胃化生的水谷精气，但二者在性质、分布、功能上都有一定区别。营属阴而性质精纯柔和，卫属阳而性质剽悍滑疾；营行脉中主内守，卫行脉外主卫外；营气化生血液以营养周身，卫气温养肌表以护卫人体。因此，营气和卫气必须相互配合，协调互济，才能发挥各自的生理功能。

第二节　血

一、血的概念

血是运行于脉中的具有濡养作用的红色液体，是构成人体和维持生命活动的基本物质之一。血与气相对而言，属性为阴，故又称"阴血"。

脉是血运行的通道，又称"血府"，有约束血运行的作用。血在脉中循行于全身，内至脏腑，外达肢节，为生命活动提供营养。

二、血的生成

血的生成主要有两条途径：其一，水谷精微化血。饮食物通过中焦脾胃的腐熟和运化功能，转化为水谷精微。水谷精微中最富有营养的精粹部分化生成营气，营气与津液相合，化赤为血。正如《灵枢·决气》所说："中焦受气取汁，变化而赤，是谓血。"即指中焦脾胃化生的水谷精微和津液，经心气化为血。脾胃运化在血的生成过程中发挥着重要的作用，故称"脾胃为气血生化之源"。其二，肾精化血。精和血之间存在着资生和转化的关系，因此肾中所藏之精也是生血的物质基础。张介宾说："血即精之属也。"（《景岳全书·血证》）精闭藏于肾中，而肾精能化生血液。

三、血的运行

血行脉中，脉道通利是血行通畅的先决条件。脉为血之府，血运行其中，如环无端，循环不息，灌溉于周身。

血的运行必须依赖气的推动和固摄作用。气的推动使血液运行不息，气的固摄约束血液于脉中而不致溢出脉外。推动与固摄维持协调，可使血液循脉道正常运行。

心气推动行血，是血液运行的基本动力。所以《素问·痿论》说："心主身之血脉。"肺主气，朝百脉，生成宗气而助心行血；肝主疏泄，调畅气机，气行则血行，故肺气之宣降和肝气之疏泄也是推动血液正常运行的重要因素。对血液运行起固摄作用的主要是脾气。脾主统血，脾气固摄血液循其常道而不致溢于脉外；肝主藏血，能贮藏血液和调节血量，防止血液外溢。

总之，血的正常运行是心、肺、脾、肝等功能的相互配合，依靠脏腑之气的推动和固摄作用相辅相成、协调制约而完成的。若气推动无力，可使血行迟缓，流通不利，形成血瘀等病理状态；若气的固摄之力不足，则血易溢出脉外，可导致各种出血病证。

此外，诸多致病因素及机体的寒热变化等也会不同程度地影响血液运行。若痰浊瘀血阻滞、压迫脉道，可造成血液运行不畅或局部闭塞不通。跌打损伤等外力因素，可使脉道受损而致出血。血液"喜温而恶寒"，所以过寒可使血行缓慢迟滞，引起瘀血；过热又可使血行加速，甚至迫血妄行，导致出血。如《素问·调经论》说："血气者，喜温而恶寒，寒则泣不能流，温则消而去之。"

四、血的功能

（一）濡养作用

血由营气和津液组成，营气乃水谷精微中的精粹部分所化生，津液可滋润周身，故血的主要功能即是营养和滋润作用。血液运行于脉中，内至脏腑，外达肌肤孔窍，上下内外无所不至，对全身各脏腑经络、形体官窍发挥着营养和滋润的作用，以保证人体正常的生命活动。因此，血液充足，脏腑形体得到营养，则表现为面色红润，皮毛光泽，肌肉丰满壮实，筋骨强劲，感觉和运动灵活。《难经·二十二难》说："血主濡之。"即是对血的濡养功能的概括。

（二）化神作用

血液是神活动的主要物质基础，如《素问·八正神明论》所说："血气者，人之神，不可不谨养。"人之血液充沛，血脉和调，神得所养，则神志清晰，思维敏捷，记忆强健。若血液亏虚，神失所养，可见惊悸、失眠、多梦、健忘等症；若邪入营血，扰动心神，可见神昏、谵语等神志异常的临床表现。

第三节　津　液

一、津液的概念

津液是机体内一切正常水液的总称，是构成人体和维持人体生命活动的基本物质。津液主要指脏腑形体官窍内的液体及正常分泌物，包括涕、泪、唾及汗、尿等。津液与气相对而言，性质属阴，故常有"阴津""阴液"之称。

津与液同属水液，但在性状、功能及其分布部位等方面有所区别。津，质地清稀，流动性大，主要布散于体表皮肤、肌肉和孔窍等部位，并渗入血脉，有滋润作用；液，质地较为稠厚，流动性较小，灌注于骨节、脏腑、脑、髓等组织，有濡养作用。津与液虽有一定的区别，但两者同源于水谷，生成于脾胃，随气血运行而流布于经脉内外，并可相互转化，故在生理上不予严格区分，常津液并称。但在病理上，却有"伤津"较轻而"脱液"较重的区别。

二、津液的代谢

（一）津液的生成

津液来源于饮食水谷，主要通过脾胃、大小肠等脏腑的气化功能而生成。饮食入胃，经过胃的受纳腐熟，游溢精气；小肠主液，泌别清浊，吸收水谷中的营养物质和水分；大肠主津，吸收糟粕中的水分；脾气健运，将胃肠生成的津液上输于肺，而后输布全身。

（二）津液的输布

津液生成之后，在脾、肺、肾和肝与三焦等脏腑的协调配合下，完成在体内的运行输布。

脾气散精，是指脾气推动和调节津液的输送、布散，防止水液在体内停滞的功能。一是将胃、小肠、大肠生成的津液"上归于肺"；二是直接将津液布散于全身，濡润脏腑形体官窍。

肺通调水道，为水之上源，疏通和调节津液输布与排泄的道路。肺气的宣发作用，将脾转输而来的津液布散于人体上部及体表，部分水液经卫气的作用，化为汗液排出体外；另有部分津液化为水气，从口鼻呼出。肺气的肃降作用，将津液经水道下输于肾及人体下部。

肾主水，一是肾阳直接将津液蒸腾气化，清者吸收后复归于肺，重新参与体内津液的循行输布，浊者化为尿液。二是间接作用，即肾阳通过对脾、肺、肝、胃、小肠、大肠、膀胱等脏腑发挥推动和温煦作用，促进人体对津液的吸收和输布。可见，肾在津液的输布过程中发挥着关键作用，故《素问·逆调论》说："肾者水脏，主津液。"

肝主疏泄，津液的输布赖气的升降出入运动，气行则津布。若肝失疏泄，气机郁滞日久，就会形成气滞津停的病理变化。三焦是津液在体内运行的通道，具有运行津液的功能。三焦气化，水道通利，津液输布全身。

（三）津液的排泄

津液的排泄，主要是肺、肾、大肠和膀胱功能协作的结果。肺气宣发，外合皮毛，促使津液从皮肤以汗液形式排出和从呼吸道以水气形式被呼出；肾为主水之脏，将浊者化为尿液，下注膀胱而排出体外；大肠主传导，粪便中也含有部分水液。因此，津液的排泄途径包括汗液、呼气、尿液和粪便四个方面，其中尿液的排泄是调节津液代谢动态平衡的主要环节。

综上所述，津液的生成、输布、排泄，依赖于气和诸多脏腑的综合作用。其中肺、脾、肾三脏的生理功能尤为重要，故《景岳全书·肿胀》曰："盖水为至阴，故其本在肾；水化于气，故其标在肺；水惟畏土，故其制在脾。"津液在体内的生成、输布与排泄是在肾的气化蒸腾作用下，以三焦为通道，随着气的运动布散于全身而环流不息。因此，无论是气的病变还是肺、脾、肾等脏腑的病变，均可影响津液的生成、输布、排泄，导致津液代谢失调，形成伤津、脱液等津液不足的病理变化，或者形成水、湿、痰、饮等水液停滞积聚的病变。

三、津液的功能

（一）滋润濡养作用

津液中含有大量水分及营养物质，渗灌于脏腑官窍、形体肢节之中，发挥滋润和濡养作用。津的质地清稀，其滋润作用较为明显；液的质地较为稠厚，其濡养作用较为突出。津液布散于肌表，则滋养肌肤毛发；流注于孔窍，则滋养和保护眼、鼻、口等；灌注于内，则濡养脏腑经络；渗入于骨腔，则充养骨髓、补充脑髓和脊髓；流注关节，则对关节屈伸起着润滑作用等。

（二）化生血液

血是由水谷化生的津液与营气相结合，注入脉中而形成的。津液是血液的成分之一，是血液的物质基础。如《灵枢·痈疽》说："中焦出气如露，上注溪谷，而渗孙脉，津液和调，变化而赤为血。"

（三）运载作用

津液是气的载体。津液属阴，气属阳，无形之气须依附于有形的津液才能运行于周身。当汗、吐、下而丢失大量津液时，气便会随之脱失，即所谓气随津脱或气随液脱，故有"大汗亡阳"及"吐下之余，定无完气"之说。

津液不仅运载无形之气，同时也将机体代谢后的废物运输到相关形体官窍，以汗、尿等形式排出体外，以保障生理活动的正常进行。如经皮肤汗孔排出的汗、经肾与膀胱排出的尿，其中除大量的水分外，还包含许多代谢废物。若津液的运载功能失常，则排泄障碍，废物潴留体内而产生多种病理变化。

此外，津液代谢对调节机体的阴阳平衡起着重要作用。津液属性为阴，津液充足，阴液旺盛，即可制约亢奋之阳热，从而维持体内阴阳的协调平衡；津液可气化为汗，出汗可散发身热，调节体温；津液代谢常随机体活动与外界环境的改变而做出适应性变化，并通过这种变化来调节阴阳，维持体温的恒定。

第四节　气血津液之间的关系

气、血、津液是构成人体和维持人体生命活动的基本物质，虽然各自的性状、分布与功能各具特点，但在生理活动中相互渗透、相互为用、相互制约、相互转化，发生病变时亦相互影响。

一、气与血的关系

气与血在人体生命活动中占有重要地位，《素问·调经论》曰："人之所有者，血与气耳。"气属阳，主推动与温煦，血属阴，主滋润与营养，两者既相互资生与相互为用，又相互制约。清·吴澄《不居集·血症八法扼要》言："人之一身，气血不能相离，气中有血，血中有气，气血相依，循环不息。"气是血液生成和运行的动力，血是气的化生基础和载体，气与血的关系可概括为"气为血之帅，血为气之母"。

（一）气为血之帅

气为血之帅，指气对于血的统率作用，主要体现在气能生血、气能行血、气能摄血。

1. 气能生血　气能生血，指气能参与并促进血的生成，主要体现在两个方面：一是气直接参与血的生成，主要指营气。营气与津液入脉化血，为血的主要组成部分。清·周学海《读医随笔·气能生血血能藏气》说："生血之气，荣气也。荣盛即血盛，荣衰即血衰。"二是气的推动及气化作用是血生成的动力。饮食物转化为水谷精微，水谷精微化生为营气和津液，营气和津液化赤为血，以及精化为血的过程都离不开气化作用，而这些气化作用，都依赖脾、胃、肺、肾、心等脏腑之气的参与。气旺则血充，气虚则血虚。故在临床治疗血虚时，常配用补气药，以求益气生血。

2. 气能行血　气能行血，指气的推动作用是血运行的动力。气既能直接推动血行，如宗气能贯心脉以行气血，又可以通过脏腑之气推动血的运行，如心气的推动、肺气的宣降、肝气的疏泄等，可促进血的运行。气若充盛，气机调畅，气行则血行；气虚则推动无力，或气滞则气机不利，导致血行迟缓，或形成瘀血；气逆则血行随气的升降出入异常而逆乱，从而出现血随气逆病证。因此，临床治疗血行失常的病证，注重调气，常用补气、行气、降气、升提的药物。

3. 气能摄血　气能摄血，指血在脉中正常运行而不溢出脉外，主要依赖于气的固摄功能。气能摄血，是指气对血的固摄功能，使血循行于脉管之中而不溢出脉外。统领固摄血液之气，主要为脾气，称为"脾统血"。脾气充足，统摄血液在脉中正常运行。若脾气虚弱，失去统摄，则血不循常道而溢于脉外，常导致各种出血病变，临床上称为"气不摄血"。治疗时，常需补气以摄血。

（二）血为气之母

血为气之母，主要包括血能载气与血能养气。

1. 血能载气　血能载气，指气依附于血而运行，以防止其形散而不收。清·唐宗海《血证论·脉证死生论》言："载气者，血也。"血具有运载水谷之精气、自然之清气的作用。由于气的活力很强，易于弥散，依附于血和津液存于体内。若血不载气，则气散而无所归附。临床上大出血的病人，往往气亦随之脱失，形成气随血脱的病证。

2. 血能养气　血能养气，指血对气的濡养作用，使其保持充盛。气存血中，血液不断地给气的生成和功能提供营养物质，保持气的充足与调和，使脏腑、经络等组织器官功能协调。血足则气盛，血虚亦能导致气虚。

二、气与津液的关系

气属阳，津液属阴，两者源于脾胃化生的水谷之精，津液的生成与输布，有赖于气的升降出入运动和气的气化、温煦、推动和固摄作用；而气在体内的存在及运动变化，不仅依附于血，且依附于津液，离不开津液的滋润和运载。所以，气与津液的关系与气与血的关系较为相似。

（一）气对津液的作用

1. 气能生津　气能生津，指气为津液生成的动力，津液生成有赖于气的推动与气化作用。饮食水谷经过脾胃的运化、小肠的分清别浊、大肠主津等作用，将精微中的液体吸收，经过气化作用，化为津液。脾胃等脏腑之气充足，水谷化生的津液就充盛；若脾胃等脏腑之气虚衰，气化功能减退，化生津液力量减弱，导致津液不足的病证。

2. 气能行津　气能行津，指气的推动作用是津液在体内输布的动力。通过脾气的"散精"转输、肺气的宣降、肾气的蒸腾气化，促进津液在体内的输布，代谢所产生的废液，在气化作用下，转化为汗、尿等排出体外。清·唐宗海《血证论·阴阳水火气血论》曰："气行水亦行。"若脏腑之气不足或气机不畅，气化受阻，使津液的输布和排泄障碍，形成痰、饮、水、湿等病理产物，称为"气不行水"。临床上，利水湿、化痰饮时多加入补气、行气之品。

3. 气能摄津　气能摄津，指气具有固摄津液，防止体内津液无故流失的作用。卫气司汗孔开阖，固摄肌腠，使津液勿过多外泄；肾气固摄下窍，使膀胱正常贮尿等，都是气对津液发挥固摄作用的体现。若气虚，固摄力量减弱，则易出现多汗、多尿、口角流涎等症，临床多采用补气固摄的治法。

（二）津液对气的作用

1. 津能载气　津能载气，指津液是气运行的载体之一，气依附于津液而流布全身。脉内之津液化生为血液，能运载营气；脉外之津液流行贯注，能运载卫气。当汗、吐、泻下等致津液大量丢失时，气亦随之外脱，称为"气随津脱"。清·尤在泾《金匮要略心典·痰饮》云："吐下之余，定无完气。"提示临床运用汗、吐、下三法，应做到中病即止。

2. 津能养气　津能养气，指津液能为气的生成提供营养。由饮食水谷化生的津液，通过脾的升清和散精，上输于肺，再经肺之宣降，通调水道，下输于肾和膀胱。津液在输布过程中受到脏腑之气的蒸腾气化，可以化生为气，以敷布于脏腑、组织、形体、官窍，促进正常的生理活动。因此，津液亏耗不足，也会引起气的衰少。

三、血与津液的关系

血和津液同为液态物质，都具有滋润和濡养作用，与气相对而言，属性为阴，故血与津液的关系主要体现为"津血同源"和"津血互生"。津血同源，指血和津液都是由脾胃运化的水谷精微生成。因汗为津液所化，故又有"血汗同源"之说。血和津液之间可以相互资生和相互转化，在血和津液的生成和运行过程中，血中的津液渗出脉外，成为脉外的津液，以濡润脏腑组织和官窍，也可弥补脉外津液的不足，发挥滋润和营养作用；脉外的津液，在滋养组织器官的同时，通过孙络渗入脉内，与营气结合，不断地化生和补充血液，成为血的组成部分，有利于血的运行和濡养功能的发挥。如《灵枢·痈疽》言："中焦出气如露，上注溪谷，而渗孙脉，津液和调，变化而赤为血。"当津液亏损，脉外津液不足，脉内的津液可渗出脉外，形成血脉空虚，津枯血燥的病变。故《灵枢·营卫生会》云："夺汗者无血。"提示对于多汗或津液大量丢失的病人，慎用放血或破血疗法；若血液亏耗，或失血时，脉中血少，需要脉外津液渗注脉中，因而导致津液不足的病变，出现口渴、尿少、皮肤干燥等症状。故《灵枢·营卫生会》曰："夺血者无汗。"《伤寒论》又有"衄家不可发汗"和"亡血家不可发汗"之诫，临床上对失血病人应慎用发汗之法。

此外，精也是构成人体和维持人体生命活动的基本物质，精与气、血、津液及脏腑经络、形体官窍之间，存在着相互依赖、相互影响的密切关系，在人体生命活动中占有极其重要的位置。神是生命活动的主宰，又是生命活动的总体现，对人体生命活动具有重要的调节作用。精气血津液是化神养神的基本物质，神具有统领、调控这些物质在体内进行正常代谢的作用。

综上所述，气血津液学说是从整体研究人体生命活动的基本物质的生成、运动变化规律、生理功能及其相互关系的理论。气血津液的代谢依靠脏腑、经络的功能活动得以实现，同时它们又是脏腑、经络功能活动的物质基础，因此，气血津液异常，可导致脏腑功能活动失常。

第四章　经　络

经络学说，是研究人体经络系统的相关概念、组成、循行分布、生理功能、病理变化及其与脏腑形体官窍、气血津液相互关系的理论，是中医学理论体系的重要组成部分。

古人在长期的生活和医疗实践过程中，逐渐发现了经络现象，并结合当时的解剖等知识而逐步上升为理论。1973 年，中国湖南长沙马王堆三号汉墓出土的帛书《足臂十一脉灸经》和《阴阳十一脉灸经》，是我国现存最早的经络学专著。其虽未记载穴位名称，亦未出现"经"或"络"的名称，而且所载灸脉并不连接，但却全面论述了十一条灸脉的循行走向、所主疾病和灸法，形成经络理论的雏形。《内经》时期构建了以十二正经为主体的经络系统，明确了"经络之相贯，循环无端"，阐述了经络的概念、功能、经与络的区别与联系，创建了经络学说。后世医家在《内经》基础上，逐步发展，使经络学说日趋丰富与完善。经络学说贯穿于人体生理、病理及疾病的诊断和防治各个方面，对于临床各科，尤其是针灸、推拿、气功等，起着有效的指导作用。

第一节　经络系统的概述

一、经络的概念

经络，是经脉和络脉的总称，是运行全身气血、联络脏腑、沟通内外、贯穿上下的通路。

经脉，又称经。"经者，径也"，有路径、途径之意。经脉是经络系统中的主干线，即主要通路，数量较少，多呈纵行。

络脉，又称络。"络者，网也"，有联络、网络之意。络脉是经脉的分支，数量较多，纵横交错，网络全身。

经脉和络脉相互区别又相互联系，共同构成人体干支相辅的经络系统，有运行气血、联络沟通等作用，把人体五脏六腑、肢体官窍等紧密地联结成一个有机的整体，使其平衡协调地进行各种正常生命活动。

二、经络系统的组成

经络系统由经脉、络脉和连属部分组成（表 4-1）。

（一）经脉

经脉主要包括十二经脉、奇经八脉和十二经别三大类。

1. 十二经脉　包括手三阳经、足三阳经、手三阴经和足三阴经，有十二条（左右对称共二十四条），故称"十二经脉"。与奇经八脉相对，又称"正经"或"十二正经"。十二正经有一定的起止、走向、交接和分布规律，与脏腑有直接属络关系，相互之间有表里关系，是气血运行的主要通道。

表 4-1　经络系统简表

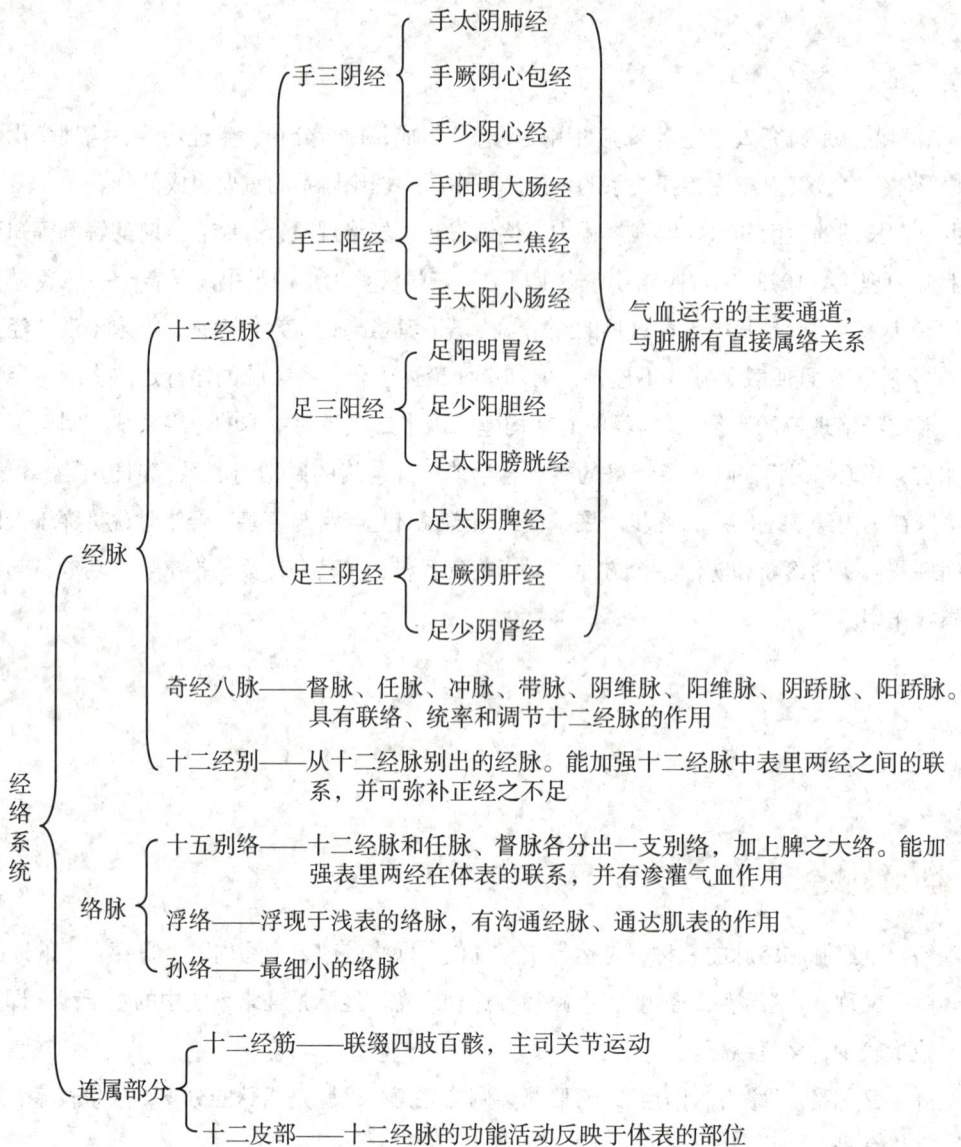

经络系统

经脉

- 十二经脉
  - 手三阴经
    - 手太阴肺经
    - 手厥阴心包经
    - 手少阴心经
  - 手三阳经
    - 手阳明大肠经
    - 手少阳三焦经
    - 手太阳小肠经
  - 足三阳经
    - 足阳明胃经
    - 足少阳胆经
    - 足太阳膀胱经
  - 足三阴经
    - 足太阴脾经
    - 足厥阴肝经
    - 足少阴肾经

（气血运行的主要通道，与脏腑有直接属络关系）

- 奇经八脉——督脉、任脉、冲脉、带脉、阴维脉、阳维脉、阴跷脉、阳跷脉。具有联络、统率和调节十二经脉的作用
- 十二经别——从十二经脉别出的经脉。能加强十二经脉中表里两经之间的联系，并可弥补正经之不足

络脉

- 十五别络——十二经脉和任脉、督脉各分出一支别络，加上脾之大络。能加强表里两经在体表的联系，并有渗灌气血作用
- 浮络——浮现于浅表的络脉，有沟通经络、通达肌表的作用
- 孙络——最细小的络脉

连属部分

- 十二经筋——联缀四肢百骸，主司关节运动
- 十二皮部——十二经脉的功能活动反映于体表的部位

2. 奇经八脉　即督脉、任脉、冲脉、带脉、阴跷脉、阳跷脉、阴维脉、阳维脉的统称。因相对于十二经脉，别道奇行，故又称"奇经"。奇经八脉在循行分布过程中与十二经脉交叉联结，能加强十二经脉间的联系，调节十二经脉气血，与肝、肾、女子胞、脑及髓关系密切。

3. 十二经别　是从十二经脉别出的最大分支经脉。十二经别分别起于四肢肘膝以上部位，具有加强十二经脉中相表里的两经在体内联系的作用。

（二）络脉

络脉主要包括别络、浮络和孙络三大类。

1. 别络　络脉中较大者。十二正经各有一支别络，督任二脉各有一支别络，另有脾之大络，合称十五别络。别络具有加强十二经脉中相表里的两经在体表联系的作用。

2. 浮络 循行于人体浅表部位且"浮而常见"的络脉。其分布广泛，没有定位，起着输达肌表、沟通经脉的作用。

3. 孙络 络脉中最细小者。孙络属络脉的再分支，分布全身，难以计数，具有"溢奇邪""通荣卫"的作用。

（三）连属部分

连属部分主要包括内属和外连两个部分。

1. 内属 经络内属于五脏六腑，是十二经脉所属络者。

2. 外连 经络对外所辖的肌肤筋肉区域体系，包括十二经筋、十二皮部。十二经筋是十二经脉之气结、聚、散、络于筋肉、关节的体系，具有联缀四肢百骸、屈伸关节运动的功能。十二皮部是十二经脉及其所属络脉在体表的分区。

三、经络的生理功能

（一）联络脏腑肢节，沟通表里上下

《灵枢·海论》曰："夫十二经脉者，内属于腑脏，外络于肢节。"《灵枢·邪气脏腑病形》说："十二经脉，三百六十五络，其血气皆上于面而走空窍。"经络系统以十二经脉为主干，呈立交网状遍布全身，建立了人体脏腑与肌表肢节、脏腑与五官九窍、脏腑之间、经络之间等的全方位联系，实现了人体组织结构间、上下内外间联结有纽带，信息传递有通路，保证人体各部分协调统一，进行正常的生命活动。

（二）运行气血，濡养脏腑

经脉是气血运行的主要通道，将气血输布全身，为人体生命活动提供物质基础。故《灵枢·本脏》说："经脉者，所以行血气而营阴阳，濡筋骨，利关节者也。"《灵枢·脉度》说："气之不得无行也，如水之流，如日月之行不休，故阴脉荣其脏，阳脉荣其腑，如环之无端，莫知其纪，终而复始。其流溢之气，内溉脏腑，外濡腠理。"经络是以经脉为主干、络脉为分支的干支网络，将气血运送和渗灌到机体的各个部位，使五脏六腑、四肢百骸都能得到气血的濡养，从而进行正常的功能活动。

（三）感应与传导

经络既有感应接受信息的能力，又有传导发送信息的作用。经络因其运行气血而具有传送信息的功能，是人体信息传递的载体。人体上下内外各种生命信息的发出、交换和传递，都离不开经络系统信息传导网。正因有这一信息网络，人体才能及时进行各种生命活动的自动调控。这也正是"司外揣内"诊察疾病、针灸推拿等外治手段治疗疾病的内在根据。

（四）调节功能平衡

经络能沟通联系、运输气血、感应传导和协调阴阳，从而维持人体动态平衡。当人体发生疾病，出现气血不和、阴阳失调时，可运用针灸、推拿等疗法以激发经络的调节作用，实现"泻其有余，补其不足，阴阳平复，用针若此，疾于解惑"（《灵枢·刺节真邪》）的目的。科学研究和临床实践证明，这种调节具有双向性，动者得静，抑者得兴。如针刺足阳明胃经的足三里穴，可调节脾胃功能。若脾胃虚弱，可施补法，强健脾胃之气；若邪滞于胃，可施泻法，泻其有余等。故临床上许多疾病都可选用针灸推拿方法等调节经络之气，达到治疗疾病的目的。

第二节　十二经脉

一、十二经脉的名称

　　十二经脉的命名，主要是运用阴阳三分法，依据其循行于手足内外、所属脏腑而得。主要行于上肢，起于或止于手的经脉，称"手经"；主要行于下肢，起于或止于足的经脉，称"足经"。行于四肢内侧面的经脉，称"阴经"；行于四肢外侧面的经脉，称"阳经"。阴经隶属于脏，阳经隶属于腑。按照阴阳三分法，阴分为太阴、厥阴、少阴，阳分为阳明、少阳、太阳。十二经脉名称，则分别为手太阴肺经、手厥阴心包经、手少阴心经、手阳明大肠经、手少阳三焦经、手太阳小肠经、足太阴脾经、足厥阴肝经、足少阴肾经、足阳明胃经、足少阳胆经、足太阳膀胱经。

二、十二经脉的走向、交接规律

（一）十二经脉的走向规律

　　《灵枢·逆顺肥瘦》说："手之三阴，从脏走手；手之三阳，从手走头；足之三阳，从头走足；足之三阴，从足走腹。"手三阴经均起于胸中，从胸走向手；手三阳经均起于手，从手走向头；足三阳经均起于头，从头走向足；足三阴经均起于足，从足走向腹部和胸部（图4-1）。

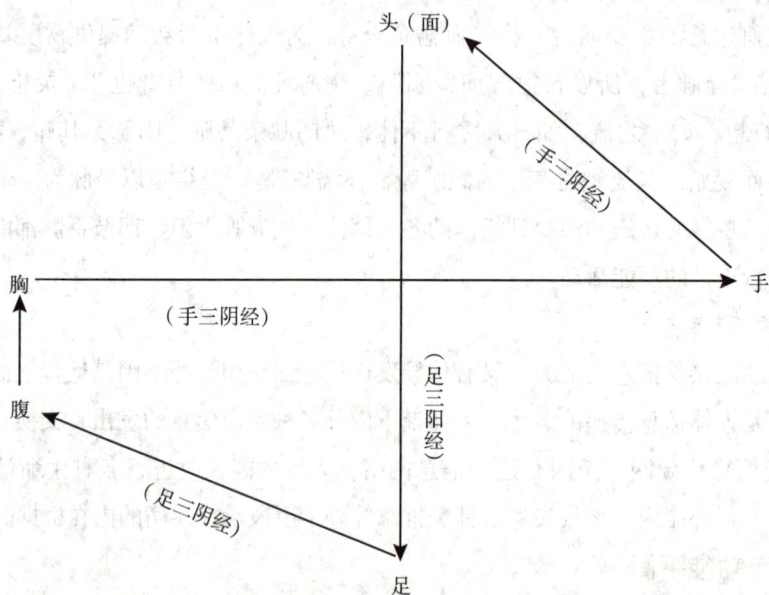

图4-1　十二经脉走向交接规律示意图

（二）十二经脉的交接规律

　　相为表里的手经交接于手，相为表里的足经交接于足，同名手足阳经交接于头，异名的手足阴经交接于胸部。如此，十二经脉就构成了"阴阳相贯，如环无端"（《灵枢·营卫生会》）的循环线路。

三、十二经脉的分布规律

十二经脉在身体部位的分布除足阳明胃经外，阳经均行于四肢外侧或躯干的背面，阴经均行于四肢内侧或躯干的胸腹部。手经主要行于上肢，足经主要行于下肢。十二经脉在身体不同部位的分布规律如下。

（一）头面部

手足阳明经主要行于面部、额部，手足少阳经主要行于侧头部，手足太阳经主要行于面颊、头顶和头后部。

（二）躯干部

手三阴经均从腋下走出；手三阳经行于肩胛部；足三阳经中，阳明经行于前面（胸腹面），太阳经行于后面（背面），少阳经行于两侧（侧面）；足三阴经均行于胸腹面。胸腹面经络分布情况，自内向外依次为足少阴肾经、足阳明胃经、足太阴脾经和足厥阴肝经。

（三）四肢部

手经行于上肢，足经行于下肢，阴经行于内侧面，阳经行于外侧面。内侧面从前缘至后缘依次为太阴、厥阴、少阴，外侧面从前缘至后缘依次为阳明、少阳、太阳。十二经脉在四肢部基本按着这一规律循行，特殊的是在下肢内侧内踝尖上 8 寸以下稍有不同（厥阴在前，太阴在中），内踝尖上 8 寸以上则又按此规律循行（表 4-2）。

表 4-2　十二经脉分布规律和表里关系表

	阴经（属脏）（为里）	阳经（属腑）（为表）	循行部位 （阴经行于内侧，阳经行于外侧）	
手	手太阴肺经	手阳明大肠经	上肢	前缘
	手厥阴心包经	手少阳三焦经		中线
	手少阴心经	手太阳小肠经		后缘
足	足太阴脾经	足阳明胃经	下肢	前缘
	足厥阴肝经	足少阳胆经		中线
	足少阴肾经	足太阳膀胱经		后缘

四、十二经脉的表里关系

阴经为里，阳经为表。手足三阴、三阳经，通过各自的经别和别络相互沟通，组成六对"表里相合"关系，即手太阴肺经与手阳明大肠经、手厥阴心包经与手少阳三焦经、手少阴心经与手太阳小肠经、足太阴脾经与足阳明胃经、足厥阴肝经与足少阳胆经、足少阴肾经与足太阳膀胱经相为表里（表 4-2）。

五、十二经脉气血的流注次序

十二经脉是气血运行的主要通道。中焦脾胃是气血生化之源，故十二经脉气血的流注从始于中焦的手太阴肺经开始，逐经依次流注至足厥阴肝经，再流回手太阴肺经，如此首尾相贯，如环无端（表 4-3）。

NOTE

表 4-3 十二经脉流注次序表

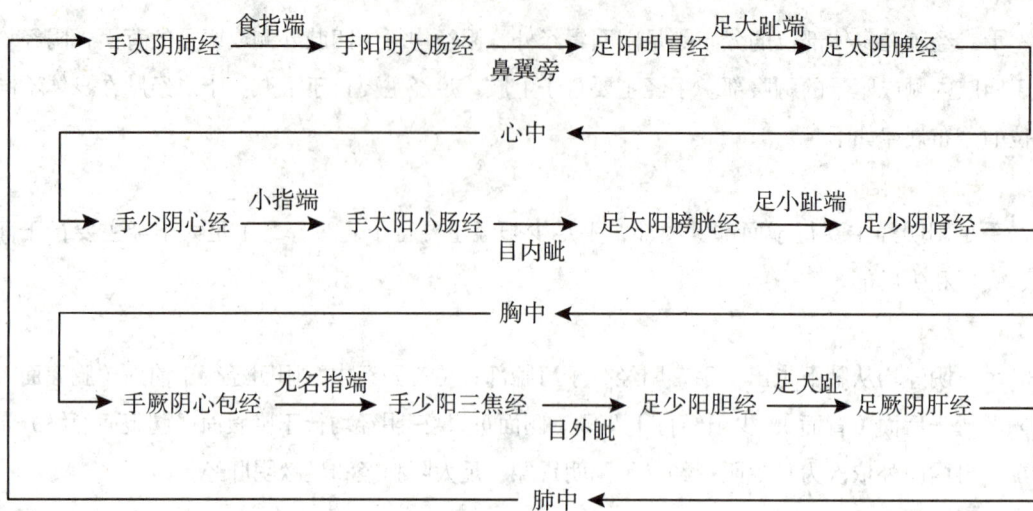

```
→ 手太阴肺经 ──食指端──→ 手阳明大肠经 ──────→ 足阳明胃经 ──足大趾端──→ 足太阴脾经 ─
                              鼻翼旁
        ┌──────────────────── 心中 ◄────────────────────────┐
        ↓
→ 手少阴心经 ──小指端──→ 手太阳小肠经 ──────→ 足太阳膀胱经 ──足小趾端──→ 足少阴肾经 ─
                              目内眦
        ┌──────────────────── 胸中 ◄────────────────────────┐
        ↓
→ 手厥阴心包经 ─无名指端─→ 手少阳三焦经 ──────→ 足少阳胆经 ──足大趾──→ 足厥阴肝经 ─
                              目外眦
        └──────────────────── 肺中 ◄────────────────────────┘
```

六、十二经脉的循行

（一）手太阴肺经

起始于中焦，下络大肠，还循胃口（下口幽门，上口贲门），向上穿过膈肌，属肺，上行喉部，横行至胸部外上方（中府穴），浅出腋下，沿上肢内侧前缘下行，经过肘窝，入寸口，上鱼际，直出拇指桡侧端（少商穴）。

分支：从手腕后方（列缺穴）分出，沿掌背侧走向食指桡侧端（商阳穴），交于手阳明大肠经（图4-2）。

（二）手阳明大肠经

起始于食指桡侧端（商阳穴），沿食指背部桡侧缘上行，经过合谷穴，行于上肢伸侧前缘，上肩，至肩关节前缘，向后行至第7颈椎棘突下（大椎穴），再向前下行入锁骨上窝（缺盆穴），进入胸腔络肺，向下通过膈肌下行，属大肠。

分支：从锁骨上窝上行，经颈部至面颊，入下齿中，还出挟口两旁，左右交叉于水沟穴，至对侧鼻翼旁（迎香穴），交于足阳明胃经（图4-3）。

图 4-2 手太阴肺经循行示意图

（三）足阳明胃经

起始于鼻翼旁（迎香穴），挟鼻上行，左右侧交会于鼻根部，各旁行入目内眦，与足太阳经相交，向下沿鼻柱外侧，入上齿中，还出挟口两旁，环绕口唇，在颏唇沟承浆穴处左右侧相交，各折回沿下颌骨后下缘循行至大迎穴处，沿下颌角上行过耳前，经过上关穴，沿发际，到额前。

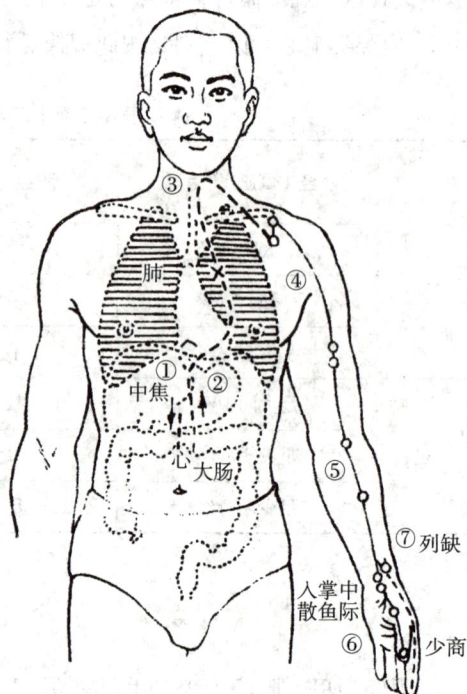

分支：从颌下缘大迎穴前下方分出，下行到人迎穴，沿喉咙向下后行至大椎穴，折向前行，入缺盆，深入胸腔，下行通过膈肌，属胃，络脾。

直行者：从缺盆出体表，沿乳中线下行，挟脐两旁（旁开2寸），下行至腹股沟处的气街穴。

分支：从胃下口幽门处分出，沿腹腔内下行至气街穴，与直行之脉会合，而后沿大腿前外侧下行，至膝髌，沿胫骨前缘下行至足背，入足第2趾外侧端（厉兑穴）。

分支：从膝下3寸处（足三里穴）分出，下行入足中趾外侧端。

分支：从足背冲阳穴分出，前行入足大趾内侧端（隐白穴），交于足太阴脾经（图4-4）。

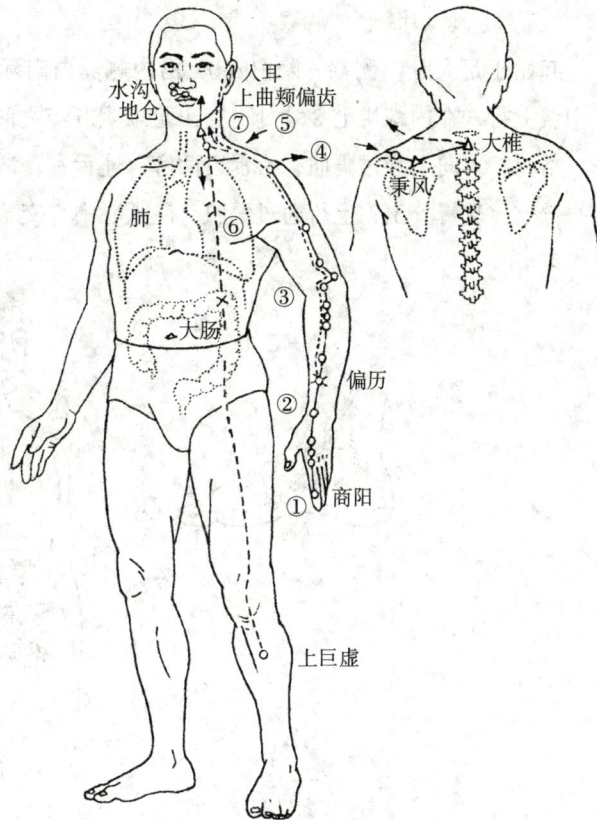

图4-3 手阳明大肠经循行示意图

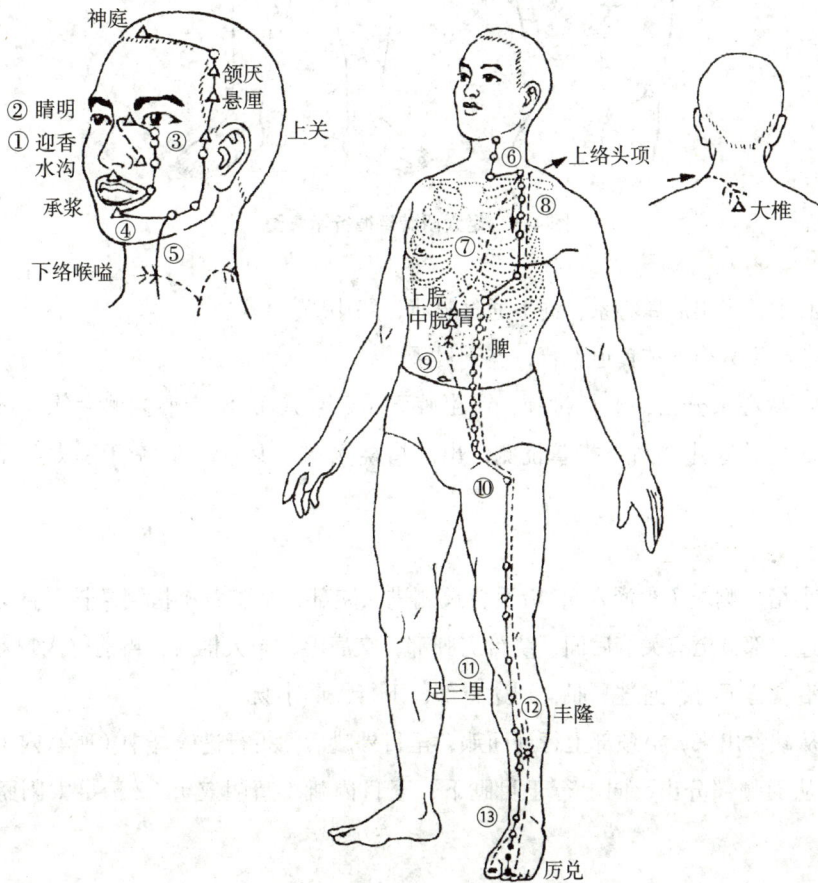

图4-4 足阳明胃经循行示意图

（四）足太阴脾经

起始于足大趾内侧端（隐白穴），沿内侧赤白肉际循行，上行经过内踝前缘，沿小腿内侧正中线上行，在内踝尖上 8 寸处，交出足厥阴肝经之前，沿大腿内侧前缘上行，进入腹中，属脾，络胃，再向上穿过膈肌，沿食道两旁，连舌本，散舌下。

分支：从胃分出，上行通过膈肌，注入心中，交于手少阴心经（图4-5）。

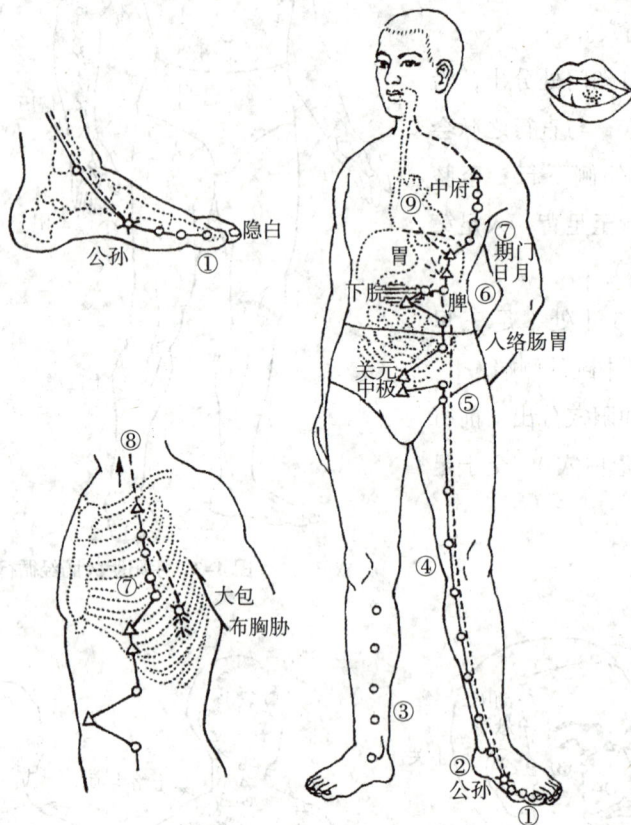

图 4-5　足太阴脾经循行示意图

（五）手少阴心经

起始于心中，走出后属心系，向下通过膈肌，络小肠。

分支：从心系分出，挟食道上行，连于目系。

直行者：从心系分出，上行过肺，浅出腋下（极泉穴），沿上肢内侧后缘，过肘中，经掌后锐骨端，进入掌中，沿小指掌桡侧，出小指桡侧端（少冲穴），交于手太阳小肠经（图4-6）。

（六）手太阳小肠经

起始于小指尺侧端（少泽穴），沿手背尺侧进入腕部，从腕背小指侧高骨，直上沿前臂外侧后缘，经过肘部，至肩关节后面，绕行肩胛部，交肩上，至大椎穴，再前行入缺盆，深入胸腔，络心，沿食道下行，通过膈肌，到达胃部，下行，属小肠。

分支：从缺盆出来，沿颈部上行到面颊，至目外眦后，折行进入耳中（听宫穴）。

分支：从面颊部分出，向上行于目眶下，至目内眦（睛明穴），交于足太阳膀胱经（图4-7）。

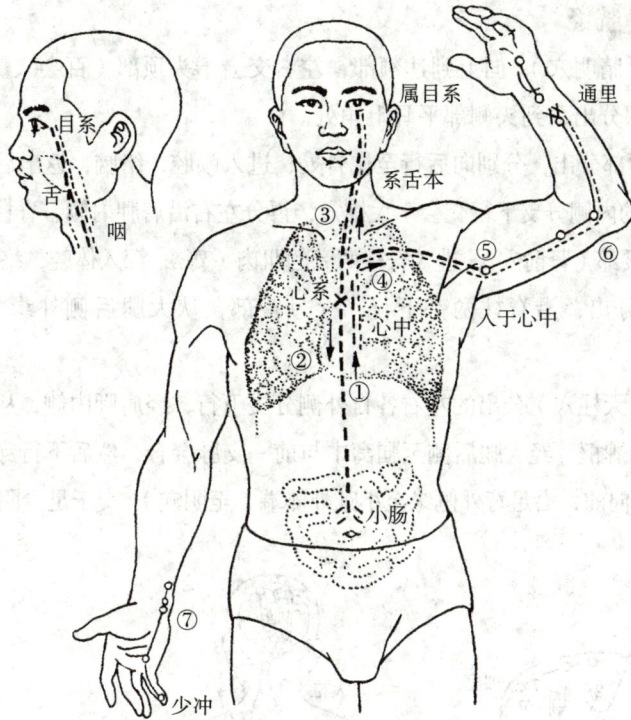

图 4-6　手少阴心经循行示意图

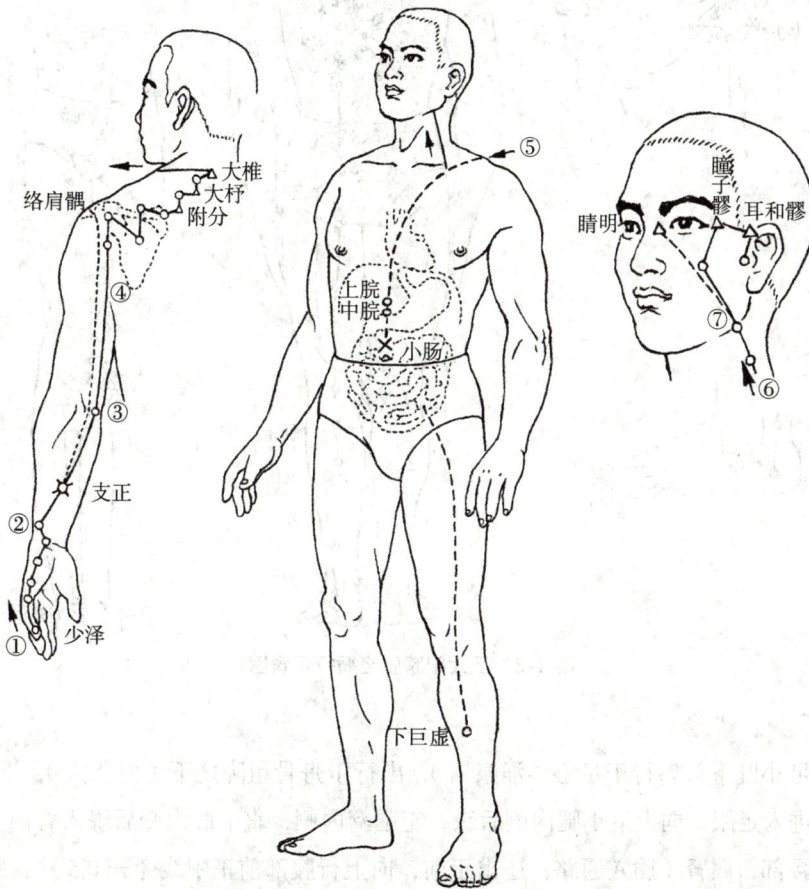

图 4-7　手太阳小肠经循行示意图

（七）足太阳膀胱经

起始于目内眦（睛明穴），向上到达额部，左右交会于头顶部（百会穴）。

分支：从头顶部分出，到头侧部平耳上角处。

直行者：从头顶部分出，分别向后行至枕骨处，进入颅腔，络脑，返出后下行到项部（天柱穴），分两支。左右的内侧分支下行交会于大椎穴，再分左右沿肩胛内侧、脊柱两旁（距脊柱正中1.5寸）下行，到达腰部（肾俞穴），进入脊柱两旁的肌肉（膂），深入体腔，络肾，属膀胱。

分支：从腰部分出，沿脊柱两旁下行，穿过臀部，从大腿后侧外缘下行至腘窝中（委中穴）。

分支：从项部（天柱穴）分出的左右各自外侧分支下行，经肩胛内侧，从附分穴挟脊（距脊柱正中3寸）下行至髀枢，经大腿后侧至腘窝中与前一支脉会合，然后下行穿过腓肠肌，出走于足外踝后昆仑穴，折向前，沿足背外侧缘至小趾外侧端（至阴穴），交于足少阴肾经（图4-8）。

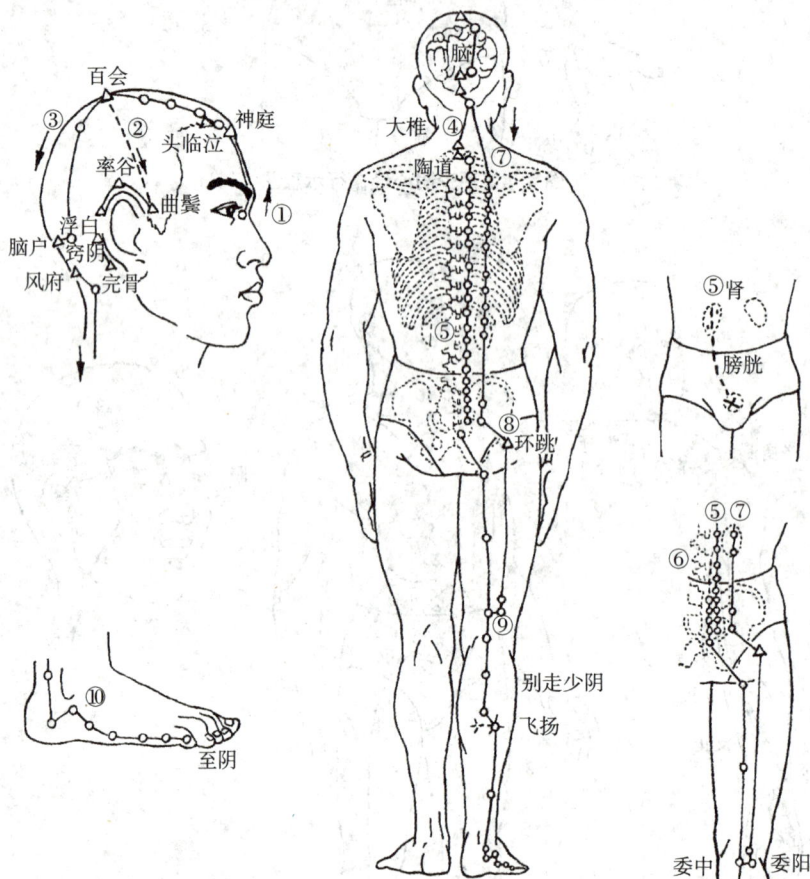

图4-8 足太阳膀胱经循行示意图

（八）足少阴肾经

起始于足小趾下，斜行于足心（涌泉穴），出行于舟骨粗隆之下（然谷穴），沿内踝后方，别而下行，进入足跟，向上沿小腿内侧后缘，至腘窝内侧，直上股内侧后缘入脊内（长强穴），贯穿脊柱至腰部，属肾（腧穴通路：还出于前，向上行腹部前正中线旁开0.5寸，胸部前正中线旁开2寸，止于锁骨下缘俞府穴），络膀胱。

直行者：从肾上行，经过肝和膈肌，进入肺，沿喉咙，到舌根两旁。

分支：从肺中分出，络心，注入胸中，交于手厥阴心包经（图4-9）。

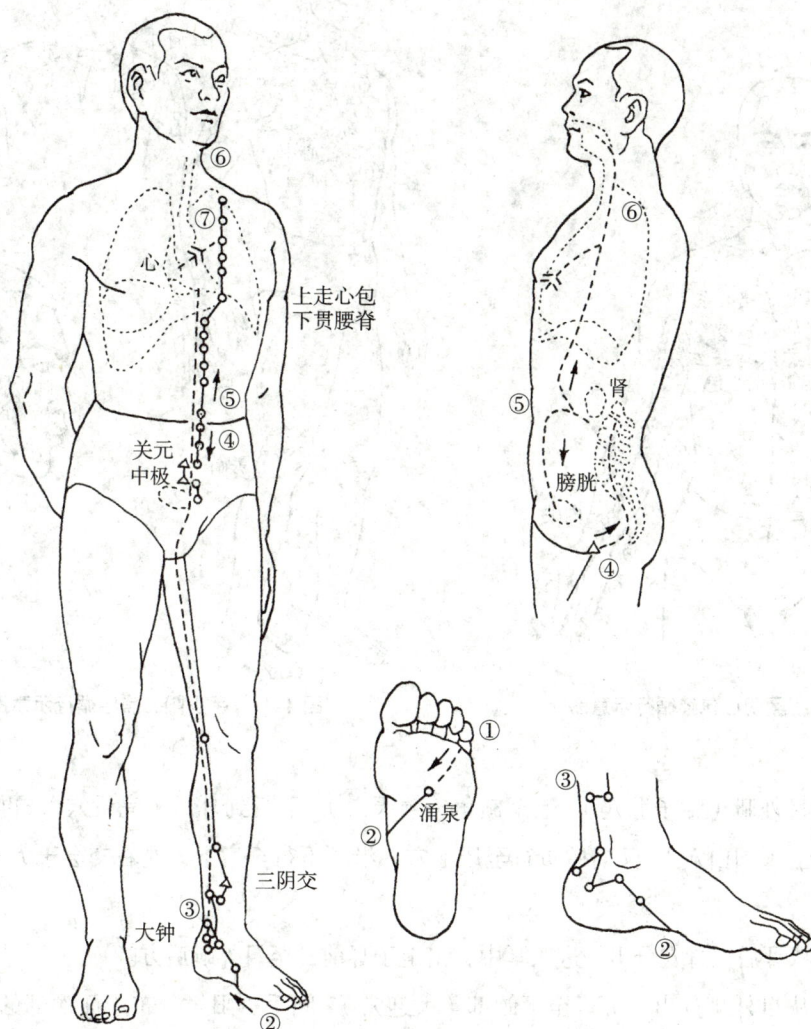

图 4-9 足少阴肾经循行示意图

（九）手厥阴心包经

起始于胸中，出属心包络，下行穿过膈肌，依次络于上、中、下三焦。

分支：从胸中分出，横行至胁，于腋下3寸处（天池穴）浅出，向上至腋窝下，沿上肢内侧中线入肘，经腕部，入掌中（劳宫穴），沿中指桡侧，出中指桡侧端（中冲穴）。

分支：从掌中分出，沿无名指尺侧端（关冲穴），交于手少阳三焦经（图4-10）。

（十）手少阳三焦经

起始于无名指尺侧端（关冲穴），向上沿无名指尺侧至手腕背面，上行尺、桡骨之间，过肘尖，沿上臂外侧上行至肩，向前行入缺盆，布于膻中，散络心包，下过膈肌，依次属上、中、下三焦。

分支：从膻中分出，上行浅出缺盆，经肩部至项下，左右交会于大椎穴，分开上行至项，沿耳后（翳风穴）直上至耳上角，然后屈曲下行经面颊部至目眶下。

分支：从耳后分出，进入耳中，出走耳前，经上关穴前，在面颊部与前一支脉相交，至目外眦（瞳子髎穴），交于足少阳胆经（图4-11）。

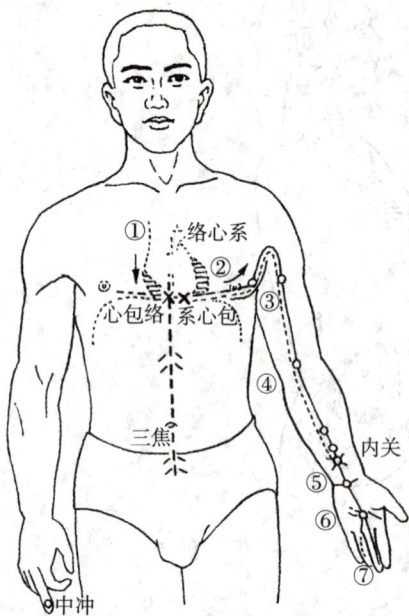

图 4-10　手厥阴心包经循行示意图

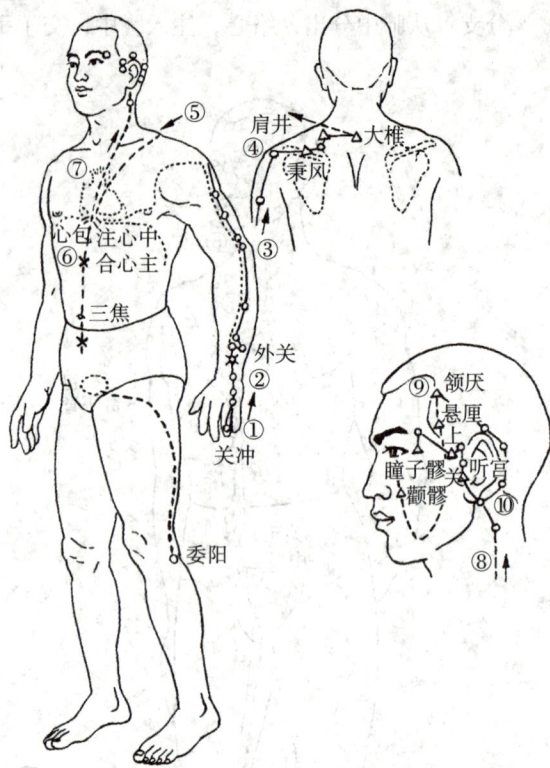

图 4-11　手少阳三焦经循行示意图

（十一）足少阳胆经

起始于目外眦（瞳子髎穴），上至额角（额厌穴），下行到耳后（完骨穴），再折回上行，经额部至眉上（阳白穴），又向后折行至风池穴，沿颈下行至肩上，左右交会于大椎穴，分开前行入缺盆。

分支：从耳后完骨穴分出，进入耳中，出走于耳前，至目外眦后方。

分支：从目外眦分出，下行至下颌部（大迎穴），同手少阳经分布于面颊部的支脉相合，复行至目眶下，再向下经过下颌角部（颊车穴），下行经颈部至缺盆，与前脉会合。然后下行进入胸腔，穿过膈肌，络肝，属胆，沿胁里浅出气街穴，绕毛际，横向至髋关节（环跳穴）处。

直行者：从缺盆下行至腋，沿侧胸，过季胁，下行至环跳穴处与前脉会合。然后向下沿大腿外侧、膝关节外缘，行于腓骨前面，直下至腓骨下端（悬钟穴），经外踝之前，沿足背前行，出于足第 4 趾外侧端（足窍阴穴）。

分支：从足背（足临泣穴）分出，前行出足大趾外侧端，折回穿过爪甲，分布于足大趾爪甲后丛毛处，交于足厥阴肝经（图 4-12）。

（十二）足厥阴肝经

起始于足大趾爪甲后丛毛处，向上沿足背至内踝前 1 寸处（中封穴），上行沿胫骨内侧前缘，在内踝尖上 8 寸处交出足太阴脾经之后，上行经过膝内侧，沿大腿内侧中线进入阴毛中，绕阴器，至小腹，上行经章门穴、期门穴后进入腹中，挟胃两旁，属肝，络胆，向上穿过膈肌，布于胁肋部，沿喉咙的后边，上入鼻咽部，上行连接目系，出于额，上行与督脉会于头顶部。

分支：从目系分出，下行于颊里，环绕唇内。

分支：从肝分出，穿过膈肌，向上注入肺，交于手太阴肺经（图 4-13）。

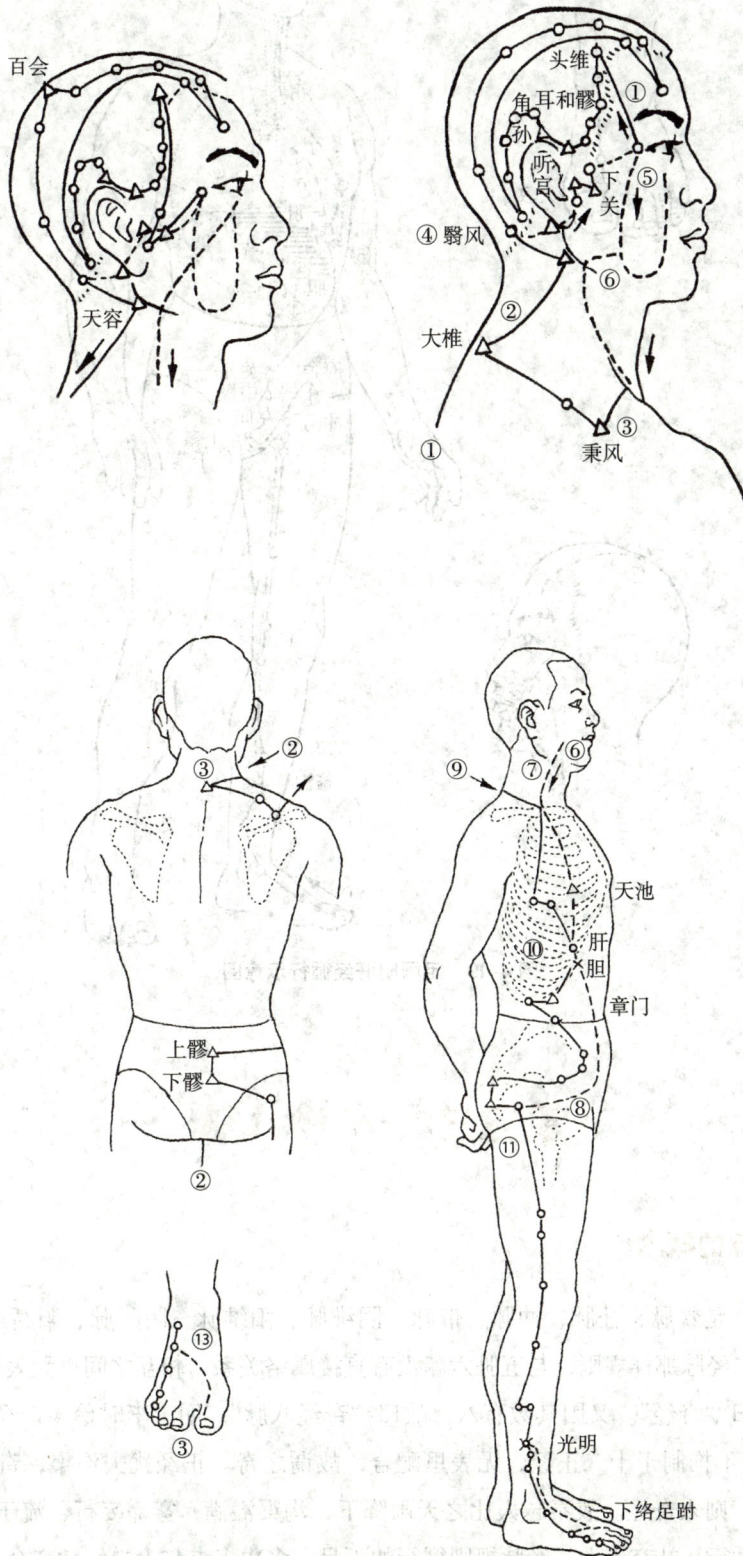

图 4-12 足少阳胆经循行示意图

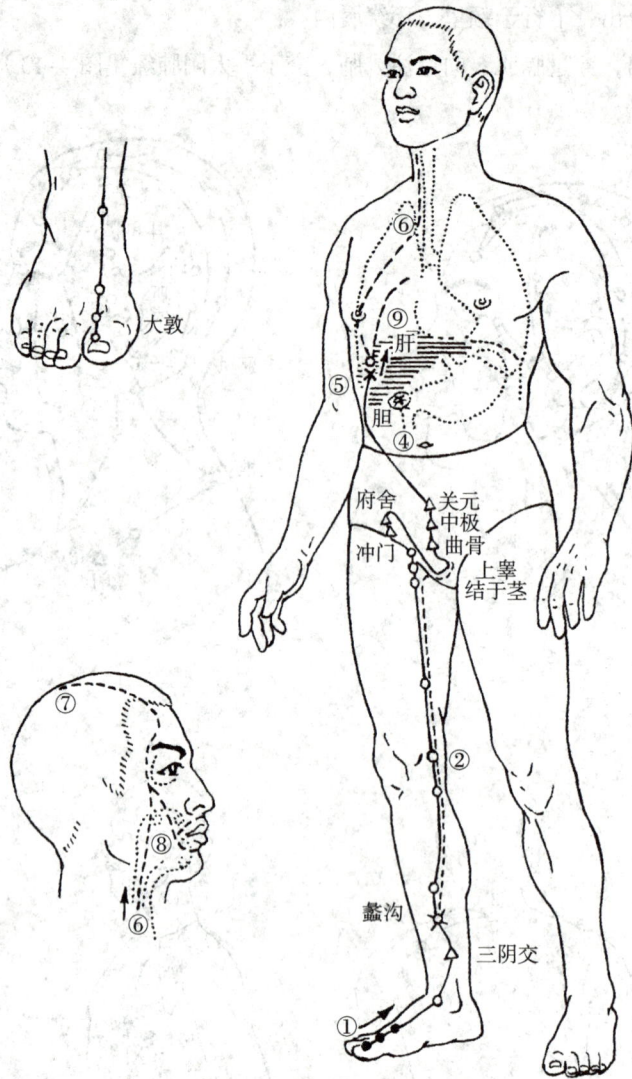

图4-13   足厥阴肝经循行示意图

第三节   奇经八脉

一、奇经八脉的概念

　　奇经八脉，是督脉、任脉、冲脉、带脉、阴维脉、阳维脉、阴跷脉、阳跷脉的合称。因其分布不如十二经脉那样规则，与五脏六腑没有直接属络关系，相互之间也无表里关系，异于十二经脉，故曰"奇经"。又因其数有八，故曰"奇经八脉"。明·李时珍《奇经八脉考》说："奇经凡八脉，不拘制于十二正经，无表里配合，故谓之奇。正经犹夫沟渠，奇经犹夫湖泽，正经之脉隆盛，则入奇经。故秦越人比之天雨降下，沟渠溢满，雾霈妄行，流于湖泽。"奇经八脉的不规则循行，补充了十二经脉规则循行的不足，多次多点与十二经脉交会，加强了十二经脉之间的联系。十二经脉是气血运行的主要通道，而奇经八脉发挥着重要的调节作用。奇经八脉虽与脏腑没有直接的属络关系，但与肾、脑、髓、女子胞等有较为密切的关系。

二、督脉、任脉、冲脉、带脉的循行及生理功能

（一）督脉

1. 循行部位 起始于胞中，下出会阴，沿脊柱后面直向上行，至项后风府穴处进入颅内，络脑，并由项沿头部正中线上行头顶，经额部下行鼻柱，止于上唇系带处（龈交穴）。

分支：从腰部脊柱后面分出，络肾。

分支：从小腹内分出，直上贯脐中央，上贯心，至咽喉，向上至下颌部，环绕口唇，再向上到两目下部的中央（图4-14）。

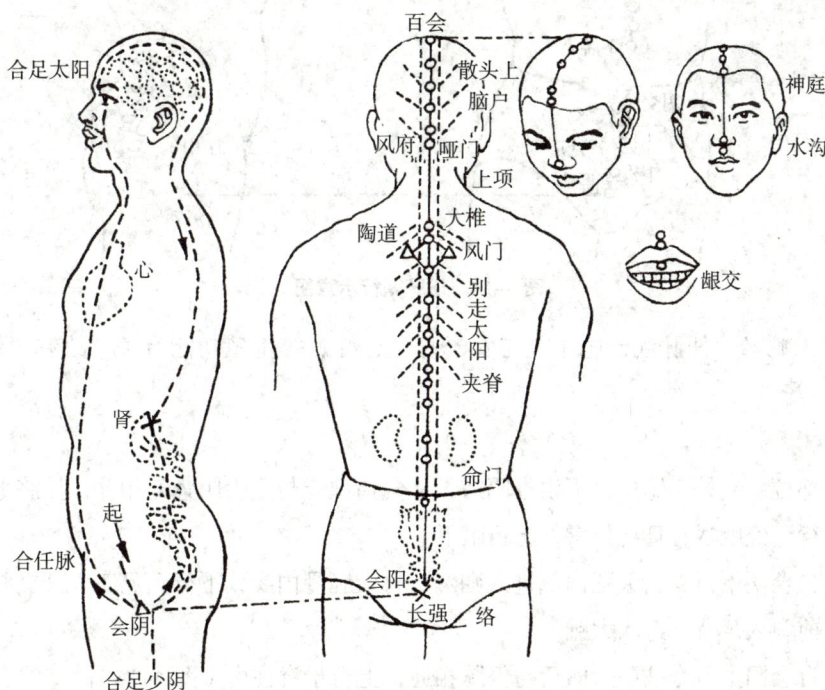

图 4-14　督脉循行示意图

2. 生理功能 "督"，有总督、统率、监管、执掌之意。

（1）总督阳经　督脉行于人体后正中线，多次与手足三阳经及阳维脉相交会，能调节全身阳经气血，故有"阳脉之海"之称。

（2）与脑、髓和心肾功能相关　督脉行于脊里与脑、髓有密切联系；分支"络肾""上贯心"与肾、心也有密切关联。《素问·骨空论》说："督脉为病，脊强反折。"《难经·二十九难》说："督之为病，脊强而厥。""髓强""厥"是脊髓和神的病变，均与督脉有关。肾藏精，为先天之本，督脉络肾，所以不孕不育等生殖疾病，也当调补督脉治之。

（二）任脉

1. 循行部位 起始于胞中，下出会阴，向前上行至阴毛处，沿腹部和胸部正中线上行，经咽喉至下颌部，环绕口唇，沿面颊，分行至目眶下。

分支：从胞中别出，向后与冲脉相并，行于脊柱前（图4-15）。

2. 生理功能 "任"，有承担、担任、妊养、担当之意。

（1）总任阴经　任脉行于腹面正中线，多次与手足三阴经及阴维脉交会，能调节阴经气血，故有"阴脉之海"之称。

NOTE

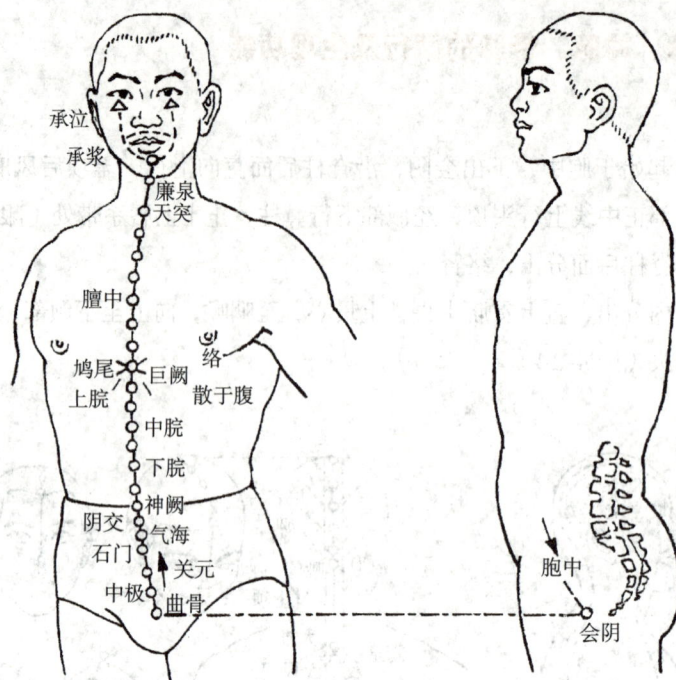

图 4-15　任脉循行示意图

（2）任主胞胎　任脉起于胞中，与女子月经、妊娠等生殖功能有关，故有"任主胞胎"之称。

（三）冲脉

1. 循行部位　起始于胞中，下出会阴后，从气街部起与足少阴肾经相并，挟脐上行，散入胸中，再上行，经咽喉，环绕口唇，至目眶下。

分支：自会阴下行，沿大腿内侧进入腘窝，再沿胫骨内缘，下行到足底。其支脉，从内踝后分出，向前斜入足背，进入大趾。

分支：自会阴上行脊柱前，向后与督脉相通，上行于脊柱内（图 4-16）。

2. 生理功能　"冲"，有交通要道之意，如要冲。

（1）调节十二经气血　冲脉上行至头，下行至足，前布于胸腹，后至腰背，可谓辐射全身，为一身气血的要冲，能容纳和调节十二经脉气血，故有"十二经脉之海"和"五脏六腑之海"之称。

（2）与女子月经及孕育功能有关　冲脉起于胞中，又为"血海"。由于女子以"血"为本，故女子月经来潮及孕育功能与冲脉气血的盛衰密切相关。冲、任二脉气血旺盛，其血如时如量下注胞中，月经才能如期而至，方能适时而孕。

（四）带脉

1. 循行部位　起始于季胁，斜向下行至带脉穴，环绕腰腹部一周。在腹前，带脉下垂到少腹（图 4-17）。

2. 生理功能　"带"，有围绕之意，指带脉绕身一周状如束带的循行特点。

（1）约束纵行经脉　带脉是全身唯一横行经脉，围腰一周，前垂如带，对全身所有纵行经脉有束带般约束作用。

（2）主司妇女带下　带脉具有固护胎儿、主司妇女带下的作用。带脉亏虚，多见妇女带下过多、子宫脱垂等病症。

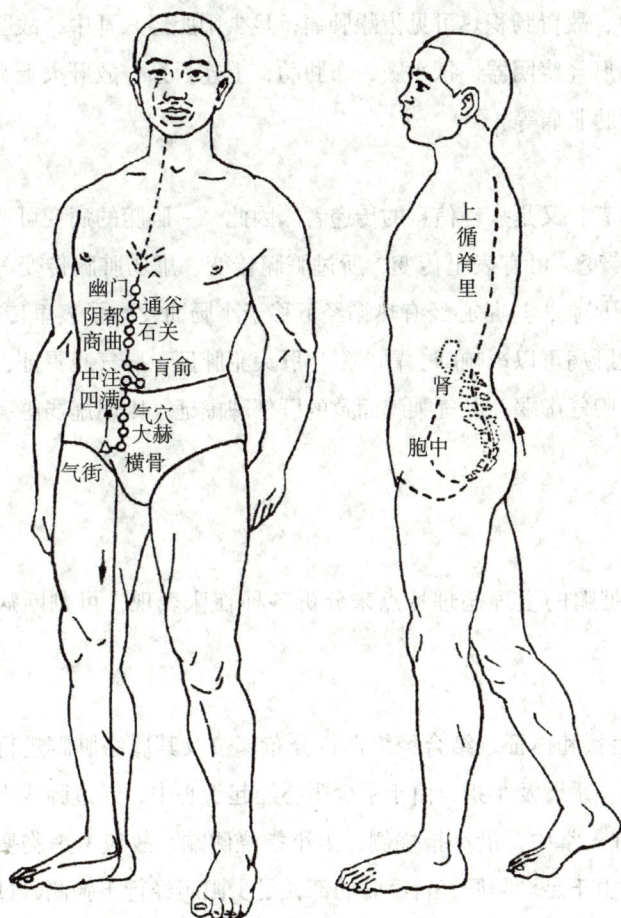

图 4-16 冲脉循行示意图

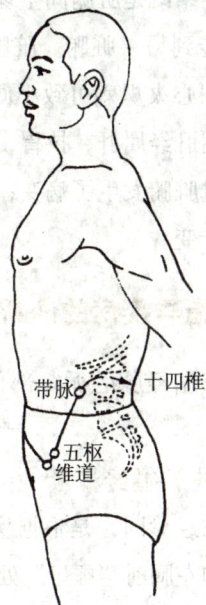

图 4-17 带脉循行示意图

第四节　经络学说的应用

经络学说在中医学理论体系中占有极为重要的位置，不仅用以说明人体的生理功能、阐释疾病的病理变化，更用以指导疾病的诊断和治疗，也用以指导养生、预防和康复。

一、阐释疾病病理变化

在病理状态下，经络是病邪传变的途径。

（一）体表受邪，传之于内

经络内属脏腑，外布体表，通内达外。当外邪侵袭体表时，可通过经络由表及里，由浅入深，逐次向里传变而波及脏腑。如肌表受到外界风寒邪气侵袭，初见发热恶寒、头身关节疼痛等症，但若表邪未解，久之则将内传于肺，出现咳嗽、胸闷、胸痛等症状。又因肺经与大肠经相表里，故而又可伴有腹痛、腹泻或便秘等大肠病变。

（二）内脏病变，形见于外

《内经》时代发现并总结了内在脏腑病变通过经络表现于外的现象与规律。如《灵枢·九针十二原》说："五脏有疾也，应出十二原，而原各有所出。明知其原，睹其应，而知五脏之害矣。"脏腑病变可通过经络的传导反映在体表特定部位或相应的官窍。例如，因为足阳明胃

NOTE

经入上齿中、手阳明大肠经入下齿中，故胃肠积热可见齿龈肿痛；足少阳胆经入耳中，故胆火上扰可循经致耳暴鸣或暴聋；足厥阴肝经绕阴器，抵小腹，布胁肋，上连目系，故肝火上炎可见两目红赤、肝气郁结可见少腹及两胁胀痛等。

（三）脏腑病变相互影响

经络既是脏腑间生理信息的传递者，又是病理信息的传递者。因此，一脏腑的病变可通过经络传到另一脏腑。脏腑间疾病的传变，可有表里传变、所过脏腑传变、虚弱脏腑传变等情况。如心火炽盛可致小便黄赤，甚则尿血，这是心经有热循经下移于小肠而发生了表里传变；足厥阴肝经属肝，挟胃，注肺中，故肝病可以影响肺、胃，发生肝火犯肺证、肝气犯胃证，即是所过脏腑发生了病变；肝气不疏，脾气虚弱，肝气乘脾而致的肝郁脾虚证，则属虚弱脏腑发生了传变。

二、指导疾病的诊断

依据经脉的循行部位和所属络脏腑的生理病理特点来分析各种临床表现，可判断病位病证。

（一）循经诊断

循经诊断，是根据疾病表现的症状和体征，结合经络循行分布部位及其属络脏腑进行诊断。如左胸前"虚里"处疼痛，痛连左手臂及小指，由于手少阴心经起于心中，经过肺浅出腋下，沿上肢内侧后缘，过肘中，后进入掌中，沿小指桡侧，出小指桡侧端，故应考虑胸痹心痛、真心痛等心系疾病；两胁疼痛，由于足厥阴肝经行经胁肋部，足少阳胆经行于胸侧，过季胁，故多为肝胆疾病。

（二）腧穴诊断

腧穴诊断，是根据疾病表现的症状和体征，结合视、按某些腧穴而进行诊断。腧穴是脏腑经络之气聚结之处，故也常是内在脏腑病变在体表反映最为明显之处。如中府穴明显压痛或肺俞穴出现梭状或条索状结节，多为肺脏发病；阑尾穴明显压痛，多为肠痈；横骨压痛，多为月经不调或遗精；期门穴压痛，多为肝火上炎。

（三）分经诊断

分经诊断，是根据病变所在部位，结合经络循行而对疾病进行归经诊断。如牙痛：上牙痛，多为足阳明胃经病变；下牙痛，多为手阳明大肠经病变。头痛：两侧痛者，病在少阳经；头项部痛者，病在太阳经；前额、眉棱痛者，病在阳明经；颠顶痛者，病在足厥阴肝经。

三、指导疾病的治疗

经络学说对中医临床实践有重要的指导意义，尤其是在临床用药、针灸、推拿、气功等方面。

（一）指导临床用药

中药的性能是由四气五味、升降浮沉、有毒无毒等因素决定的，其中归经也是一个重要的方面。归经就是指药物对于机体某经或某几经有特殊的亲和性，从而对相应部位病变发挥主要的治疗作用。归经理论有助于临床辨证用药和区别功效相近的药物，从而精准用药，优化疗效。如患头痛，太阳经头痛多用羌活，少阴经头痛多用细辛，阳明经头痛多用白芷，厥阴经头痛多用藁本，少阳经头痛多用柴胡。这是因为上述药物虽均能治疗头痛，但却各有所亲。又如同是泻火药，可将其再细分，黄连泻心火，黄芩泻肺火，柴胡泻肝胆火，石膏泻胃火，木通泻小肠火等。如心火旺当选黄连，肺经有热当用黄芩，其他依此类推。有些药物不仅自身对一定部位或脏腑有亲和性，还能引导其他药力到达该处，发挥"向导"的作用，即所谓"引经报使"。如太阳经有病，多用羌活、防风为引；少阳经有病，多用柴胡为引，等等。

（二）指导针灸、推拿、气功治疗

针灸、推拿、气功疗法与经络学说关系极其密切。经络呈网状遍布全身，沟通内外上下，运行气血，传递信息。故通过针灸、推拿在外部、局部施以刺激，能够调整内部、远端、整体的功能。在针灸处方中，配穴的基本原则是"循经所过，主治所及"。如常用的十二经表里配穴、俞募配穴、循经取穴及阴阳配穴等，均以经络的循行为依据。经络循行及其与脏腑的属络关系，对推拿施术的部位和手法的选用、用力程度的把握也有重要的指导作用。中医气功讲求"三调"，其中"调身"就是以疏通经络为要。

四、指导养生、预防和康复

基于经络理论的针刺、灸法、刮痧、整脊、拔罐、推拿、传统功法等，既是中医治疗疾病的重要方法，也是中医养生、预防、康复的重要手段；同时中医养生、预防、康复的一些内容也是基于经络理论而开展的，如十二时辰养生、预防康复保健操等。

NOTE

第五章　体　质

人是形与神的统一体。人类的共性生理主要体现在：人类有脏腑经络、形体官窍、精气血津液等相同的形质和功能活动，也有神、魂、魄、意、志及喜、怒、悲、思、恐等相同的心理活动。但正常人体又是有差异的，不同的个体表现在形质、功能、心理上存在着各自的特殊性。这种个体在生理上的身心特性便称之为体质。体质影响人对自然、社会环境的适应能力和对疾病的抵抗能力，以及发病过程中对某些致病因素的易感性和病理过程中疾病发展的倾向性等，进而还影响某些疾病的证候类型和个体对治疗措施的反应性，从而使人的生、长、壮、老等生命过程带有明显的个体化的特异性。

第一节　体质学说的基本内容

中医体质学说是以中医理论为指导，研究正常人体体质的形成、特征、类型、差异规律及其对疾病发生、发展、演变过程的影响，并以此指导疾病的诊断和防治的理论体系。

一、体质的概念

体质的"体"，指具有生命活力的形体、躯体，"质"即指特质、性质。体质是指人类个体在生命过程中，由先天和后天因素所决定的表现在形态结构、生理功能和心理活动方面综合的相对稳定的特性。即体质是人群及人群中的个体禀受于先天，受后天影响，在其生长、发育和衰老的过程中所形成的与自然、社会环境相适应的相对稳定的人体个性特征。它通过人体形态、功能和心理活动的差异性表现出来。在生理上表现为功能活动，以及对外界刺激反应等方面的个体差异；在病理上表现为对某些病因和疾病的易感性或易罹性，以及产生病变的类型与疾病传变转归中的某种倾向性。

中医学的体质概念，有两个方面的基本特征。其一，强调先天禀赋和后天调养对体质形成的影响。先天因素是人体体质形成的重要基础，决定了体质的相对稳定性和个体体质的特异性，后天调养可影响体质的强弱变化及体质类型的改变，先后天多种因素构成影响体质的内外环境，共同作用于人体，形成了个体不同的体质特征。其二，突出中医学"形神合一"的生命观和"天人一体"的自然观，充分体现出中医学整体观念这一基本特点。"形神合一"是生命存在和健康的基本特征。健康，就是人体在形态结构、生理功能和精神心理方面的完好状态，正如张介宾《类经·藏象类》所说："形神俱备，乃为全体。"神由形而生，依附于形而存在，形是神活动的物质基础和所舍之处；反之，神是形的功能表现和主宰，神作用于形，对人体生命具有主导作用，能协调人体脏腑的生理功能。因此，形壮则神旺，形衰则神衰。中医学这种

"形神合一"的人体观、生命观和医学观决定了体质概念之"体"，是具有生命活力的形体，是形神之体的简称，故体质概念包括了形、神两方面的内容。人生活在自然环境和社会环境中，人类体质的形成和发展受自然、社会环境的影响，个体对社会和自然环境的适应能力及适应程度往往表现在其个体体质特征之中。

二、体质的特点

体质受先后天因素的共同作用，具有以下特点：

1. 先天遗传性　人之始生，"以母为基，以父为楯"（《灵枢·天年》）。父母之精是生命个体形成的基础，人类的外表形态、脏腑功能、精神情志等的个性特点均反映了父母肾中精气的盛衰。先天因素维持着个体体质相对稳定，是决定体质形成和发展的根本原因。

2. 差异多样性　体质特征因人而异，其有明显的个体差异性，且千变万化，呈现出多样性特征。它通过人体形态、功能和心理活动的差异现象表现出来，因此，个体差异多样性现象是体质学说研究的核心问题。

3. 形神一体性　"形神合一"是中医学体质概念的基本特征之一，复杂多样的体质差异现象全面反映了人体在形态结构（形）及由脏腑活动所产生的各种精神活动（神）这两个方面的基本特征，是特定的生理特性与心理特性的综合体，是对个体身心特性的概括。

4. 群类趋同性　同一种族或聚居在同一地域的人，因为生存环境和生活习惯相同，先天因素和生存环境具有同一性和一致性，从而使人群的体质具有相同或类似的特点，形成了地域人群的不同体质特征，使特定人群的体质呈现类似的特征，因此，体质具有群类趋同性。

5. 相对稳定性　个体秉承于父母的精气，使其在生命过程中遵循某种既定的内在规律，呈现出与亲代类似的特征，这些特征一旦形成，不会轻易改变。因此，在生命过程的某个阶段，体质状态具有相对的稳定性。

6. 动态可变性　先天禀赋决定着个体体质的相对稳定性和个体体质的特异性，后天各种环境因素、营养状况、饮食习惯、精神因素、年龄变化、疾病损害、针药治疗等，又使得体质具有可变性。体质的可变性具有两个基本规律，一是机体随着年龄的变化呈现出特有的体质特点，二是由外来因素不断运动变化的干扰所导致的体质状态的相应变化。两种变化往往同时存在，相互影响。

7. 连续可测性　体质的连续性体现为不同个体体质的存在和演变时间的不间断性，体质的特征伴随生命自始至终的全过程，具有循着某种类型体质固有的发展演变规律缓慢演化的趋势，这就使得体质具有可预测性，为治未病提供了可能。

8. 后天可调性　体质既是相对稳定的，又是动态可变和连续可测的，这就为改善体质的偏颇及防病治病提供了可能。一方面可以针对各种体质类型及早采取相应措施，纠正和改善体质的偏颇，以减少个体对疾病的易感性，预防疾病的发生。另一方面可针对各种不同的体质类型将辨证与辨体相结合，以人为本，充分发挥个体诊疗的优势，提高疗效。

三、体质的构成要素

体质由形态结构、生理功能、心理状态三方面的差异性构成，称之为体质构成要素。其包括反映形态结构的要素，如体表形态、脏腑、精气血津液等；反映生理功能特性的要素，如心率、面色、唇色、舌象、脉象、语言、呼吸等；反映心理活动特征的要素，如感觉、知觉、情感、思维等。一定的形态结构必然产生相应的生理功能和心理特征，而良好的生理功能和心理特征是正常形态结构的反映，其相互依存、相互影响，在体质的固有特征中综合地体现出来。

1. 形态结构的差异性　人体形态结构上的差异性是个体体质特征的重要组成部分，包括外部形态结构和内部形态结构（脏腑、经络、气血津液等）。根据中医学"司外揣内"的认识方法，内部形态结构与外观形象是有机的整体，所以外部形态结构是体质的外在表现，内部形态结构是体质的内在基础。体表形态最为直观，故备受古今中外体质研究者重视。因此，形态结构在内部结构完好、协调的基础上，主要通过身体外形体现出来，它以躯体形态为基础，并与内部脏腑结构相一致，故人的体质特征首先表现为体表形态、体格、体型等方面的差异。体表形态是个体外观形态的特征，涉及对人体测量和观察的内容，包括体格、体型、体重、性征、体姿、面色、毛发、舌象、脉象等。体格是指反映人体生长发育水平、营养状况和锻炼程度的状态，通过观察和测量身体各部分的大小、形状、匀称程度，以及体重、胸围、肩宽、骨盆宽度和皮肤与皮下软组织情况来判断，是反映体质的标志之一。体型是指身体各部位大小比例的形态特征，又称身体类型，是衡量体格的重要指标。观察体型，主要观察形体之肥瘦长短、皮肉之厚薄坚松、肤色之黑白苍嫩的差异等，其中尤以肥瘦最为重要，如《灵枢·逆顺肥瘦》及《灵枢·卫气失常》即以体型将人分为肥人与瘦人，肥胖体质又以其形态特征等划分为骨型、脂型和肉型。元·朱震亨《格致余论》则进一步将体型与发病相联系，提出了"肥人湿多，瘦人火多"的著名观点。

2. 生理功能的差异性　形态结构是产生生理功能的基础，个体不同的形态结构特点决定着机体生理功能及对刺激反应的差异，而机体生理功能的个性特征，又会影响其形态结构，引起一系列相应的改变。因此生理功能上的差异也是个体体质特征的组成部分。人体的生理功能是内部形态结构完整性、协调性的反映，是脏腑经络及精气血津液功能的体现，因此人体生理功能的差异，反映了脏腑功能的盛衰偏颇，涉及人体消化、呼吸、血液循环、水液代谢、生长发育、生殖、感觉运动、精神活动等各方面功能的强弱差异，特别是心血管、呼吸与运动功能的差异。机体的防病抗病能力、新陈代谢情况、自我调节能力，以及或偏于兴奋或偏于抑制的基本状态等，都是生理功能的表现及结果。诸如心率、心律、面色、唇色、脉象、舌象、呼吸、女子月经情况、形体的动态及活动能力、睡眠状况、视听觉、嗅觉、耐痛的程度、皮肤与肌肉的弹性、须发的多少和光泽等均是人体生理功能的反映，是了解体质状况的重要内容。

3. 心理特征的差异性　心理是感觉、知觉、情感、记忆、思维、性格、能力等的总称，属于中医学"神"的范畴。形与神是统一的整体，体质是特定的形态结构、生理功能与相关心理状况的综合体，形态、功能、心理之间具有内在的相关性。某种特定的形态结构总是表现为某种特定的心理倾向，如《灵枢·阴阳二十五人》认为，具有"圆面、大头、美肩背、大腹、美股胫、小手足、多肉、上下相称"等形态特征的土型之人，多表现为"安心、好利人、不喜权势、善附人"等心理特征；不同脏腑的功能活动，表现为某种特定的情感、情绪反应与认知活动，如《素问·阴阳应象大论》说："人有五脏化五气，以生喜怒悲忧恐。"由于五脏精气阴阳及功能各有所别，各脏所主情志活动亦有差异，其对应规律为心在志为喜、肝在志为怒、脾在志为思、肺在志为忧、肾在志为恐。人的心理特征不仅与形态、功能有关，而且与不同个体的生活经历及其所处的社会文化环境有密切的联系。即便为同种形态结构和生理功能者，也可以表现为不同的心理特征，如《灵枢·阴阳二十五人》中，每一种类型的形态结构有五种不同的心理倾向，木、火、土、金、水五种类型共有 25 种心理类型。所以一定的形态结构与生理功能，是心理特征产生的基础，使个体容易表现出某种心理特征，而心理特征在长期的显现中，又影响着形态结构与生理功能，表现出相应的行为特征。心理特征的差异性，主要表现为人格、气质、性格等的差异。

四、体质的生理学基础

人体以五脏为中心，通过经络系统把六腑、五官、九窍、四肢百骸等联系成一个有机的整体，以精气血津液为物质基础，完成统一的功能活动。因此，体质实质上是通过形体官窍表现出来的脏腑精气血阴阳之偏颇和功能活动的差异，是人体生理活动综合状况的反映。脏腑经络、气血津液是构成体质的内部形态结构，人体五脏、六腑、形体官窍通过经络的联系及功能的配合与隶属关系，构成五大功能系统，以精气血津液为重要物质，通过五脏的功能活动，调节着体内外环境的协调平衡，是体质形成的重要生理学基础。

（一）脏腑经络

脏腑是构成人体、维持正常生命活动的中心，人体的各项生理活动均离不开脏腑，所以，个体体质的差异必然以脏腑为中心，反映出构成身体诸要素的某些或全部的素质特征。脏腑的形态和功能特点是构成并决定体质差异的最根本因素。在个体先天遗传性与后天环境因素的相互作用下，不同个体常表现出某一藏象系统的相对优势或劣势化的倾向。如《灵枢·本脏》说："五脏者，固有小大、高下、坚脆、端正、偏颇者，六腑亦有小大、长短、厚薄、结直、缓急。"凡此不同，造成了个体体质的差异。脏腑之大小坚脆及功能之盛衰可以根据外部征象推知，如"黄色小理者脾小，粗理者脾大"，"脾小则脏安，难伤于邪也"，"脾脆则善病消瘅易伤"（《灵枢·本脏》）等，提示了脏腑的形态和功能特点影响着体质。《景岳全书·传忠录》在"藏象别论"中明确阐述了五脏功能强弱与体质的关系，指出："若其同中之不同者，则脏气各有强弱，禀赋各有阴阳。脏有强弱则神志有辨也，颜色有辨也，声音有辨也，性情有辨也，筋骨有辨也，饮食有辨也，劳逸有辨也，精血有辨也，勇怯有辨也，刚柔有辨也……此固人人之有不同也。"可见，脏腑形态和功能活动的差异是产生不同体质的重要基础。

经络内属于脏腑，外络于肢节，是人体气血运行的道路。体质不仅取决于内脏功能活动的强弱，还有赖于各脏腑功能活动的协调，经络正是这种联系沟通以协调脏腑功能的结构基础。脏居于内，形见于外。体质主要通过外部形态特征表现出来，而经络将内脏之气血精津输送于形体。然而，脏腑经络各分阴阳，故各经气血阴阳的多少亦有定数，如《素问·血气形态》说："夫人之常数，太阳常多血少气，少阳常少血多气，阳明常多气多血，少阴常少血多气，厥阴常多血少气，太阴常多气少血，此天之常数。"不同的个体，脏腑精气阴阳的盛衰及经络气血的多少不同，表现于外的形体也就有了差异性。经络中气血充盛，则体质强壮；气血不足，则体质虚弱而多病，《灵枢·寿夭刚柔》说："血气经络胜形则寿，不胜形则夭。"

（二）精气血津液

精气血津液既是脏腑生理活动的产物，又通过经络的转输作用，输布于人体各脏腑形体官窍，维持人体正常的生命活动，成为脏腑经络、形体官窍功能活动的物质基础。脏腑精气盛衰、经络气血多寡，决定着体质强弱，并影响着体质类型，故精气血津液是决定人体生理特点

NOTE

和体质特征的重要物质。每一脏腑的精气多少不同，有的气、血、阴、阳并重，如心、肝；有的以气、阴为主，如肺脏；有的以气、阳为主，如脾脏。而精气血阴阳各有不同的生理功能，故在脏腑的生理活动中发挥着各自特殊的作用，使各个脏腑表现出不同的功能特征。每一个体又因先天和后天因素的综合作用而有脏腑精气多少的差异，使不同个体常表现出某一脏特性的相对优势或劣势化趋向，因此，精气的多少是导致个体体质差异的根本原因。气的盛衰和升降出入运动的偏颇，影响着脏腑功能特性的偏颇和形体特征的差异，从而形成了不同的体质类型，如气虚质、气郁质等。个体血与津液的盈亏与运动状况的差异，也形成了不同的体质类型，如血虚质、血瘀质、痰湿质、燥红质、形胖黏滞质等。精气血津液均为人体生命活动的基本物质，精气血津液相互依存，相互促进，相互转化，人体某一方面的物质偏盛偏衰，可出现气血两虚、气滞血瘀、血虚精亏、津亏血瘀等复杂的体质类型。所以血气之多少、精气之盛衰、津液之盈耗、阴阳之偏颇等，都影响着体质，成为构成并决定体质差异的物质基础。

总之，脏腑、经络的结构变化和功能盛衰，以及精气血津液的盈亏都是决定人体体质的重要因素。体质将脏腑精气阴阳之偏颇通过形态、功能、心理的差异性表现出来，实际上就是脏腑经络、形体官窍固有素质的总体体现，是因脏腑经络、精气血津液的盛衰而形成的个体特征。研究体质，实质上就是从差异性方面研究藏象的相关内容。

五、影响体质的因素

体质禀受于先天，得养于后天，一个人现在的体质是过去形成的，而现在又在过去的基础上形成着将来的体质，故受到机体内外环境多种因素的共同影响。体质特征取决于脏腑经络气血的强弱盛衰，因此凡能影响脏腑经络、精气血津液功能活动的因素，均可影响体质。

1. 先天禀赋　先天禀赋是体质形成的基础，是人体体质强弱的前提条件。故《灵枢·决气》说："两神相搏，合而成形。"张介宾称之为"形体之基"。因此父母生殖之精的盈亏盛衰和体质特征决定着子代禀赋的厚薄强弱，影响其体质，父母体内阴阳的偏颇和功能活动的差异，会影响子代也有同样的倾向性。汉·王充在《论衡·气寿》中指出："禀气渥则其体强，体强则其命长；气薄则体弱，体弱则命短，命短则多病，寿短。"明·万全《幼科发挥·胎疾》认为："子于父母，一体而分。"父母形质精血的强弱盛衰，影响其子代禀赋的不同，表现出体质的差异，如身体强弱、肥瘦、长短、肤色等的差异。在体质的形成过程中，先天因素起着关键性作用，但体质强弱还受后天各种因素的综合作用。

2. 年龄因素　体质是一个随着个体发育的不同阶段而不断演变的生命过程，某个阶段的体质特点与另一个阶段的体质特点不同。因为人体有生、长、壮、老的变化规律，在这一过程中，人体的脏腑经络及精气血津液的生理功能都发生着不同的生理变化。在个体生长、发育、壮盛以至衰老的过程中，脏腑气血由盛至衰，影响着人体的生理活动，决定着人体的体质。如小儿生机旺盛，蓬勃生长，且以阳生为主要趋势，故称之为"纯阳之体"。但其精气血阴阳均未充分成熟，故又称为"稚阴稚阳"。前人将小儿的体质特点概括为：脏腑娇嫩，形气未充，易虚易实，易寒易热。成年人精气血津液充盛，脏腑功能强健，体质类型已基本定型，一般而言比较稳定。老年人由于脏腑功能活动的生理性减退，体质常表现出正气虚弱和气血郁滞等特点。

3. 性别差异　体质上存在着性别差异。男为阳，女为阴。男性多禀阳刚之气，脏腑功能较强，体魄健壮魁梧，性格多外向、粗犷、心胸开阔；女性多禀阴柔之气，脏腑功能较弱，体形小巧苗条，性格多内向、喜静、细腻、多愁善感。男子以肾为先天，以精（气）为本；女子以肝为先天，以血为本。男子多用气，故气常不足；女子多用血，故血常不足。男子病多在气分，女子病多在血分。男子之病，多为伤精；女子之病，多为伤血。此外，女子由于经、带、胎、产、乳等的特殊生理活动，还有月经期、妊娠期和产褥期的体质改变。

4. 饮食因素　长期的饮食习惯和固定的膳食品种质量会影响体质。如饮食不足，影响气血的化生，可使体质虚弱；饮食偏嗜，使体内某种物质缺乏或过多，可引起人体脏气偏盛偏衰，形成有偏颇趋向的体质，甚则成为导致某些疾病的原因。如嗜食肥甘厚味可助湿生痰，形成痰湿体质；嗜食辛辣则易化火伤阴，形成阴虚火旺体质；过食咸则胜血伤心，形成心气虚弱体质；过食生冷寒凉会损伤脾胃，产生脾气虚弱体质；饮食无度，久则损伤脾胃，可形成形盛气虚的体质；贪恋醇酒佳酿，湿热在中，易伤肝脾等。

5. 劳逸所伤　劳逸适度有利于人体的身心健康，保持良好的体质。但过度劳作则易于损伤筋骨，暗耗精血，消耗气血阴阳，致脏腑精气不足，功能减弱，形成虚性体质，如《素问·举痛论》说："劳则气耗。"《素问·宣明五气》说："久立伤骨，久行伤筋。"过度安逸，长期养尊处优，四体不勤，可使气血流行不畅，筋肉松弛，脾胃功能减退，形成痰瘀型体质，如《灵枢·根结》说："王公大人，血食之君，身体柔脆，肌肉软弱。"

6. 情志因素　七情的变化，通过影响脏腑精气的盛衰变化而影响人的体质。情志和调，则人体气血调畅，脏腑功能协调，体质强壮；反之，长期强烈的情志刺激，持久不懈的情志活动，超过了人体的生理调节能力，就会导致内脏气血不足或紊乱，日久影响体质。常见的气郁型体质多由此起。气郁化火，伤阴灼血，又能导致阳热体质或阴虚体质。气滞不畅还可形成血瘀型体质。

7. 地理因素　不同地域人群的饮食结构、居住条件、生活方式、社会民俗等也影响着人的形态结构、生理功能和心理行为特征的形成和发展。同时，人类具有能动适应性，由于自然环境条件不同，人类各自形成了与生存环境条件相协调的自我调节机制和适应方式，从而产生并形成了不同自然条件下的体质特征。一般而言，北方人形体多壮实，腠理致密；东南之人多体型瘦弱，腠理偏疏松；滨海临湖之人，多湿多痰。居住环境寒冷潮湿，易形成阴盛体质或湿盛体质；温室厚衣，又可形成阳盛内热体质。

8. 疾病针药及其他因素　疾病是促使体质改变的一个重要因素。疾病改变体质多是向不利方面变化。如大病久病之后，常使体质虚弱；某些慢性疾病（如肺痨等）迁延日久，病人的体质易表现出一定的特异性。但感染邪气，罹患某些疾病（如麻疹、天花）之后，还会使机体具有相应的免疫力，使病人终生不再罹患此病。可见，体质与疾病因素常互为因果。用之得当将会收到补偏救弊的功效，使病理体质恢复正常；用之不当或针药误施，将会加重体质损害，使体质由壮变衰、由强变弱。

总之，体质禀赋于先天，受制于后天。先后天多种因素构成影响体质的内外环境，在先后天因素的共同作用下，不同个体形成了各异的体质特征。

六、体质的分类

体质的差异现象是先天禀赋与后天多种因素共同作用的结果，为了把握个体的体质差异规

NOTE

律及体质特征，有效地指导临床实践，应对纷繁的体质现象进行广泛的比较分析，然后予以鉴别分类。

（一）体质的分类方法

中医学的体质分类方法众多，如《内经》提出阴阳和五行分类法、形态与功能特征分类法、心理特征分类法（包括刚柔分类法、勇怯分类法、形志苦乐分类法）等，张介宾等采用藏象阴阳分类法，叶桂等以阴阳属性分类，章虚谷则以阴阳虚实分类。现代医家多从临床角度根据发病群体中的体质变化、表现特征进行分类，但由于观察角度、分类方法不同，对体质划分的类型、命名方法也有所不同，有四分法、五分法、六分法、七分法、九分法、十二分法等，每一分类下又常有不同划分方法，但其划分的基础均是脏腑经络及精气血津液的结构与功能差异。

体质的生理学基础是脏腑经络及精气血津液的盛衰偏颇，先后天因素影响体质所形成的差异，实际上是脏腑精气血阴阳之偏颇和功能活动之差异。因此，对体质的分类方法，着重于整体生理功能的盛衰强弱，主要采用阴阳分类方法。

（二）常见体质的类型及其特征

理想的体质应是阴阳平和之质，而人体的精气阴阳在正常生理状态下，总是处于动态的消长变化之中，使正常体质出现偏阴或偏阳的状态。因此，人的正常体质大致可分为阴阳平和质、偏阳质和偏阴质三种基本类型。

1. 阴阳平和质　阴阳平和质是功能较为协调的体质类型。体质特征为：身体强壮，胖瘦适度；面色与肤色虽有五色之偏，但都明润含蓄；食量适中，二便通调；舌红润，脉象缓匀有神；目光有神，性格开朗、随和；夜眠安和，精力充沛，反应灵活，思维敏捷，工作潜力大；自身调节和对外适应能力强。

具有这种体质特征的人，不易感受外邪，很少生病。即使患病，多为表证、实证，且易于治愈，迅速康复，有时会不药而愈。如果后天调养得宜，无暴力外伤、慢性疾患及不良生活习惯，其体质不易改变，易获长寿。

2. 偏阳质　偏阳质是指具有亢奋、偏热、多动等特点的体质类型。体质特征为：形体适中或偏瘦，但较结实；面色多略偏红或微苍黑，或呈油性皮肤；食量较大，消化吸收功能健旺，大便易干燥，小便易黄赤；平时畏热喜冷，或体温略偏高，动则易出汗，喜饮水；唇舌偏红，苔薄易黄，脉多滑数；性格外向，喜动好强，易急躁，自制力较差；精力旺盛，动作敏捷，反应灵敏。

具有这种体质特征的人，对风、暑、热邪的易感性较强，受邪发病后多表现为热证、实证，并易化燥伤阴；皮肤易生疖疮；内伤杂病多见火旺、阳亢或兼阴虚之证；易发生眩晕、头痛、心悸、失眠及出血等病证。

由于此类体质的人阳气偏亢，多动少静，故日久必有耗阴之势。若调养不当，操劳过度，思虑不节，纵欲失精，嗜食烟酒、辛辣，则必将加速阴伤，发展演化为临床常见的阳亢、阴虚、痰火等病理性体质。

3. 偏阴质　偏阴质是指具有抑制、偏寒、多静等特点的体质类型。体质特征为：形体适中或偏胖，但较弱，容易疲劳；面色偏白而欠华；食量较小，消化吸收功能一般；平时畏寒喜热，或体温偏低；唇舌偏白、偏淡，脉多迟缓；性格内向，喜静少动，或胆小易惊；精力偏弱，动作迟缓，反应较慢。

具有这种体质特征的人，对寒、湿之邪的易感性较强，受邪发病后多表现为寒证、虚证；表证不发热或发热不高，并易传里或直中内脏；冬天易生冻疮；内伤杂病多见阴盛、阳虚之证；容易发生湿滞、水肿、痰饮、瘀血等病证。

由于此类体质的人阳气偏弱，长期发展易致阳气不足，脏腑功能偏衰，水湿内生，从而形成临床常见的阳虚、痰湿、痰饮等病理性体质。

应当指出，在体质分类上所使用的阴虚、阳虚、阳亢及痰饮、瘀血、脾虚、肝旺、气郁等名词，与辨证论治中所使用的证候名称或病机概念不能等同。"证"是对疾病本质的分析，而体质反映的是一种在非疾病状态下就已存在的个体特异性。诚然，体质是疾病的基础，许多疾病特别是慢性病，体质类型与其证候类型具有内在的规定性，这时证候名称与原来的体质类型名称就可能一致，这说明体质与证候有内在的关系。

第二节　体质学说的应用

体质学说重在研究正常人体的生理特殊性，强调脏腑经络的偏颇和精气阴阳的盛衰对形成体质差异的决定性作用，揭示了个体差异规律、特征及机理。因此，体质与病因、发病、病机、辨证、治疗及养生预防均有密切的关系，体质学说在临床诊疗中具有重要的应用价值。中医学强调的"因人制宜"就是体质学说在临床应用方面的体现，是个性化诊疗思想的反映。

一、说明个体对某些病因的易感性

体质因素决定着个体对某些病邪的易感性或耐受性。一般而言，偏阳质者易感受风邪、暑邪、热邪而耐寒。感受风邪易伤肺脏，感受暑热之邪易伤肺胃及肝肾之阴。偏阴质者易感受寒邪、湿邪而耐热，感受寒邪后亦易入里，常伤脾肾之阳气；感受湿邪易困遏脾阳，外湿引动内湿而为泄、为肿等。小儿气血未充，稚阴稚阳之体，常易感受外邪或因饮食所伤而发病。正如清·吴德汉《医理辑要·锦囊觉后编》所说："要知易风为病者，表气素虚；易寒为病者，阳气素弱；易热为病者，阴气素衰；易伤食者，脾胃必亏；易劳伤者，中气必损。"

体质因素还决定着发病的倾向性。脏腑组织有坚脆刚柔之别，个体对某些病因的易感性不同，不同体质的人发病情况也各不相同。《灵枢·五变》指出，"五脏皆柔弱者，善病消瘅"；"小骨弱肉者，善病寒热"；"粗理而肉不坚者，善病痹"。一般而言，小儿脏腑娇嫩，体质未壮，易患咳喘、腹泻、食积等疾；年高之人，五脏精气多虚，体质转弱，易患痰饮、咳喘、眩晕、心悸、消渴等病；肥人或痰湿内盛者，易患中风、眩晕；瘦人或阴虚之体，易罹肺痨、咳嗽诸疾；阳弱阴盛体质者，易患肝郁气滞之证。脏气偏聚盈虚的改变，形成体内情感好发的潜在环境，使人对外界刺激的反应性增强，情志症状的产生有一定的选择性和倾向性。如《素问·宣明五气》指出："精气并于心则喜，并于肺则悲，并于肝则忧，并于脾则畏，并于肾则恐。"

此外，因为不同的民族、家族长期的先天因素和生活环境条件不同，形成了体质差异，即对某些疾病的易感性、抗病能力不同。

NOTE

二、阐释发病原理

体质强弱决定着发病与否及发病情况。疾病发生与否，主要取决于正气的盛衰，而体质正是正气盛衰偏颇的反映。一般而言，体质强壮者，正气旺盛，抗病力强，邪气难以侵入人体致病；体质赢弱者，正气虚弱，抵抗力差，邪气易于乘虚侵入人体而发病。发病过程中又因体质差异，或即时而发，或伏而后发，或时而复发，且发病后的临床证候类型也因人而异。因此，人体能否感邪而发病，主要取决于个体的体质状况。内伤杂病的发病亦与体质密切相关。清·吴谦《医宗金鉴·杂病心法要诀》说："凡此九气（怒、喜、悲、恐、寒、炅、惊、劳、思）丛生之病，壮者得之气行而愈，弱者得之气著为病也。"说明对某些情志刺激，人体发病与否，不仅与情志种类有关，更重要的是与体质特征有关。

三、解释病理变化

体质因素决定病机的从化。从化，即病情随体质而变化。由于体质的特殊性，不同的体质类型有其潜在的、相对稳定的倾向性，可称之为"质势"。人体遭受致病因素的作用时，即在体内产生相应的病理变化，而且不同的致病因素具有不同的病变特点，这种病理演变趋势称为"病势"。病势与质势结合就会使病变性质发生变化。这种病势依附于质势，从体质而发生的转化，称为"质化"，亦即从化。质化（从化）的一般规律：素体阴虚阳亢者，功能活动相对亢奋，受邪后多从热化；素体阳虚阴盛者，功能活动相对减弱，受邪后多从寒化；素体津亏血耗者，易致邪从燥化；气虚湿盛者，受邪后多从湿化。

疾病传变与否，虽与邪之盛衰、治疗得当与否有关，但主要还是取决于体质因素。体质主要从两个方面对疾病的传变发生作用：其一是通过影响正气的强弱，决定发病和影响传变，其二是通过决定病邪的"从化"而影响传变。如素体阳盛阴虚者，感邪多从阳化热，疾病多向实热或虚热方面演变；素体阴盛阳虚者，则邪多从阴化寒，疾病多向实寒或虚寒方面转化。

四、指导辨证

体质是辨证的基础，体质决定疾病的证候类型。首先，感受相同的致病因素或患同一种疾病，因个体体质的差异可表现出阴阳、表里、寒热、虚实等不同的证候类型，即同病异证。如同一地区、同一时期所发生的感冒，由于邪气性质不同、感邪轻重不同和体质差异，证候类型就有风寒、风热、风湿、风燥等的不同。另一方面，异病同证的产生也与体质密切相关。感受不同病因或患不同疾病，而体质在某些方面具有共同点时，常常可表现为相同或类似的证候类型。所以说，同病异证与异病同证，主要是以体质的差异为生理基础，体质是证候形成的内在基础。

由于体质的特殊性决定着发病后临床证候类型的倾向性，证候的特征中包含着体质的特征，故临床辨证特别重视体质因素，将判别体质状况视为辨证的前提和重要依据。

五、指导治疗

体质特征在很大程度上决定着疾病的证候类型和个体对治疗反应的差异性，因而注重体质的诊察就成了辨证论治的重要环节。

（一）区别体质特征而施治

体质有阴阳之别、强弱之分、偏寒偏热之异，所以在治疗中，常以病人的体质状态作为立法处方用药的重要依据。针对证候的治疗实际上包含了对体质内在偏颇的调整，是根本治疗，也是治病求本的反映。

由于体质的差异，临床常可出现"同病异证"和"异病同证"的情况，因此，治疗上也相应有"同病异治"和"异病同治"。

（二）根据体质特征注意针药宜忌

体质有寒热虚实之异，药物有性味偏颇，针灸也有补泻手法的不同，因此治疗时就要明辨体质对针药的宜忌，把握用药及针灸的"度"，中病即止，既可治愈疾病，又不损伤正气。

1. 注意药物性味　一般来说，体质偏阳者宜甘寒、酸寒、咸寒、清润，慎用辛热温散、苦寒沉降；体质偏阴者宜温补益火，慎用苦寒泻火；素体气虚者宜补气培元，慎用耗散克伐；阴阳平和质者宜视病情权衡寒热补泻，勿伤及正气；痰湿质者宜健脾芳化，慎用阴柔滋补；湿热质者宜清热利湿，慎用滋补厚味；瘀血质者宜疏利气血，慎用酸涩收敛等。

2. 注意用药剂量　不同的体质对药物的反应不同。一般说来，体质强壮者，对药物耐受性强，剂量宜大，用药可峻猛；体质瘦弱者，对药物耐受性差，剂量宜小，药性宜平和。

3. 注意针灸宜忌　体质不同，针灸治疗后的疼痛反应和得气反应有别。一般体质强壮者，对针石、火的耐受性强，体质弱者耐受性差；肥胖体质者，多气血迟涩，对针刺反应迟钝，进针宜深，刺激量宜大，多用温针艾灸；瘦长体型者气血滑利，对针刺反应敏感，进针宜浅，刺激量相应宜小，少用温灸。

此外，疾病初愈或趋向恢复时，需多方面的措施配合，促其康复的善后调理十分重要，如药物、食饵、精神心理和生活习惯等。这些措施的具体选择应用，皆须兼顾病人的体质特征。

六、指导养生

养生要修身养性，形神共养，以增强体质，预防疾病。善于养生者，要根据各自不同的体质特征，选择相应的措施和方法。中医学的养生方法，贯穿于衣食住行的各个方面，主要有顺时摄养、调摄精神、起居有常、劳逸适度、饮食调养及运动锻炼等，无论哪一方面的调摄，都应兼顾体质特征。如在音乐娱心养性时，因个体心理特征的不同，应选择适宜的乐曲，正如《乐礼·师已》中说："爱者宜歌《商》，温良而能断者宜歌《齐》，宽而静、柔而正者宜歌《颂》，广大而静、疏达而信者宜歌《大雅》，恭俭而好礼者宜歌《小雅》，正直而静、廉而谦者宜歌《风》。"

NOTE

第六章　病　因

　　病因即致病因素，又称为病原（古作"病源"）、病邪等，泛指能破坏人体相对平衡状态而导致疾病发生的原因。

　　疾病发生的原因多种多样，包括六淫、疫气、七情内伤、饮食失宜、劳逸过度、痰饮、瘀血、结石、外伤、寄生虫，以及先天因素、医源因素、药源因素等。历代医家均重视致病因素的来源、性质和致病特点的研究，提出了不同的病因分类方法。《内经》有阴阳分类法和三部分类法，其中阴阳分类法影响最大，即把风、雨、寒、暑等外来病因归属于阳，把饮食、居处、喜怒等归属于阴。汉·张机的《金匮要略》在《灵枢·百病始生》的"喜怒不节则伤脏，风雨则伤上，清湿则伤下"三部分类法的基础上，将疾病的发生概括为三个途径，即把经络受邪入脏腑归属于内所因，将病变局限于四肢九窍等相对浅表部位的致病原因归属于外皮肤所中，将房室、金刃、虫兽所伤归属于第三类。晋·陶弘景在《肘后百一方·三因论》中提出："一为内疾，二为外发，三为他犯。"宋·陈无择在前人病因分类的基础上，明确地提出外因、内因、不内外因的"三因学说"，即六淫侵袭为外所因，七情所伤为内所因，饮食劳倦、跌仆金刃及虫兽所伤为不内外因。近年来，中医学术界综合了历代医家对病因分类的认识，将病因分为外感病因、内伤病因、病理产物性病因和其他病因四类，即将六淫、疫气归属于外感病因，七情内伤、饮食失宜、劳逸过度归属于内伤病因，痰饮、瘀血、结石归属于病理产物性病因，外伤、寄生虫及先天因素、医源因素、药邪因素归属于其他病因。

　　中医临床探求病因的方法主要有两种：一是直接询问发病原因，例如详细询问病人是否感受外邪、有无情志因素及外伤、有无接触传染因素等。这种方法简便易行，但实际应用时常受到较多因素的限制或干扰。二是辨证求因，即以疾病的临床表现为依据，通过对疾病证状和体征的综合分析来推求致病因素，这种方法又叫作"审证求因"。

　　中医病因学说是研究致病因素的性质、致病特点及其临床表现的系统理论。中医认识病因不仅注重研究病因的性质和致病特点，同时立足于探讨各种病因所引起的临床表现，寻求其致病原因，从而进行正确的诊断和治疗。

第一节　外感病因

　　外感病因是指来源于自然界，从皮毛肌腠或从口鼻等体表部位侵入人体，引起外感病的致病因素，亦称之为"外邪"。外感病一般发病较急，初起多表现为恶寒发热、头痛身痛等表证症状。外感病因包括六淫、疫气。

一、六淫

六气，指风、寒、暑、湿、燥、热（火）自然界六种不同的正常气候变化，是万物生、长、化、收、藏的必要条件，也可以直接或间接地影响人体之气的消长变化。人们在生活实践中逐步认识到六气变化的规律，并通过自身的调节机制产生一定的适应能力，因此，正常的六气变化一般不会使人致病。

六淫，即风、寒、暑、湿、燥、热（火）六种外感病邪的统称。六淫之名，首见于宋·陈无择《三因极一病证方论·外所因论》曰："夫六淫者，寒、暑、燥、湿、风、热是也。"淫，有太过和浸淫之意，由于六淫是致病邪气，所以又称为"六邪"。当气候变化异常，六气发生太过或不及，或非其时而有其气，如春天当温而反寒、秋季当凉而反热；或气候变化过于急骤，如暴寒暴热，超过了一定的限度，人体不能与之适应，就会导致疾病的发生。当风、寒、暑、湿、燥、热（火）气候的变化异常，引起人体发病，则称之为"六淫"。当然异常气候变化并非使所有人发病。人正气充足，身体健壮，能抵抗这种异常的气候变化则不发病；若人正气不足，身体虚弱，不能抵抗这种异常变化就会发生疾病。另一方面，即使是正常的气候变化，因人的正气不足，适应能力低下，也会导致疾病的发生。

六淫致病的共同特点：

①外感性：六淫之邪来源于自然界，多从肌表、口鼻侵犯人体而发病，故六淫所致之病为外感病，例如风湿伤于皮腠、温邪自口鼻而入等。六淫致病的初起阶段，每以恶寒发热、舌苔薄白、脉浮为主要临床特征，称为表证。表证不除，多由表及里、由浅入深传变。

②季节性：六淫致病多与季节气候变化密切相关。例如春季多风病、夏季多暑病、长夏多湿病、秋季多燥病、冬季多寒病等，又称"时令病"。

③地域性：六淫致病常与生活、工作的地区和环境有关。例如西北高原地区多寒病、燥病；东南沿海地区多热病、湿病。生活、工作环境过于潮湿，人多患湿病；高温环境作业者，则易患火、热、燥病。

④相兼性：六淫既可单独侵袭人体发病，又可两种以上邪气相兼同时侵犯人体而致病。例如风热感冒、风寒湿痹、寒湿困脾等。

此外，六淫致病在一定条件下，其证候的病理性质可发生转化。例如感受风寒之邪一般可表现为风寒表证，但也有的表现为风热表证。在疾病的发展过程中也可以从初起的风寒表证转变为里热证。引起六淫致病发生转化的条件，主要为六淫侵入机体过久，失于治疗，以及治疗不当或病人体质因素等。

风邪、寒邪、暑邪、湿邪、燥邪、热（火）邪各具不同的性质和致病特点，因此邪气的阴阳属性亦有所区别。风、暑、热（火）为阳邪，寒、湿为阴邪。对燥邪阴阳属性的认识意见不一，多数观点认为，燥邪虽多见于秋季（秋属阴），但"水流湿，火就燥，各从其类"，因其与暑、热（火）同样具有损伤津液的特点，又以温燥较为常见，故属阳邪。

中医常用"取象比类"的方法认识六淫的性质和致病特点，例如自然界的风，轻扬开泄，善行数变，动摇不定，因此当人体出现汗出恶风、病位游移、发病迅速、变化无常、肢体动摇等症状时，则认为可能是感受了风邪；自然界的湿气，重浊黏滞，质重趋下，因此当人体出现头身沉重、排泄物和分泌物秽浊黏滞不爽、下肢水肿等症状时，则认为可能是感受了湿邪等。

六淫的性质和致病特点，常作为外感病辨证求因的理论依据。邪气性质反映其基本特征，由于邪气性质不同，致病特点因之而异，故分析病因时通常以性质变化来推论致病特点。

六淫致病从现代科学角度来看，除气候因素外，还包括病原微生物（如细菌、病毒等）、物理、化学等多种致病因素作用于机体所引起的病理反应。

六淫属外感病的致病因素，称为外邪，属于病因范畴。在疾病变化过程中，由于脏腑经络、气血阴阳失调所致的类似于风、寒、湿、燥、热（火）致病特点的五种病理变化，虽与风、寒、湿、燥、火邪相似，但不是外来之邪，为病自内生，故称为"内生五邪"，即内风、内寒、内湿、内燥、内火，属于综合性的病机。其详细内容，将在病机"内生五邪"中予以介绍。

（一）风邪

1. 风邪的概念　凡致病具有轻扬开泄、善行数变、动摇不定、多兼他邪为基本特性的外邪，称为风邪。春季为风木当令的季节，风为春季主气，故风邪致病，多见于春季，但四时皆有。风邪多从皮毛肌腠侵入人体而产生外风病证。

2. 风邪的性质及致病特点

（1）风为阳邪，其性开泄，易袭阳位　风邪善动不居，具有轻扬、上浮、外越和发散、疏通、透泄的特征，故为阳邪，有轻扬开泄之性。风邪客于肤表，使腠理失于固密则出现汗出、恶风等症状。阳位是指病位在上、在表，如头面、咽喉、皮肤、腰背等处。风为阳邪，阳邪易袭阳位，故风邪致病常易侵袭人体的头面、咽喉、皮肤、腰背等属于阳的部位。例如风邪循经上扰头面，则头项强痛、口眼歪斜；风邪犯肺，则鼻塞流涕、咽痒咳嗽；风邪外袭，肺失通调，水道不利，风水相搏，则面目浮肿；风邪袭表，则见恶风、发热等表证。

（2）风邪善行而数变　"善行"是指风邪致病具有病位游移、行无定处的特点。如行痹（风痹）之四肢关节游走性疼痛等症状，均属风邪善行的表现。"数变"是指风性来去迅速，易行而无定处，变幻无常，其致病具有变化无常和发病急骤、症状时隐时现的特点。例如风疹、荨麻疹之发病较急、时隐时现，小儿风水病短时间会发生头面一身悉肿，均反映了风性数变的特点。

（3）风性主动　风善动不居，其性动摇不定，故《素问·阴阳应象大论》说："风胜则动。"风邪致病具有动摇不定，导致肢体异常运动的特点。如因受外伤再感风邪，出现四肢抽搐、角弓反张、直视上吊等"破伤风"症状。

（4）风为百病之长　六淫之中，风邪居于首位，四季皆有，为患较多，故常兼夹他邪，多与其他邪气杂合伤人，致病极为广泛，因此在外感病邪中是主要的致病因素。风邪常为外邪致病的先导，寒、湿、燥、热等邪气，多依附于风而侵袭人体。例如风寒、风热、风湿、风燥、风火等，故又有"风为百病之长"和"风为百病之始"之称。

（二）寒邪

1. 寒邪的概念　凡致病具有寒凉、凝滞、收引基本特性的外邪，称为寒邪。冬为寒气当令的季节，寒为冬季主气，故寒邪为病多见于冬季，但也可见于其他季节。此外，贪凉露宿、饮食过于寒凉、空调致冷等，均为感受外寒的途径。

外寒致病根据寒邪侵犯部位的深浅有伤寒、中寒之别。寒邪伤于肌表，郁遏卫阳，称为"伤寒"；寒邪直中于里，伤及脏腑阳气，称为"中寒"。

2. 寒邪的性质及致病特点

（1）寒为阴邪，易伤阳气 "阴胜则寒"，寒为阴气盛的表现，故属阴邪，其性寒凉，故寒邪偏盛即为阴邪偏盛，"阴盛则阳病"，阴寒偏盛，最易损伤人体阳气。感受寒邪，阳气受损，失于温煦，故全身或局部可出现明显的寒象。寒邪侵袭肌表，郁遏卫阳，则恶寒；寒邪直中于里，损伤脾阳，则运化升降失常，以致脘腹冷痛、吐泻清稀；若心肾阳虚，寒邪直中少阴，则可见恶寒蜷卧、手足厥冷、下利清谷、精神萎靡、脉微细等。

（2）寒性凝滞，主痛 气血津液的运行，有赖于阳气的温煦推动。寒性凝滞，凝结停滞之谓，寒邪侵入人体，阳气受损，经脉气血失于阳气温煦，则凝结阻滞，涩滞不通，不通则痛，故寒邪伤人多见疼痛症状。感受寒邪所致疼痛的特点，多为局部冷痛，得温则减，遇寒加重。例如寒袭肌表，凝滞经络，则头身疼痛；寒客肢体关节，气血凝滞不畅，发为痛痹（寒痹）、肢体关节疼痛剧烈；寒邪直中于里，阻滞气机，则脘腹冷痛或绞痛。

（3）寒性收引 寒性收引，即收缩牵引，故寒邪侵袭人体，可使气机收敛，腠理闭塞，腠理、经脉、筋脉收缩而挛急。例如寒袭肌表，则毛窍收缩，故无汗；寒舍经脉，则血脉挛缩，可见脉紧；寒客筋脉，则筋脉收引拘急，可使肢体关节屈伸不利或冷厥不仁。故《素问·举痛论》说："寒则气收。"

（三）暑邪

1. 暑邪的概念 凡致病具有炎热、升散、夹湿基本特性的外邪，称为暑邪。夏为暑气当令的季节，暑为夏季主气，独见于夏令，具有明显的季节性。在夏至以后、立秋之前感受自然界中的火热外邪则为暑邪，故《素问·热论》说："先夏至日者为病温，后夏至日者为病暑。"暑邪纯属外邪，只有外感而无内生，故无内暑之说。

暑邪致病，有伤暑、中暑及暑厥之别。起病缓慢，病情较轻者为伤暑；发病急骤，病情较重者为中暑；伴有神昏、肢冷、抽搐者为暑厥，是暑病中的危证。

2. 暑邪的性质及致病特点

（1）暑为阳邪，其性炎热 暑为盛夏火热之气，故为阳邪，具有炎热之性，故暑邪伤人多表现出一派阳热之象，如出现壮热、心烦、面赤、烦躁、脉象洪大等症状。

（2）暑性升散，扰神伤津耗气 暑热之气上蒸，热蒸气泄，而向外发散，故其性升散。升，即暑邪易于上犯头目，热扰心神。伤于暑邪，上犯头目，则头昏目眩；暑热之邪，扰动心神，则心烦闷乱而不宁。暑邪为害，易于发散，故常伤津耗气。暑邪侵犯人体多直入气分，使腠理开泄，津液发散于体表，而致大汗出。汗出过多，一方面耗伤津液，出现口渴喜饮、唇干舌燥、尿少色黄等症；另一方面，在大量汗出的同时，往往气随津泄而导致气虚。故伤于暑者，常可见到气短乏力、倦怠懒言，甚则出现突然昏倒、不省人事等气随津脱之象。

（3）暑多夹湿 因夏季气候炎热且多雨潮湿，暑蒸湿动，故暑邪每易兼夹湿邪，弥漫机体，见暑湿夹杂证候。临床除发热、烦渴等暑热表现外，常兼见四肢困倦、胸闷呕恶、大便溏泄不爽等湿阻症状。暑湿并存，一般以暑热为主，湿邪次之。

（四）湿邪

1. 湿邪的概念 凡致病具有重浊、黏滞、趋下为基本特性的外邪，称为湿邪。湿为长夏主气。长夏处于夏秋之交，湿气最盛，空气湿度加大，湿气充斥，故一年之中长夏多湿病。外湿多因气候潮湿，居处伤湿，以水为事，或涉水淋雨，而使人发病，故四季均可见湿邪为患。

2. 湿邪的性质及致病特点

（1）湿为阴邪，阻遏气机，易伤阳气　湿性类水，为阴邪，侵犯人体，留滞于脏腑经络，易阻气机，常可出现胸闷脘痞、小便短赤、大便不爽等症状。当用化气利湿、通利小便的方法，使气机通畅，水道通调，则湿邪可从小便而去，湿去则阳气自通。湿胜即阴胜，"阴胜则阳病"，故湿邪为害，易伤阳气，而有"湿胜则阳微"之说。脾为阴土，主运化水湿，却又喜燥而恶湿，对湿邪有特殊的易感性。湿邪侵袭人体，常先困脾，使脾阳不振，运化无权，水湿停聚，发为泄泻、水肿、小便短少等病证。

（2）湿性重浊　"重"，沉重。湿邪致病，其临床症状有沉重的特征，如头身困重、四肢沉重等。湿邪外袭，困遏清阳，则头重如束布帛；湿邪留滞经络关节，阳气布达不畅，发为"着痹（湿痹）"，可见肢体关节疼痛重着不移、肌肤不仁等。"浊"，秽浊不清。湿性重浊黏滞，故湿邪为患，易于出现排泄物和分泌物秽浊不清、黏腻不爽的症状。例如湿浊在上，则面垢、眵多；湿滞大肠，则大便溏泄黏腻不爽、下痢脓血黏液；湿浊下注，则小便浑浊涩滞不畅、妇女黄白带下过多；湿邪浸淫肌肤，则可见疮疡、湿疹、脓水秽浊等病证。

（3）湿性黏滞　湿乃水液弥散浸渍的状态，多黏腻不爽，易于停滞留积，故湿性黏滞。湿邪侵及人体，由于其黏腻停滞的特性，故湿邪留滞于脏腑经络，最易阻滞气机，导致气机升降失常的病理变化。湿阻胸膈，气机不畅则胸闷；湿困脾胃，脾胃纳运失职，升降失常，则食少纳呆、脘痞腹胀、便溏不爽、小便短涩。同时，湿性黏滞，胶着难解，故起病缓慢隐袭、病程较长、反复发作、缠绵难愈。例如湿温是一种由湿热病邪所引起的外感热病，由于湿邪的特异性，其出现的发热症状，时起时伏，缠绵不愈，具有明显的病程长、难以速愈的特点。其他如湿疹、着痹等，亦因其为湿邪所侵而常常反复发作，不易痊愈。

（4）湿性趋下，易袭阴位　湿性类水，水性趋下，质重下沉，湿邪有趋下之性，致病具有易于伤及人体下部的特点。例如水湿所致浮肿以下肢水肿较为多见，小便浑浊、泄泻、下痢、妇女带下等，多由湿邪下注所致。

（五）燥邪

1. 燥邪的概念　凡致病具有干燥、涩滞基本特性的外邪，称为燥邪。燥为秋季主气。秋季天气收敛清肃，气候干燥，空气中水分减少，故燥邪虽四季均有，但多见于秋季。燥邪多从口鼻而入侵犯人体，从而产生外燥病证。

燥邪为病，有温燥、凉燥之分。初秋有夏热之余气，久晴无雨，秋阳以曝，则燥与热相合而侵犯人体，故病温燥。深秋近冬之凉气，西风肃杀，则燥与寒相合而侵犯人体，故病凉燥。

2. 燥邪的性质及致病特点

（1）燥性干涩，易伤津液　燥从火，燥性干涩，侵犯人体，最易耗伤人体津液，水分减少，失于润泽，出现各种干燥、涩滞不利的症状。例如口干唇燥、鼻咽干燥、皮肤干燥甚则皴裂、毛发干枯不荣、小便短少、大便干结等，故有"燥胜则干"之说。金·刘完素《素问玄机原病式·燥类》说："物润则滑泽，干则涩滞，燥湿相反故也。"

（2）燥易伤肺　燥为秋令主气，与肺相应。肺为娇脏，喜清肃滋润而恶燥。肺主呼吸，开窍于鼻，直接与自然界大气相通，外合皮毛，而燥邪伤人多从口鼻而入，故燥邪最易伤肺。燥邪犯肺，使肺津受损，清肃失职，从而出现干咳少痰，或痰黏难咳，或痰中带血，甚则喘息胸痛等症。

（六）热（火）邪

1.热（火）邪的概念 凡致病具有燔灼、炎上、急迫基本特性的外邪，称为热（火）邪。热邪，又称温邪、温热之邪。热之极则为火。温、热、火邪三者仅程度不同，没有本质区别。热邪多属外感，如风热、暑热、湿热等；火则常自内生，多由脏腑阴阳气血失调所致，如心火上炎、肝火炽盛等。但温、热、火邪常相提并论或相互包涵，故不予严格区分，例如温热之邪、火热之邪等。温病学中所说的温邪，泛指一切温热邪气。

2.热（火）邪的性质及致病特点

（1）**热（火）为阳邪，其性炎上** 火热之性燔灼、升腾，故为阳邪，火热之邪侵犯人体，表现为一派阳热之象，可见壮热、面赤、烦躁、舌红、脉洪数等症状。热（火）邪具有上炎的特点，其致病主要在人体上部。例如风热上扰可见头痛、耳鸣、咽喉红肿疼痛，阳明火盛可见牙痛、齿龈红肿等症状。

（2）**易于伤津耗气** 热（火）邪侵犯人体，因其燔灼蒸腾而消灼煎熬阴津，又逼迫汗液外泄，从而耗伤人体的津液，故热（火）邪致病，临床表现除热象显著外，常伴有大汗出、口渴喜饮、咽干舌燥、尿少色黄、大便秘结等津液不足的症状。火热阳邪过盛，功能亢奋，还易于消蚀人体正气，故《素问·阴阳应象大论》有"壮火食气"之说；同时火热之邪迫津外泄，也会导致气随津泄而耗气，因此临床上还可见倦怠乏力、少气懒言等气虚的症状。

（3）**易致生风动血** 火热之邪侵犯人体，易于引起肝风内动和迫血妄行的病证。火热之邪燔灼肝经，劫耗阴液，使筋脉失养，运动失常，可致肝风内动，称为"热极生风"。临床表现为高热、四肢抽搐、两目上视、角弓反张等。血得寒则凝，得温则行。火热之邪侵犯血脉，可扩张血脉，加速血行，甚则灼伤脉络，迫血妄行，引起各种出血病证，如吐血、衄血、便血、尿血、皮肤发斑，以及妇女月经过多、崩漏等。

（4）**易扰心神** 心在五行中属火，火热之性躁动，与心相应，故火热之邪入于营血，尤易影响心神，轻者心神不宁而心烦失眠，重者可扰乱心神，出现狂躁不安、神昏谵语等症。

（5）**易致肿疡** 火热之邪入于血分，可聚于局部，腐蚀血肉，形成疮疡痈肿，故清·吴谦《医宗金鉴·痈疽总论歌》曰："痈疽原是火毒生。"可见火热之邪是引起阳性疮疡的主要病因，其临床表现以疮疡局部红、肿、热、痛为主要特征。

二、疫气

疫气泛指具有强烈传染性和致病性的外感病邪。在中医文献中，疫气又称为"疠气""疫疠之气""戾气""异气""杂气""乖戾之气"等。疫气通过空气和接触传染，多从口鼻、皮肤侵入人体，也可随饮食、蚊虫叮咬、血液或性传播等途径侵入人体致病。

疫气引起的疾病称为"疫病""瘟病""瘟疫病"。疫气致病的种类很多，如大头瘟、虾蟆瘟、疫痢、白喉、烂喉丹痧、霍乱、鼠疫等。

（一）疫气的性质及致病特点

1.传染性强，易于流行 疫气具有强烈的传染性和流行性，这是疫气有别于其他病邪的最显著特征。处在疫气流行地区的人群，无论男女老少、体质强弱，只要接触疫气，都可能发生疫病。疫气发病，既可大面积流行，也可散在发生。

2.特异性强，症状相似 疫气具有很强的特异性，一种疫气只能导致一种疫病发生，所谓

"一气一病";疫气对机体作用部位具有一种特异的亲和力,即具有特异的定位特点,因此每一种疫气所致之疫病,均有较为相似的临床特征和传变规律。例如痄腮,无论男女老幼都表现为耳下腮部肿胀,故《素问·刺法论》说:"五疫之至,皆相染易,无问大小,病状相似。"

3. 发病急骤,病情危笃 疫气多属热毒之邪,其性疾速迅猛,故其致病具有发病急骤、来势凶猛、变化多端、病情险恶的特点,发病过程中常出现热盛、伤津、扰神、动血、生风、严重吐泻等病变。某些疫病预后欠佳,以致"缓者朝发夕死,重者顷刻而亡"。

(二)疫气发生和疫病流行的原因

1. 气候反常 自然界气候的反常变化,如久旱、酷热、水灾、湿雾瘴气等,均可滋生疫气而导致疫病的发生。

2. 环境污染和饮食不洁 环境污染是疫气形成的重要原因,如水源、空气污染可能滋生疫气。食物污染、饮食不洁也可引起疫病发生,如疫痢、疫黄多是疫气直接通过饮食进入体内而发病。

3. 预防隔离工作不严格 由于疫气具有强烈的传染性,故预防隔离工作不严格也会使疫病发生或流行。

4. 社会因素 社会因素对疫气的发生与疫病的流行也有一定影响。若战乱不停,社会动荡不安,百姓生活极度贫困,工作环境恶劣,则易致疫病发生和流行。若国家安定,且注意卫生防疫工作,采取一系列积极而有效的防疫和治疗措施,疫病即能得到有效的控制。

第二节 内伤病因

内伤病因是指人体的情志、饮食、劳逸等不循常度,导致气血津液失调、脏腑功能失常的致病因素。内伤病因与外感病因相对而言,主要在于邪气来源、侵入途径、致病特点等有差异。内伤病因包括七情内伤、饮食失宜、劳逸失度等。

一、七情内伤

七情,即喜、怒、忧、思、悲、恐、惊七种正常的情志活动,是人体对内外环境刺激的不同反应。所谓"情志",泛指情绪、情感活动。

七情属于中医学"神"的范畴。神总统于心,而分属五脏。心藏神,即心主宰生命活动和精神意识、思维活动。因此,七情变化正常与否,皆与心的功能状态密切相关。七情分属于五脏,肝在志为怒,心在志为喜,脾在志为思,肺在志为忧和悲,肾在志为恐为惊,故又有"五志"之称。

精神情志活动以脏腑所化生和贮藏的精气血为物质基础。脏腑的精气血充盈,生理功能正常,则人体对外界客观事物的刺激才能产生喜、怒、忧、思、悲、恐、惊各种不同的正常情志变化。正常的精神情志活动是反映脏腑生理功能、精气血充盈的外在表现。因此正常的情志变化,在人体生理活动的适应范围内,一般不会导致疾病。

(一)七情内伤的概念及其形成因素

七情内伤是由于突然、强烈或长期持久的情志刺激,超过了人体的生理调节范围,引起喜、怒、忧、思、悲、恐、惊七情异常变化，使气机紊乱，脏腑损伤，阴阳失调而导致疾病。由于七情直接影响有关脏腑而发病，病由内生，因而又称之为"内伤七情"。

七情作为致病因素，一方面取决于情志异常变化是否超出人体的适应范围；另一方面与个体耐受、调节能力的强弱密切相关。一般的情志刺激对大多数人不会引起病变，但在个体耐受、调节能力较差的人则会发病，故七情具有生理和病理两重性。

七情内伤的形成主要有社会、疾病和个人的体质等原因。

1. 社会因素　社会因素常常直接或间接地影响人体的身心健康。社会政治、经济、文化等变动，例如战争、社会角色、地位变化、人际关系不和谐、工作不顺利、婚姻或家庭破裂、生活遭遇等，都是导致七情内伤的常见因素。

2. 疾病因素　急性发病或长期患病，导致脏腑功能失常，阴阳失调，精气血津液不足，则精神情志活动会受到不同程度的影响，导致情志内伤。不良的情志刺激可影响脏腑、气血的正常生理活动；脏腑、气血等生理活动异常，则可表现为不同的异常情志反应。此外，不能正确对待疾病，也可表现为情绪低沉、忧郁寡欢、悲观失望等情志症状。

3. 体质因素　人体的心理适应能力有很大的差异性，情志活动由于禀赋因素、后天修养、年龄差别及正气盛衰等而不同，因此对不同强度的情志刺激就会出现不同程度的反应。心胸豁达、思想开朗、风格高尚、精力充沛的人，情志活动较少有大起大落；青少年、老年阶段是人体结构、功能活动变化较大的时期，情志变化相对较大。

此外，环境因素，如噪音、空气、水源污染等，亦可影响情志变动而导致疾病的发生。

（二）七情内伤的致病特点

七情内伤，常直接伤及脏腑，导致气机逆乱，气血失调而发生各种病变。

1. 直接伤及脏腑　人体各脏腑具有不同的功能特征，不同的情志刺激，可对各脏腑产生不同的影响。例如怒伤肝，喜伤心，思伤脾，悲、忧伤肺，惊、恐伤肾。五脏之中，尤以心、肝、脾三脏与情志活动关系密切。心主血藏神，肝藏血主疏泄气机，脾乃气血生化之源而为气机升降之枢纽，故情志所伤病证，以心、肝、脾三脏和气血失调为多见。例如思虑过度伤及心脾，暗耗心血，损伤脾气，导致心脾两虚，出现心悸怔忡、失眠多梦、食欲不振、腹胀便溏、倦怠乏力等症状。郁怒不解则伤肝，肝的疏泄气机功能失常，导致气机郁滞或上逆，可见胁肋胀痛、善太息，或头胀头痛、面红目赤等症；肝气横逆，犯及脾胃，又可出现肝脾不调、肝胃不和等证。但心为五脏六腑之大主，故情志病变尤其多损伤心神。

七情所伤，影响五脏，可单独发病，亦可相兼为病。例如忧思过度，伤及肺脾；大惊卒恐，损伤心肾等。

2. 影响脏腑气机　七情内伤致病，常表现为各种情志相关脏腑的气机失调，即所谓"怒则气上，喜则气缓，悲则气消，恐则气下……惊则气乱……思则气结"（《素问·举痛论》）。

怒则气上：气上，即气机上逆。过度愤怒伤肝，可使肝气上逆，症见头胀头痛、面红目赤、胸胁气满、呼吸急促等；气迫血升，血随气逆，则呕血，甚则昏厥猝倒。

喜则气缓：气缓，有缓和、怠缓、涣散之意。正常情况下，喜悦是一种良性刺激，能缓和紧张情绪，使气血和调，营卫通利。但暴喜过度，则使心气涣散，轻则心神不宁、心悸失眠、精神不集中，重则神不守舍、失神狂乱。

悲则气消：气消，指肺气消耗。悲哀过度，耗伤肺气，上焦不通，则见呼吸气短、声低息微、懒言乏力等症状。悲、忧皆为肺志。忧愁不解则伤肺，常导致肺气郁滞，气机闭塞，可见胸闷气短、呼吸不畅等症状。

恐则气下：气下，即气机下陷。过度恐惧则伤肾，致使气陷于下而不升，肾气不固，可见二便失禁、遗精滑泄等症。

思则气结：气结，即气机郁结。思虑过度，劳神伤脾，使脾气郁结，中焦不畅，脾失健运，可见食欲不振、脘腹痞满、大便溏泄、倦怠乏力等症状。

惊则气乱：气乱，指气机紊乱。突然受惊，伤及心肾，导致心神不定，气机逆乱，肾气不固等病机变化，可见惊悸不安、慌乱失措，甚则神志错乱，或二便失禁。

七情内伤，影响脏腑气机，虽然具有一定的规律，但不能一概而论。临床常可见到一种情志过激伤及多脏，或多种情志异常共伤一脏，导致气机失调的复杂变化。因此不可机械对待，墨守成规，应综合考虑病情，具体情况具体分析。

3. 情志波动，影响病情　良性的情志活动，有利于疾病好转或恢复；不良的情志变化，则能加重病情。剧烈的情志变动，既可以引起新的疾病，又可使原有疾病病情加重，甚至恶化。

二、饮食失宜

饮食是人类生存不可缺少的物质来源。正常合理的饮食所化生的水谷精微，是化生气血，维持人体生命活动和健康的基本条件。饮食物从口而入，主要依靠脾胃的运化功能，通过小肠、大肠、三焦等脏腑的协同作用，完成消化、吸收、传导、排泄过程。

饮食失宜即不合理的膳食，包括饮食不节、饮食不洁、饮食偏嗜等。饮食失宜，主要损伤脾胃，影响脾胃的运化功能，导致脾胃纳运失调，升降失常，燥湿失和，并可郁而化热，聚湿生痰，导致多种疾病。

（一）饮食不节

饮食不节是指饮食质量或时间没有节制，没有规律，如饥饱失常或不能按时饮食等。

1. 饥饱失常　食量过少或者过多均可导致疾病。食量过少，即人体长期处于饥饿状态。由于长期摄入不足，水谷精微缺乏，可导致气血衰少，脏腑功能减退，正气虚损。若人体正气虚弱，功能减退，抗病能力低下，易罹患多种病证。食量过多，饮食停滞，则损伤脾胃，导致消化吸收功能障碍，出现脘腹胀满、嗳腐吞酸、呕吐泄泻等症状，故有"饮食自倍，肠胃乃伤"之说。经常饮食过饱，饮食停滞胃肠，不仅可致消化不良，亦可影响气血运行，经脉郁滞，出现下痢、便血、痔疮等。若过食肥甘厚味，"肥则令人内热，甘则令人中满"，易于化热生痰，出现痈疽疮毒等病证，甚至引起消渴病。

小儿脾胃功能较弱，加之饮食不能自制，故多为饥饱失常所伤。饮食过少，营养缺乏，可影响正常的生长发育。饮食过量，乳食无度，食滞日久，可郁而化热。若过食肥甘生冷，又可聚湿生痰。婴幼儿乳食不节，影响脾胃功能，乳食停聚不化，经久不愈，日渐羸弱，则成"疳积"，出现手足心热、心烦易哭、脘腹胀满、面黄肌瘦等症状。

2. 饮食无时　人类定时而有规律地进食，胃肠能虚实更替地传化水谷，则消化吸收功能正常，水谷精微输布全身。饮食无时，或朝食暮废，或朝常不食，久之常可损伤脾胃，导致脾胃病变。

此外，在疾病过程中，饮食不节还可能使病情复发或迁延，称为"食复"。如在热性病中，疾病初愈，脾胃尚虚，饮食过量或吃不易消化的食物，常常导致食滞化热，与余热相合，使热邪久羁而引起疾病复发或迁延不愈。

（二）饮食不洁

饮食不洁是指饮食不清洁卫生，或进食腐败变质有毒的食物，或误食毒物等。

饮食不洁净会导致多种胃肠疾病，出现腹痛、吐泻、痢疾等病证；或引起寄生虫病，如蛔虫、蛲虫、绦虫病等，临床表现为时常腹痛、嗜食异物、面黄肌瘦等症。若蛔虫窜入胆道，还可出现上腹部剧痛、时发时止、吐蛔、四肢厥冷的"蛔厥"。若进食腐败变质有毒的食物，可致食物中毒，出现腹痛、吐泻等症，甚至昏迷或死亡。

（三）饮食偏嗜

饮食物也有寒热温凉的不同性能和酸苦甘辛咸的不同味道。饮食结构合理，五味调和，寒温适中，无所偏嗜，脾胃功能才能正常运化，人体才能获得各种必需的营养物质。

饮食偏嗜是饮食偏于个人嗜好，膳食结构失宜。如饮食过寒过热，或五味有所偏颇，或过度饮酒等，均可导致阴阳失调，或某些营养缺乏。

1. 寒热偏嗜　饮食不应按照个人嗜好而偏食过寒或过热之品。若偏食生冷寒凉，则可损伤脾胃阳气，致寒湿内生，发生腹痛、泄泻等病证；偏食辛温燥热，可使胃肠积热，出现口渴、腹满胀痛、便秘痔疮，或口舌生疮、牙痛龈肿等病证。

2. 五味偏嗜　食物五味可以营养人之五脏，但五味用之不当则可损伤人之五脏。五味与五脏各有所喜，即五味对五脏具有一定的选择性作用。如酸先入肝，苦先入心，甘先入脾，辛先入肺，咸先入肾。如果长期嗜食某种食物，就会使该脏腑功能偏盛，久之则破坏脏腑间的协调关系，发生脏腑之间的病理传变。例如味过于酸，导致肝盛而乘脾；味过于咸，导致肾盛而乘心；味过于甘，导致脾盛而乘肾；味过于苦，导致心盛而乘肺；味过于辛，导致肺盛而乘肝等。因此，饮食五味应当适宜，平时饮食不要偏嗜，病时注意饮食宜忌。对于疾病，"药治不如食治"，食与病相宜，能辅助治疗，促进疾病好转，反之则加重病情。

3. 偏嗜饮酒　饮酒适量，可宣通血脉，舒筋活络。但偏嗜饮酒，长期、过量饮酒，可损伤肝脾，导致疾病。酒性既热且湿，偏嗜饮酒，易于内生湿热，临床可见脘腹胀满、胃纳减退、口苦口腻、舌苔厚腻等症状，甚至引起酒精中毒，危及生命。

三、劳逸过度

正常劳作和运动，有助于气血流通，增强体质。适当休息，有利于消除疲劳，恢复体力和脑力。劳逸得当，有益于身体健康。

劳逸过度，指劳逸失当而有悖常理的致病因素，包括劳倦过度和安逸过度两方面。劳倦过度，超过人体生理活动的适应能力；或安逸过度，导致人体生理功能减弱，就会损伤机体而引起疾病的发生。

（一）过劳

过劳，指过度劳累，又称劳伤、劳倦，包括劳力过度、劳神过度和房劳过度三个方面。

1. 劳力过度　又称"形劳"，多因长时间持续劳作，得不到适当的休息以恢复体力，使身体始终处于疲劳状态，以致积劳成疾；或承受力不能及的持重、受压及超大强度的运动等，都可导致疾病发生而成为致病因素。

劳力过度主要伤气，如《素问·举痛论》说："劳则气耗。"劳力过度则喘息、汗出，导致气从内出，从外而越，因而损耗人体的精气。形体劳倦日久，亦可损伤脏腑，以脾病为多见，甚至导致虚劳病。常见症状如形体消瘦、精神疲惫、四肢倦怠、声低息微等。

此外，站立、行走、端坐等时间过长，亦可损伤筋骨肌肉而成疾患，即所谓"久立伤骨，久行伤筋，久坐伤肉"。

2. 劳神过度 称"心劳"或"神劳"，多因长时间的思考、谋虑、记忆等，劳心伤神；或工作压力大，精神长期处于紧张状态，得不到缓解，以致积劳成疾。

劳神过度主要损伤心脾，暗耗心血。心脾损伤则出现心悸、健忘、失眠、多梦及倦怠、纳呆、腹胀、便溏等症。亦可影响肝疏泄气机的功能，可见头昏目眩、急躁易怒等症状。

3. 房劳过度 又称"房劳"，房事过度，耗伤肾中精气，可致腰膝酸软、眩晕耳鸣、精神萎靡等肾虚症状，男子可见遗精早泄，甚则阳痿。

（二）过逸

过逸指因病或生活过于安闲，很少从事各种劳动和运动锻炼。长期形体少动，始则气血运行不畅，筋骨软弱，体弱神倦，发胖臃肿；继则脏腑功能减退，脾胃呆滞，心肺气虚，动则心悸、气喘、汗出乏力等，并可导致其他疾病，例如眩晕、胸痹、中风等。

第三节　病理产物性病因

病理产物性病因是继发于其他病理过程而产生的致病因素，故又称为继发性病因。在疾病过程中，由于外感病因、内伤病因的作用，引起气血津液代谢失调、脏腑经络功能异常等病理变化，可产生痰饮、瘀血、结石等病理产物。这些病理产物一经产生，又可引发机体更为复杂的病理变化，成为新的致病因素。可见病理产物性病因具有既是病理产物，又是致病因素的双重特点。

一、痰饮

痰饮是人体水液代谢障碍所形成的病理产物，属于继发性病因。稠浊者为痰，清稀者为饮，痰又有"有形之痰""无形之痰"之别。所谓有形之痰，系指视之可见、闻之有声、触之可及有形质的痰而言，如咳出可见之痰，喉间可闻之痰鸣，体表可触之瘰疬、痰核等。所谓无形之痰，系指由水液代谢障碍所形成的病理产物及其病理变化和临床表现而言，如梅核气等，虽然无形质可见，但却有征可察，临床上主要通过其所表现的症状和体征来分析，从而确定其因痰所致，采用祛痰的方法治疗能够取得较好效果。饮的性质较清稀，流动性较大，多停留在人体的脏腑形体间隙或疏松部位，如肠胃、胸胁、胸膈、肌肤等。因停留的部位不同，症状各异，故有痰饮、悬饮、溢饮、支饮等不同病名。

痰饮与水湿，皆为水液代谢失常所致，异名而同类，皆为阴邪，但有区别：稠浊者为痰，清稀者为饮，更清者为水，湿则呈弥散状态。湿聚为水，积水成饮，饮凝成痰，四者有密切的关系。因此，有时水、湿、痰、饮不予严格区分，例如水湿、水饮、痰湿、痰饮等可相提并论。

（一）痰饮的形成

痰饮形成的原因较为复杂，无论是外感病因，或者内伤病因，甚至病理产物中的瘀血、结石均可导致津液停聚而成。

外感六淫、疫疠之气、内伤七情、饮食劳逸、瘀血、结石等致病因素是形成痰饮的初始病因。肺、脾、肾等脏腑的生理功能失常，是形成痰饮的中心环节。肺主通调水道，为水之上源；脾主运化，防止水湿停聚；肾主水，为水液代谢之本；三焦为水液运行的通道。由于外感、内伤及其他病理产物性病因的作用，影响脏腑的气化功能，导致肺、脾、肾及三焦主司水液代谢的生理功能失常，水湿停聚，从而形成痰饮。例如肺失宣降，水液输布、运行、排泄障碍；脾失健运，水液停聚；肾之蒸腾气化失职，水液内停；三焦气化失常，水道不利等，皆可导致水液代谢失常，为痰为饮。其他如心、肝等脏腑的病变，亦可形成痰饮。例如肝气郁结，气机阻滞，气不行水，水液停蓄而成痰饮；心阳不振，胸阳痹阻，行血无力，湿浊聚积而成痰饮等。

各种致病因素引起肺、脾、肾及三焦等脏腑生理功能失常，导致水液代谢障碍，水湿停聚，形成病理产物，凝而成痰，积而为饮。所以说水液代谢障碍是形成痰饮的病理基础。

（二）痰饮的致病特点

痰饮形成之后，作为致病因素可导致更为复杂的病理变化。痰随气升降流行，内而脏腑，外至筋骨皮肉，无处不到，可形成多种病证，因此有"百病多由痰作祟"之说；饮则多留积于肠胃、胸胁、胸膈、肌肤等处，引发各种病证。由于痰饮停滞部位不同，临床表现因之而异。但痰饮同为水液代谢障碍的病理产物，作为继发性病因，又有着共同的致病特点。

1. 易阻气机，壅塞经络 痰饮多为有形的病理产物，而无形之痰亦为脏腑功能失调所致，故痰饮停滞，易于阻滞气机，使脏腑气机升降出入异常；痰饮阻滞经络，易于导致经络壅塞，气血运行受阻。例如痰饮在肺，肺失宣降，出现咳嗽喘息、胸部满闷，甚则不能平卧；痰结咽喉，气机不利，则见咽中梗阻，如有异物，吐之不出，吞之不入；痰流注肢体，则使经络阻滞，气血运行不畅，则见肢体麻木、屈伸不利，甚则半身不遂；痰结于经络筋骨，则可致痰核、瘰疬、阴疽、流注等病证；饮停肠胃，气机升降失常，则见恶心呕吐、腹胀肠鸣等病证；饮停胸胁，气机阻滞，则见胸胁胀满、咳唾引痛等症状。

2. 易扰心神 痰浊内扰，影响及心，扰乱神明，可见一系列神志异常的病证。例如痰浊上蒙清窍，可见头昏目眩、精神不振等症状。痰迷心窍，扰乱神明，可见神昏、痴呆、癫证等病证；痰郁化火，痰火扰心，可见神昏谵语，甚则发狂等病证。

3. 症状复杂，变化多端 痰之为病，无所不至，其病理变化多种多样，临床表现异常复杂，故有"怪病多痰"之说。痰病可表现为胸部胀闷、咳嗽痰多、恶心呕吐、肠鸣腹泻、心悸眩晕、癫狂痫病、皮肤麻木、皮下肿块，或溃破流脓、久而不愈。饮之为病，可表现为咳喘、水肿、泄泻等。

4. 病势缠绵，病程较长 痰饮为水液代谢障碍所形成的病理产物，与湿邪类似，具有黏滞的特性，致病缠绵，病程较长，难以速愈。例如咳喘、眩晕、胸痹、癫痫、中风、痰核、瘰疬、瘿瘤、阴疽、流注等，多反复发作，缠绵难愈。

二、瘀血

瘀血是血液运行障碍、停滞所形成的病理产物，属于继发性病因，包括离经之血停积体内，以及阻滞于脏腑经络内的运行不畅的血液。瘀血又称"蓄血""恶血""败血""衃血"等。

瘀血具有病理产物与致病因素的双重性，因病致瘀，因瘀导致新病。瘀血和血瘀的含义不同：瘀血是能导致新的病变的病理产物，为病因概念；血瘀是指血液运行不畅的病理状态，为病机概念。

（一）瘀血的形成

血液正常运行的基本条件是心的行血、脾的统血、肝的藏血、肺的助心行血等脏腑功能正常；气的推动、温煦、固摄功能正常发挥；血液充盈，寒温适宜；脉道完整、通利等。任何原因引起五脏功能失常、气血功能失调、经络涩滞不畅等，皆可导致血液运行障碍而形成瘀血。

外伤、六淫之邪、疫疠之气、内伤七情、饮食、劳逸、痰饮、结石等致病因素是形成瘀血的初始病因。各种外伤可以直接形成瘀血，例如跌打损伤、闪挫扭伤、意外事故等，轻则伤及肌肤，重则伤及内脏，使血离经脉，不能及时消散或排出体外，停积体内，或运行不畅，形成瘀血。其他各种病因在作用于人体后，引起气血运行失调、五脏功能失常，才能形成瘀血。

气血运行失调是形成瘀血的病理基础。一是气虚致瘀：气为血之帅，气能行血、摄血。气虚无力推动血液运行，则致血行迟缓涩滞；气虚无力统摄血液，血溢脉外，不能及时消散或排出体外，则停积体内，而致瘀血。二是气滞致瘀：气行则血行，气滞则血瘀。气滞常可导致瘀血。外邪阻气、情志郁结、痰饮壅塞、结石梗阻等，皆可致气机阻滞，影响血液正常运行，使血液迟滞不畅，而致瘀血。三是血寒致瘀：血得温则行，得寒则凝。外感寒邪，或阳虚内寒伤阳，阳气受损，失去温煦推动之功能，可致血行不畅；寒为阴邪，其性凝滞收引，感寒之后，寒邪使血行涩滞，经脉拘急，皆可导致瘀血。四是血热致瘀：热入营血，血热互结；或外感温热之邪，脏腑郁热内发，火热邪气煎熬津血，血行不畅；热邪灼伤脉络，血溢脉外，积存体内，均可形成瘀血。

此外，还有津亏致瘀：由于高热、烧伤，或大汗、剧烈吐泻等因素导致津液亏损，血行不畅，亦可形成瘀血。

脏腑功能失常是形成瘀血的重要环节。心气不足，心阳不振，无力推动血行，可见瘀阻心脉。肺气虚损，不能助心行血，则血行涩滞；肝失疏泄，气机郁滞，气滞则血瘀。脾失统摄，肝不藏血，血溢脉外，停积体内，可见皮下瘀血及内脏瘀血。

另外，疾病失治、治疗不当，或久病入络，亦可形成瘀血。例如治疗出血，专事止血；或过用误用寒凉，致使离经之血凝而不得温化，未离经之血郁而不畅，均可导致瘀血。叶桂"初病在气，久病在血"之论，即说明各种病证久治不愈，由浅入深，势必影响血液运行而致瘀血。

（二）瘀血的致病特点

瘀血形成之后，不仅失去正常血液的濡养作用，而且作为致病因素又会阻滞气机，影响血行，新血不生，损伤内脏等病理变化，导致人体诸多部位、症状复杂多变的疾病。

1. 瘀血致病的病机特征

（1）阻滞气机　气能行血，血能载气。瘀血停滞脏腑经络，或血行不畅，易于阻滞气机，导致气的升降出入失常。因此，瘀血常与气滞并见，而气滞又可加重瘀血，两者相互影响，互为因果，久之形成恶性循环，引发更为错综复杂的病理变化。

（2）瘀塞经脉　瘀血阻于经脉之中，可致血运不畅，或血行停蓄，血液不能正常运行，受阻部位得不到血液的濡养，局部可出现疼痛、癥积肿块；经脉瘀塞不通，血液不得归经，血溢脉外，则可见出血等病变。

（3）伤及脏腑　瘀血停滞脏腑，可导致脏腑功能失常，出现各种症状。例如心血瘀阻，可见心悸气短、心胸憋闷、心前区隐痛或刺痛阵作，或牵引左臂内侧而痛，甚则唇舌青紫、汗出肢冷；肺部瘀血，可见呼吸困难、胸痛胸闷、气喘咳嗽、咳血，或咳出粉红色泡沫样痰；瘀血结于胁下，渐成癥积，可见胁肋刺痛、腹胀纳呆；若脉络滞塞，则见腹部脉络怒张、面色青黑；胃肠瘀血，可见胃脘刺痛、拒按、痛处固定，或见呕血、便血，或大便色黑如漆；瘀阻胞宫，可见小腹疼痛拒按，或有痛经、闭经、月经不调、经色紫暗有块，或崩漏下血；瘀阻脑络，则见头痛、头晕，或肢体活动障碍等。

瘀血不去会影响血液的运行，导致脏腑功能异常，而使新血不生，出现脏腑组织失于濡养的临床症状，如面色黧黑、肌肤甲错等症。

2. 瘀血致病的症状特征

（1）疼痛　瘀血所致疼痛的特点多为刺痛、痛处固定、拒按、夜间加重。多因经脉阻滞不通和局部失养而致。

（2）肿块　局部可见青紫肿胀，瘀积脏腑则形成癥积，按之有形、质地较硬、固定不移。多因瘀血阻滞经脉、脏腑，或外伤而致。

（3）出血　血色多呈紫暗，或夹有瘀块。多因瘀血阻滞，经脉瘀塞不通，血液不得归经，血溢脉外而致。

（4）紫绀　面部、爪甲、肌肤、口唇青紫。多因瘀血停滞，失去正常血液的濡养作用而致。

（5）舌象　舌质紫暗，或有瘀点、瘀斑，或舌下静脉曲张等，为瘀血最常见最特异性的指征。

（6）脉象　常见脉细涩、沉弦，或结代。

此外，瘀血致病也可兼见面色黧黑、肌肤甲错、善忘等症状。

三、结石

结石是指体内湿热浊邪蕴结不散，或久经煎熬形成的砂石样病理产物，属于继发性病因。结石可发生于机体的许多部位，以肝胆、肾、膀胱和胃为多见。

结石是有形质的病理产物，其形状各异，大小不等，可见有泥砂样结石、圆形或不规则形状结石等。

（一）结石的形成因素

结石形成的原因比较复杂，常与饮食、情志、服药及体内寄生虫等因素有关。

1. 饮食失宜　嗜食辛辣，过食肥甘炙煿，或嗜酒太过，酿成湿热，影响肝胆使之疏泄失常，胆汁排泄不利，郁积日久，则蕴结成石，发为肝胆结石。若湿热下注，蕴结下焦，日久煎熬积结则可形成肾或膀胱结石。若空腹进食大量柿子或黑枣等，特别是未成熟或未去皮的新鲜柿子，于胃中凝结形成团块则为胃石。此外，某些地域的水质也可能促使结石形成。

2.情志内伤　情志所伤，气机郁滞，肝失疏泄，胆汁排泄不利，郁滞化热，煎熬日久，可形成肝胆结石。

3.寄生虫感染　虫体或虫卵往往成为结石，如蛔虫侵入胆道可引起胆汁疏泄不利，导致结石的形成。

4.服药不当　长期过量服用某些药物，常见的有碱性药物，磺胺类药物，钙、镁、铋类药物等，致使脏腑功能失调，或药物及其代谢产物残存体内，可诱发结石形成，例如肾结石、胃结石等。

另外，结石的发生还与年龄、性别、体质、生活习惯有关，也可因受其他疾病的影响而形成。

（二）结石的致病特点

结石致病主要与其所在的部位、形状大小等因素密切相关。结石较小，表面光滑，有时不出现任何症状；若结石较大，形状不规则，则症状典型。

1.多发于肝、胆、胃、肾和膀胱等脏腑　肝胆主胆汁的生成与疏泄，胃主食糜通畅下降，肾和膀胱主尿液生成与排泄。胆汁、食物、尿液等宜疏通排泄而不宜涩滞壅塞，因此肝、胆、胃、肾、膀胱等为结石易成部位。这些脏腑的生理功能失调，可形成肝胆结石、肾结石、膀胱结石、胃结石等。

2.易阻气机，损伤脉络　结石为有形实邪，停留体内某些部位，易于阻滞气机，影响气血津液及水谷的运行，可见局部胀闷疼痛等症，程度不一，时轻时重。结石移动的过程中，易于损伤脉络，导致出血等症状。例如胃内结石，阻滞气机，影响水谷的腐熟通降，甚则结石下移，阻滞肠道，可引起上下不通的关格证；肝胆内结石，影响肝胆气机疏泄，可致胆汁排泄障碍，甚则出现黄疸；肾、膀胱结石，脏腑气化不利，可影响尿液的排泄，甚则损伤脉络，出现血尿。

3.阻塞通道，多发疼痛　结石停留体内，气血运行受阻，不通则痛。结石引起的疼痛，一般轻者为局部胀痛、隐痛，甚则出现剧烈的绞痛，或放射至邻近部位，常伴有冷汗淋漓、恶心呕吐，以阵发性、间歇性为多。例如胆结石，平素可见胁肋胀痛、口苦、厌油腻等症状，甚者可见右上腹绞痛，牵及右肩部；肾、输尿管结石可见腰部钝痛，发生梗阻、结石嵌顿时，可见腰及少腹部剧烈绞痛。

4.病程较长，轻重不一　结石多为湿热内蕴，日久煎熬而成，故大多数结石的形成过程缓慢。结石的大小不等，停留部位不一，其临床表现各异。

痰饮、瘀血、结石三种病理产物性致病因素，既相互区别，又相互影响。痰饮停聚，阻滞气血，可形成瘀血、结石；瘀血、结石内阻，亦可影响水液代谢，形成痰饮。临床常有痰瘀并见、痰饮结石相兼等病变。

第四节　其他病因

疾病发生的原因，除外感、内伤和病理产物形成的病因之外，尚有外伤、寄生虫感染、环境污染、医源因素和先天因素等。

一、外伤

外伤主要指因外力导致的损伤，包括跌打损伤、持重努伤、枪弹伤、利器损伤、意外事故、化学伤、电击伤、烧烫伤、冻伤、虫兽咬伤等，主要伤及皮肤、肌肉、筋骨等部位。

1. 外力损伤　跌打损伤、持重努伤、枪弹伤、利器损伤，轻者可引起受损部位皮肤、肌肉、筋骨的损伤，如瘀血肿胀、出血、筋伤、骨折、关节脱位等；重者除损伤皮肤、肌肉、筋骨外，往往伤及内脏，或因出血过多，导致气随血脱、亡阳虚脱等后果，甚至死亡。

2. 烧烫伤　烧烫伤，即水火烫伤，又称"火烧伤""火疮""火伤"等，主要是高温所引起的灼伤，其中包括高温液体、蒸气、物品等，例如沸水（油）、烈火、电热等作用于人体所造成的损害。

烧烫伤总以火毒为患。机体遭受烧烫伤害，轻者损伤肌肤，受伤创面红、肿、热、痛，伴见烙痕或起水疱；重者则损伤肌肉、筋骨，痛觉消失，或苍白干燥，或蜡黄、焦黄，甚或炭化。严重烧烫伤，除创面较大外，常可因热毒炽盛，伤津脱液，火毒内攻，侵及脏腑，伤及心神，出现躁动不安、发热口渴、尿少尿闭，以及狂乱、谵语等精神症状，甚至亡阴、亡阳而致死亡。

3. 冻伤　冻伤是指人体因遭受低温侵袭而引起的局部或全身性损害，以冬季较为常见。寒冷过度是造成冻伤的重要条件。温度越低，受冻时间越长，冻伤程度越重。全身性冻伤，是阴寒过盛，阳气受损，失于温煦，血行凝滞，则出现寒战、体温逐渐下降、面色苍白、唇舌爪甲青紫、感觉麻木、神疲乏力，或昏睡、呼吸减弱、脉迟细等症，如不救治，可致死亡。局部冻伤多发生于暴露部位，例如手、足、耳郭、鼻尖、面颊等。寒性收引，经脉挛急，气血运行不畅，初起局部皮肤苍白、冷麻，继则出现紫斑肿胀、水疱，甚或皮肉紫黑、溃破等病变，形成"冻疮"。

4. 虫兽伤　虫兽伤可概括为虫蜇伤、兽咬伤及毒蛇咬伤三大类。

虫蜇伤多见蜈蚣咬伤，蜂、蝎、蚂蚁、毛虫蜇伤，这些虫类通过其毒刺、毒毛刺蜇或口器刺吮损伤人体而致病；兽咬伤常见疯狗咬伤，有烦躁、惶恐不安、恐水、恐声、恐风等特殊症状；毒蛇咬伤时因不同毒蛇含有不同毒汁，对人体的损害也各不相同。

虫兽所伤，轻者见局部疼痛、肿胀、出血；重者可损伤内脏，或出现全身中毒症状，如高热神昏、神志恍惚、肢体抽搐；更甚者，可致死亡。

5. 化学伤　化学伤是指某些化学物质对人体造成的直接损害。其中包括化学药品（如强酸、强碱）、农药、有毒气体（如工业气体）、军用化学毒剂（如神经性毒剂、糜烂性毒剂、失能性毒剂、刺激性毒剂、窒息性毒剂等）、生活煤气及其他化学物品等。侵入途径可通过口鼻进入人体，或通过皮肤而吸收。人体一旦受到化学毒物的伤害，即可在相关部位，乃至全身出现相应病证。如局部皮肤黏膜的烧灼伤，或红肿、水疱，甚或糜烂；全身性症状如头痛头晕、恶心呕吐、嗜睡、神昏谵语、抽搐痉挛等，甚至死亡。

6. 电击伤　电击伤是指意外的触电事故或遭受雷击所造成的损害。在触电部位往往有程度不等的烧伤、血肿，面色青紫或苍白，脉搏细微，暂时或长时间不省人事，或惊厥、痉挛、僵直，甚或心跳呼吸停止，而致死亡。

NOTE

二、寄生虫感染

寄生虫是动物性寄生物的统称，人体常被蛔虫、钩虫、蛲虫、绦虫、血吸虫等寄生虫寄生并遭受其损害。寄生虫感染主要是通过进食污染虫卵的水和食物，或皮肤接触寄生虫而感染。不同的寄生虫，其致病特点不同。

寄生虫寄居于人体，消耗气血津液等营养物质，损伤脏腑生理功能，危害人体健康，导致寄生虫病的发生。

1. 血吸虫病   血吸虫又称为"蛊""水蛊"，借皮肤接触含尾蚴的疫水而感染，寄生于人体门静脉系统。血吸虫病初期病在肺卫，以发热恶寒、咳嗽、胸痛、发疹、身体倦怠为特点，继而见高热汗出、口渴神昏、腹痛、下痢脓血等里热症状。中期影响肝脾功能，见腹胀、胁下癥块。晚期肝郁脾壅，肾失气化，可见腹大、腹水、面黄肌瘦、精神委顿，甚则见多种出血证。

2. 蛔虫病   蛔虫寄生于肠中，喜扭结成团，扰乱肠胃气机，或致肠道壅塞不通。临床常见腹部疼痛，尤以脐周为多，时轻时重。轻者阵阵隐痛，或吐清涎；重者疼痛较剧，在腹部可触及条索状虫块，或呕吐蛔虫，或大便出蛔虫；更甚者，突发脘腹绞痛，伴恶心呕吐、吐蛔、神情烦躁、四肢厥冷，发为"蛔厥"。蛔虫寄宿日久，耗伤气血津液，脾胃功能虚弱，症见厌食或多食易饥、面色萎黄，或面部有白斑、巩膜有蓝斑，伴睡时磨牙易惊、经常鼻痒、吐涎、机体消瘦、生长发育迟缓等。

蛔虫致病除肠道症状外，有时可引起严重的并发症，如胆道蛔虫病、肠梗阻等。

3. 蛲虫病   蛲虫一般寄生于人体的小肠下端、大肠内，多见于幼童，可在家庭和幼儿园中引起流行，症状以肛门奇痒、夜间尤甚、睡眠不安为特点，肉眼可见肛门周围有蠕动的细小白色虫体。病久可伤人脾胃，耗伤气血，症见胃纳减少、身体消瘦等。

4. 钩虫病   钩虫成虫寄生于人体小肠引起钩虫病。钩虫幼虫侵入肌肤初期，可见手足皮肤局部奇痒。钩虫成虫致病以贫血、营养不良、胃肠功能失调为主要表现，重者可致发育障碍及心功能不全。

5. 囊虫病和绦虫病   绦虫，古称"寸白虫""白虫"，多因食用生的或未煮熟的含有囊尾蚴的猪肉或牛肉而感染。其幼虫可寄生于皮下、肌肉、筋脉或脑及各胂脏器，导致囊虫病，致病见皮下结节，或癫痫、脑膜炎、痴呆，或相应脏器的功能失常。其成虫寄生于肠道，导致绦虫病，致病多见食欲亢进、面黄体瘦、神疲乏力、腹痛、腹泻，大便中可见白色体扁的虫体节片。

三、医过

医过是指由于医生的过失而贻误和加重病情，或致生他疾的致病因素。

(一) 医过的形成

医过的形成多由于医生缺乏职业道德，对病人不负责任，或医术不高，而致贻误病情，或变生他疾。

1. 言行不当   医生语言粗鲁、态度生硬、举止鲁莽、行为不端等，均会给病人带来不良刺激，增加病人的思想负担，从而使病情加重，甚至产生新的病证。

2. 处方草率   医生诊治时漫不经心，所开处方用字不规范，故意用别名、僻名，字迹潦草，难以辨认等均可对治疗产生不利影响。轻者病人在疑惑不信任状态下服用，不利于治疗，或处方药味难辨而耽误治疗时间；重者可贻误治疗，甚至错发药物而致医疗事故的发生。

3. 误诊误治　医生医术不高或诊治时粗心大意，使诊治有失，辨证不准，以致用药失误，或动作粗鲁、手法操作不当，往往会造成医疗差错或事故，给病人造成不应有的损失。

（二）医过的致病特点

医过致病，一是易致病人情志异常波动，二是往往加重病情，变生他疾。不同的医过方式可造成不同的病证。言行不当类似七情致病；处方草率、误诊误治对病人造成的损害同于药邪；操作不当则与外伤致病相近。

四、药邪

药邪是指因用药不当而导致疾病发生的一类致病因素。药物有四气五味，可以治病，但有大毒、常毒、小毒、无毒之分，如果医生不熟悉药物的性味、功效、常用剂量、毒副作用、配伍禁忌而不合理地使用药物，或病人不遵照医生指导而盲目用药，非但不能疗疾，反而会导致疾病，甚至发生药物中毒。

（一）药邪的形成

1. 用药过量　用药剂量过大，或用药时间过长，均可造成用药过量。使用有毒中药过量，可造成急性药物中毒或蓄积性中毒；即使无毒中药，其所含的生物活性成分除治疗作用外，过量亦有不同的副反应。

2. 炮制不当　含有毒性的药物，经过适当炮制后可中和或减轻毒性。例如乌头火炮或蜜制，半夏姜制，附子浸漂、水煮，可以减轻毒性。若炮制不当或未经炮制即入药，则可致中毒。

3. 配伍不当　中药使用有配伍原则，不同中药合理配伍可加强疗效，降低副作用；但某些药物配伍不当、相互合用，则会使毒性增加。例如中药的"十八反""十九畏"就是对药物配伍禁忌的概括。临床上用药配伍不当可致中毒，或导致其他疾病。

4. 用法不当　用药讲究煎煮方法、服用方法、禁忌事项等，用法不当也会致病。

5. 滥用补药　人们为身体健康或延年益寿的需要，喜进补药。虚证当补，未虚不可滥补。滥用补药不仅可以助邪益疾，也可由于补药性味之偏而致病。

（二）药邪的致病特点

1. 药物中毒　药邪可以引起药物中毒症状。中毒症状的轻重与毒性药物的成分、剂量有关。中毒后轻者头晕、心悸、恶心呕吐、腹痛泄泻、舌麻等；重者嗜睡，或烦躁、黄疸、紫绀、出血、昏迷，乃至死亡。还可导致药物过敏，轻则出现荨麻疹、湿疹、哮喘、恶心呕吐、腹痛泄泻等症状，重则可见厥脱。

2. 加重病情，改变病性　药邪不仅对治疗疾病无益，有时还可使病情加重，引起其他疾病的发生。例如药物中毒、药物过敏等，可导致脏器损害；孕妇用药不当，还可致流产、畸胎等。

五、先天因素

先天因素是指人未出生前因父母体质或胎儿发育过程中已经潜伏着的可以致病的因素，包

NOTE

括遗传因素、胎传因素。遗传因素是指亲代与子代之间，通过遗传信息传递所形成的致病因素。胎传因素是指在胚胎发育过程中，各种因素通过母体作用于胎儿所形成的致病因素。遗传因素和胎传因素，都会导致胎儿或出生后机体结构和功能异常的疾病。

（一）遗传因素

遗传因素是由父母亲的遗传信息传递形成的致病因素，可导致遗传性疾病。其主要特点是：病人在亲祖代和子孙代中有一定的数量比例，近亲婚配所生育的子代中遗传病的发病率较高，单卵双生比异卵双生患病的机会大得多。例如某些出血性疾病（血友病）、癫狂痫（精神分裂症、癫痫）、消渴（糖尿病）、多指（趾）症、眩晕和中风（高血压病）、多囊肾、色盲、近视及过敏性疾病等。

（二）胎传因素

胎传因素包括精神刺激、用药不当、起居不慎、饮食所伤等，通过母体影响胎儿的生长发育，所致胎传性疾病多在婴儿出生时就已显示出症状和体征，也有一些在出生时并无症状，随着个体不断发育，逐渐显现出来。例如父母体衰，气血虚弱所致胎弱；胎儿期间感染父母所患的梅毒、艾滋病病毒、乙肝病毒等邪毒，或受母体火毒，出生后因遗毒、胎毒而发生疮疹和梅毒等病。

第七章　病　机

病机，即疾病发生、发展与变化的机理。尽管疾病的种类繁多，临床征象错综复杂、千变万化，各种疾病、各个症状均有其自身的发病机制。但是就其共性而言，不外乎邪正盛衰、阴阳失调、气血津液失常及"内生五邪"等病机变化。

疾病是与健康相对而言的，机体内环境与外环境之间的协调平衡因某种致病因素作用，生理活动异常，气血阴阳失去协调平衡，导致疾病的发生。疾病的发生和变化，虽然主要与人体的正气与致病邪气两方面相关，但影响发病的因素很多，除正气、邪气外，还与生活环境、工作环境、体质特点、精神状态等有密切的关系。

第一节　发病原理

发病即指疾病的发生（包括疾病复发）。人体在一定的致病因素作用下，正气与致病邪气之间的斗争，使人体的某些平衡协调状态遭到破坏，出现脏腑、经络、形体官窍的功能活动或形态结构异常，或气、血、津液、精的耗损与代谢失常，表现出一定的临床症状，并不同程度地影响正常的生活与劳动能力，从而发生疾病。

一、发病的基本原理

疾病发生的因素虽然十分复杂，但总其大要，不外乎人体本身的正气和致病邪气两个方面。正气，简称"正"，与邪气相对而言，是指人的生理功能活动及其对病邪的抵抗能力、对外界环境的适应能力和对损伤组织的修复能力等。正气是随着人体的生长发育及人体在不断适应自然的过程中逐渐完善起来的，具有抵御、消除各种有害因素，使人体免受病邪伤害，而一旦受到损害则能促使其康复的能力。邪气，简称"邪"，泛指各种致病因素，包括六淫、疫病邪气、七情内伤、劳逸损伤及各种病理产物（如痰饮、水湿、瘀血、结石、宿食）等。这些因素都具有损伤人体的正气，破坏脏腑组织器官的功能活动及形态结构的特性。因此疾病的发生，是在一定条件下邪正斗争的反映。

（一）正气不足是疾病发生的内在根据

中医发病学十分重视人体的正气，强调人体正气在发病过程中的主导作用，认为正气充足，卫外固密，病邪难于侵犯人体，疾病则无从发生，或虽有邪气侵犯，正气亦能抗邪外出而免于发病。所以说："正气存内，邪不可干。"（《素问·刺法论》）只有在人体正气相对虚弱，卫外不固时，邪气方能乘虚而入，导致病理性损害，从而发生疾病。因此说："邪之所凑，其气必虚。"（《素问·评热病论》）《灵枢·百病始生》也指出："风雨寒热不得虚，邪不能独伤

NOTE

人。卒然逢疾风暴雨而不病者，盖无虚，故邪不能独伤人。"可见，正气不足是疾病发生的内在根据，是矛盾的主要方面；当然人体正气的抗邪能力也有一定限度，若邪气过盛，或邪气的致病性较强，超过人体正气的抗邪能力，也可发病。

（二）邪气是疾病发生的重要条件

中医学强调正气在疾病发生过程中的主导地位，同时亦重视邪气在疾病发生中的重要作用。任何邪气都具有不同程度的致病性，在正气相对不足的前提下，邪气的入侵则是疾病发生的重要条件，如六淫邪气伤人，就是外感病发生的外在因素。因此一般情况下，邪气只是发病的条件，并非是决定发病与否的唯一因素。但在某些特殊的情况下，邪气也可以在发病中起主导作用，如疫气是一类具有强烈传染性的邪气，对人体危害较大，不论老幼强弱，均可感染致病。故《素问·刺法论》说，"五疫之至，皆相染易，无问大小，病状相似"，并提出应"避其毒气"。其他如高温、电击、中毒等致病，即使正气强盛，也难免不受其害。

（三）正邪斗争的胜负决定发病与否

邪气一旦伤人，机体的正气必然奋起抗邪而引起邪正相争，正气与病邪斗争的胜负，不仅决定疾病的发生与否，而且关系到发病的轻重缓急。

1. 正胜邪却则不病　人生活于自然环境之中，自然界客观存在着各种各样的致病邪气，但并非所有接触的人都会发病，这是因为正气充足，卫外固密，邪不能侵入的缘故。即使有邪气侵犯人体，若正气强盛，抗邪有力，病邪入侵后亦能被正气及时消除，并不产生病理反应，可以不发病，此即正胜邪却。

2. 邪胜正负则发病　在正邪斗争的过程中，若邪气偏胜，正气相对不足，邪胜正负，便可导致疾病的发生。由于正气不足的程度、病邪的性质、感邪的轻重，以及邪气所中部位的深浅不同，疾病的发生也有轻重缓急之别。如感邪较重，邪气深入，则发病较急、较重；感邪较轻，邪在肌表，则发病较轻；正气不足，感邪较轻，则发病较缓等。

二、影响发病的因素

疾病的发生与内外环境都有密切的关系。外环境主要是指生活、工作环境，包括气候变化、地域特点、工作条件、居处环境等；内环境主要是指人体内部的差异性，包括体质特点、精神状态等。

（一）气候变化

四时气候的异常变化是滋生致病邪气的重要条件，可产生不同的病邪，导致季节性多发病。如春季气候温暖多风，易生风温病；夏季气候炎热，湿郁热蒸，易生暑热或湿热病；秋季气候干燥，易生燥病；冬季气候寒冷，易生寒病等。部分疾病的发生与流行，也与一定的季节气候有关。如麻疹、百日咳、感冒等多发生在冬春季节，痢疾等多发生于夏秋季节。此外，自然界气候的频繁变化，如时寒时温、忽晴忽雨、一湿一燥，人体难以适应和防护，亦可影响人体正气，导致正气相对不足而感邪发病。

（二）地域特点

不同的地域，由于自然条件、气候特点及水土的差异，常可影响人体正气，或滋生不同病邪，出现不同的常见病和多发病。《素问·异法方宜论》指出，地域高低、气候寒温之异，对人体健康有不同的影响。例如北方气候寒冷，易感寒邪致病；东南沿海，气候温暖，易生湿热，病多疮疡；江河流域、湖泊沼泽之地，地势低洼，水湿较盛，易生湿邪致病。有些地区，由于食物、饮水中缺乏人体必需的某些物质，常导致地方病的发生。如远离海洋，因其水土缺乏碘，可致瘿瘤等。

（三）生活、工作条件

生活习惯、工作环境对人体健康影响较大。如久居阴暗潮湿之处，易被寒湿邪气所伤，不但易致关节疼痛之类的疾病，而且亦可损伤人体的正气。特别是周围环境不良，如工业废气、废物、粉尘过多，杀虫药剂的广泛使用等，均可导致空气、水源、食物污染，严重危害人体的健康。此外，周围环境卫生较差，秽物淤积，蚊蝇孳生，亦是导致某些疾病传播的重要条件。各种外伤、虫兽所伤、中毒等，也与某些特定的外环境有关。

（四）体质特点

体质是指人体以先天禀赋为基础，在后天的生长发育和衰老过程中所形成的结构、功能和代谢上的个体特殊性。如《灵枢·寿夭刚柔》说："人之生也，有刚有柔，有弱有强，有短有长，有阴有阳。"这种个体差异性，与疾病的发生亦有密切的关系。一般来说，先天禀赋充实，后天饮食调养得当，加之适度的体育锻炼，则体质壮实，正气强盛，健康少病；若先天不足，后天失于调养，则体质较弱，正气较虚，易于患病。此外，不同的体质类型对某些致病因素或某些疾病具有不同的易感性。如瘦人多火，易得痨嗽；肥人多痰湿，易患中风等。清·吴德汉《医理辑要·锦囊觉后编》说："要知易风为病者，表气素虚；易寒为病者，阳气素弱；易热为病者，阴气素衰；易伤食者，脾胃必亏；易劳伤者，中气必损。"即阐述了不同体质类型与发病的关系。

（五）精神状态

精神状态的好坏是影响人体正气的重要因素之一。人的精神状态受情志因素的直接影响。若情志舒畅，精神愉快，气血和平，则脏腑功能协调，正气旺盛而健康少病。如果情志异常波动，或多思善虑、非忧即怒，或痴情妄想、所愿不得，或境遇变化、情绪低沉，或意外刺激、情绪紧张等，均可严重影响人体的精神状态，导致气血失调，脏腑功能失常，正气不足，易于感邪受病。因此，中医养生理论中十分强调调摄精神情志活动。《素问·上古天真论》说："恬惔虚无，真气从之，精神内守，病安从来。"说明调摄精神，可以增强人体的抗病能力，减少和预防疾病的发生。

三、发病形式

由于致病邪气的性质、感邪的轻重和致病途径等的不同，以及人体体质和正气强弱的差异，发病形式各不相同，主要有感而即发、伏而后发、徐发、继发、复发等。

（一）感而即发

感而即发，又称"卒发"或"顿发"，是指机体感邪后立即发病。这是一种常见的发病形式。感而即发者多见于以下几种情况：①新感外邪。外感六淫病邪致病，大多是感而即发的外感病。②疫病邪气致病。某些疫病邪气致病性和传染性强，病多卒发，而且所致病证也较危重。③情志骤变，如暴怒、大悲等剧烈的情志波动，可致气血逆乱而卒发病变。④中毒。如误

NOTE

食、误服有毒的食品、药物或吸入秽毒之气，或毒虫、毒蛇咬伤，可迅速引起中毒反应而发病，甚者致人死亡。⑤急性外伤。如金刃、枪弹、坠落、跌打、烧烫伤、冻伤、电击等，均可直接迅速致病。

（二）伏而后发

伏而后发，又称伏邪发病，是指机体感受某些病邪后，病邪潜伏于体内某些部位，经过一段时间之后，或在一定的诱因作用下发病，如破伤风、狂犬病、艾滋病及中医"伏气温病"等。隋·巢元方《诸病源候论·兽毒病诸候》说："凡猘狗（狂犬）啮人，七日辄一发，过三七日不发，则无苦也。要过百日，方大免耳。"《素问·生气通天论》说："冬伤于寒，春必病温。"《内经》开伏邪发病之先河，后世医家在此基础上，从外感、内伤等方面进行了探讨。就伏气温病而言，即指寒邪、热邪等潜伏于体内，在一定诱因作用下如气候变化、饮食所伤、情志波动等而诱发温热病，并且发病即为里热病变。对于伏邪致病的机理，古代医家大都认为感邪轻浅，正气不足，因而病不卒发，但邪气可乘虚潜藏伏匿，以致其病逾时而发。在内伤病变中，伏邪致病者也不少见。如痰饮内伏，日久不去，可在情志波动等因素诱发下致风痰阻络，发为中风、偏瘫等。

（三）徐发

徐发，又称缓发，指徐缓发病。徐发是与感而即发相对而言的。疾病徐发与致病邪气的性质，以及体质因素等密切相关。如外感病中的湿邪致病，因湿邪属阴，其性黏滞，故湿邪为病，多发病缓、病程长。某些年高体弱之人，正气较虚，虽感外邪，但由于机体反应能力低下，常可徐缓发病。在内伤病变中，必有徐缓发病者。如思虑过度、忧愁不释、房事不节、嗜酒成癖、嗜食膏粱厚味等致病，往往是积时日久，经渐进性病理变化过程，方可表现出明显的病变特征。

（四）继发

继发是指在原有疾病的基础上继发新的病变。继发病变必然以原发病为前提，二者之间有着密切的病理联系。如肝病胁痛、黄疸，若失治或久治不愈，日久可继发"癥积""鼓胀"。清·喻昌《医门法律·胀病论》说："凡有癥瘕、积块、痞块，即是胀病之根，日积月累，腹大如箕，腹大如瓮，是名单腹胀。"又如疟疾反复发作，日久可继发"疟母"（脾大）；小儿脾胃虚弱，消化不良或虫积日久，则可继发"疳积"等。

（五）复发

疾病的复发是指原病再度发作或反复发作。这是一种特殊的发病形式，也是一定条件下邪正斗争的反映。

1. 复发的特点　疾病的复发是指原有病变通过治疗或自身修复，经过一段相对静止过程后的再度发作。《素问·热论》说："热病少愈，食肉则复。""少愈"即是相对静止期。静止阶段，由于正气损伤未复，邪气将尽，病理反应并不强烈，疾病处于将愈而未愈的一种病理状态。此时由于脏腑组织形态结构的损害及气血津液等物质的耗伤未能完全修复，或某些病理产物未能彻底清除，若在某些因素的诱发下，或影响正气的恢复，或助长邪气之势，或新感其他病邪等，均可破坏这种相对静止状态，造成邪正之间再度激烈斗争，导致疾病复发或反复发作。

疾病复发的主要特点：一是任何疾病的复发，应是原有疾病的基本病理变化和主要病理特征的重现；二是疾病的复发，大都较原病有所加重，且复发次数愈多，病情越复杂；三是疾病的复发大都与一定的诱发因素有关。

2. 复发的因素　导致疾病复发的因素主要有以下几方面：

（1）食复　疾病初愈，合理的饮食调养有助于疾病康复。若进食过多，或进不易消化的食物，既不利于正气恢复，也可因宿食、酒热等而助余邪之势，以致疾病复发。如热病初愈，阴伤未复，余热未尽者，《素问·热论》说："食肉则复，多食则遗。"认为饮食不节，可助热势再燃，或致疾病日久难愈。

（2）劳复　凡病初愈，适当休息、调养，有利于机体正气的恢复。若过早操劳，动形耗气，或房事不节，精气更伤，或劳神思虑，损及气血，均可致阴阳不和，气血失调，正气损伤，使余邪再度猖獗而疾病复发。如水肿、痰饮、哮喘等内伤杂病，常可因劳伤正气或复感邪气而反复发作；外感病初愈之时，过度劳累，既耗正气，亦助邪势，易致疾病反复发作。如明·李梴《医学入门·伤寒瘥后》说："伤寒新瘥，津液未复，血气尚虚……盖劳则生热，热气乘虚还入经络，未免再复。"

（3）药复　疾病将愈，辅以药物调理，只要使用得当，亦是促进正气恢复的重要手段。用药一般以扶正不助邪，祛邪不伤正为原则。如果病后药物调理不当，或滥施补药，或补之过早、过急，则易导致邪留不去，引起疾病复发。如阴虚体质的湿热病，当"清凉到十分之六七，往往热减身寒"时，余邪并未尽去，若骤进温补药物，则可导致疾病复发，热势复燃。清·叶桂《温热论·论湿邪》对此告诫说："不可就云虚寒而投补剂，恐炉烟虽熄，灰中有火也。"

（4）重感致复　疾病将愈而未愈之际，复感外邪亦是导致原病复发的因素之一。如原病经过一个发展阶段之后，病变虽已进入静止期，但余邪并未尽除，而正气损伤未复，抗病能力低下，此时最易复感新邪而诱使原病复发。清·俞根初《重订通俗伤寒·伤寒复证》说："瘥后伏热未尽，复感新邪，其病多作。"复感新邪所致疾病复发，不仅可见原有病理变化的病变特征再现，而且又有新邪作用于旧病所产生的内外合病状态。

（5）其他因素致复　疾病的复发还与精神因素、地域环境、护理不当等有关。若情志波动过大，或猝然遭受强烈的精神刺激，不仅直接影响病后正气的恢复，也可使人体气血逆乱而导致原病复发。如温热病初愈之时，因触怒伤肝，易致肝火内炽，引动余热而使热势再燃。其他如地域环境的改变、护理不当等，亦可影响病后康复而导致原病再度发作。

（6）自复　指疾病初愈，不因劳损、饮食、药物、情志所致复发，亦不因外感新邪引发，而自行复发者。多由余邪在里，正气亏虚，无力祛邪，致使邪气暗长，旧病复发。明·吴有性《温疫论·劳复食复自复》说："若无故自发者，以伏邪未尽，此名自复。当问前得某症，所发亦某症。此外还有间发，即疾病呈间歇性发作，如痫病。稍与前药，以撤其余邪，自然获愈。"

总之，疾病的发生或疾病复发，主要取决于机体正气和致病邪气两个方面，是在一定条件下正邪相争而正不胜邪的病理反应。正气不足是发病的内在根据，邪气伤人是发病的重要条件。由于人体内外环境是影响人体正气、决定人体对致病因素的易感性，以及影响邪气形成和致病的条件，所以人体内外环境与疾病的发生有着密切的关系。

第二节　基本病机

　　基本病机是指机体在致病因素作用下所产生的基本病理反应，是疾病发生后病变本质变化的一般规律，也是其他各种病机的基础。基本病机主要包括邪正盛衰、阴阳失调、气血津液失常及"内生五邪"等。

一、邪正盛衰

　　邪正盛衰是指在疾病过程中，致病邪气与机体正气之间相互斗争所发生的盛衰变化。邪正斗争的消长盛衰，不仅关系到疾病的发展与转归，同时还决定着疾病的虚实病理变化。因此，从一定意义上说，任何疾病的发展演变过程，也就是邪正斗争及其盛衰变化的过程。

（一）邪正盛衰与病机的虚实变化

　　在疾病的发展变化过程中，正气和邪气之间不断进行斗争，必然会导致邪正双方力量的盛衰变化。随着邪正盛衰的消长，在疾病过程中则相应表现出或虚或实的病理状态。正如《素问·通评虚实论》说："邪气盛则实，精气夺则虚。"

　　1. 虚实的基本病机　实性病机主要是指邪气亢盛，正气未衰，以邪盛为矛盾主要方面的病理变化。亢盛的邪气包括外感六淫、内伤饮食、虫积，或痰饮、瘀血等病理产物留滞于体内等。邪气虽盛，但由于正气未衰，尚能积极地与邪抗争，从而形成正邪激烈相争，病理反应强烈，并表现出一系列以亢奋、有余、不通为特征的实性病理变化，如壮热、狂躁、声高气粗、腹痛拒按、痰涎壅盛、二便不通等。实性病机多见于外感病的初期和中期，或由于痰、食、水、饮、瘀血、结石等滞留于体内所引起的疾病。

　　虚性病机主要是指正气不足、邪不太盛，以正气亏虚为矛盾主要方面的病理变化。正气不足包括机体精、气、血、津液等物质的亏损，或脏腑、经络等生理功能衰退，抗病能力低下等。由于机体正气衰弱，而且邪亦不盛，邪正相争无力，难以出现剧烈的病理反应，从而表现出一系列以衰退、虚弱、不固等为主要特征的虚性病理变化，如神疲乏力、动则气喘、自汗出、畏寒肢冷、面容憔悴、身体消瘦等。虚性病机多见于疾病后期及多种慢性疾病的病理过程之中。

　　2. 虚实变化的病机　邪正盛衰不仅可以产生单纯的虚性或实性病理变化，而且在疾病过程中，尤其是一些慢性的、复杂的疾病，随着邪正双方力量的消长盛衰，还可以形成多种复杂的虚实病理变化。

　　凡邪气过盛而损及正气，或正气本虚而致实邪内生或复感邪气者，可致"虚实夹杂"性病变。"虚实夹杂"又称"虚实错杂"。其中以邪实为主，兼有正气不足者，称为"实中夹虚"。如邪热炽盛，消灼津液而致实热伤津，出现以高热、烦渴、尿少、齿舌干燥等为主要表现者即属此类。以正虚为主兼有痰饮、水湿、瘀血、结石、宿食等实邪停留，或复感邪气者，称为"虚中夹实"。如脾阳虚衰，运化无力，水湿内生，而见以食少神疲、四肢不温、腹胀水肿等为主要表现者即属此类。

　　在疾病发展变化过程中，邪气久留而大伤正气，或正气不足而变生实邪等，还可以导致

"虚实转化"的病理变化。其中先有实邪为病，继而耗伤正气，邪气虽去而正气大伤，病变可转化为以正虚为主的虚性病理，称为"由实转虚"。如湿邪伤人日久，耗伤脾胃阳气，转化为以阳气不足，运化无力，清气不升，或致脾不统血，而见以泄泻、眩晕、不思饮食、大便下血等为主要表现者即属此类。若先有正气不足，因推动、气化无力，而后内生痰饮、水湿、瘀血等病理产物积聚于体内，则可转化为以邪实为主的实性病理，称为"因虚致实"。如心阳不足，运血无力，血行迟滞，可致心脉痹阻，阳气不通，而见以心痛剧烈、胸前憋闷等为主要表现者即属此类。因虚致实，并非意味着正气来复，病情有向愈之转机，而是其病情在原来正虚的基础上，又产生了新的邪实，病情要比原来的虚证更为严重，是从以正衰为主的虚证变成了正虚邪实的虚实夹杂证。

疾病虚实性质的转化，大都是有条件的，如失治、误治，或邪气积聚，或正气严重亏损等，均可以成为病变性质转化的重要因素，因此，应当动态地观察和分析疾病的虚实变化。

在疾病发展变化的过程中，病变的本质和现象大都是相一致的，疾病的现象可以准确地反映病机的虚实变化。但在特殊情况下，由于邪正斗争的复杂性，也可以出现病变本质和现象不相一致的情况，因而表现出"虚实真假"的病理。如本质为实性病变，由于邪气深结不散，气血郁积于内，经络阻滞，气血不能通达于外，而出现四肢逆冷、面色不华等似虚非虚的假象，即为"大实有羸状"的"真实假虚"；或本为虚性病变，由于正气虚弱，推动无力，功能活动失于鼓动而出现腹胀、喘满等似实非实的假象，则为"至虚有盛候"的"真虚假实"。因此，分析病机的虚实变化，还必须透过现象看本质，才能准确把握疾病的虚实性质，全面了解疾病过程中的邪正盛衰变化。

（二）邪正盛衰与疾病转归

任何疾病的发展变化都有其一定的结局。邪正双方在相互斗争的过程中所产生的消长盛衰变化，对疾病的转归起决定性的作用。在疾病过程中，正气未衰，具有抗御病邪的能力，正胜则邪退，即能逐渐战胜病邪，使疾病趋于好转或痊愈；若正气已衰，抗御病邪的能力低下，病邪强盛，疾病可日趋恶化，甚至导致死亡的不良结局。可见，疾病过程中邪正盛衰的形式不同，其病理结局亦不相同。

1. 正胜邪退 正胜而邪退是在邪正消长盛衰变化过程中，疾病趋于好转和痊愈的一种转归，也是许多疾病最常见的结局。这是因为病人的正气比较充盛，抗御病邪的能力较强，能较快地祛除病邪；或因得到及时正确的治疗，脏腑、经络等组织器官的病理损害逐渐得到恢复，精、气、血、津液等被耗伤的物质逐渐得到充实，正气逐渐恢复，机体的阴阳两方面趋于相对平衡，疾病因而痊愈。例如风寒感冒，邪气从皮毛或口鼻侵犯人体，出现恶寒发热、无汗、头身疼痛、鼻塞、流清涕、咳嗽等，属于肺卫不宣，病邪尚在肌表，正气亦能抗邪外出，若及时予以解表宣肺治疗，则病邪祛除，正气修复而痊愈。

2. 邪胜正衰 邪胜而正衰是在邪正消长盛衰变化过程中，疾病趋于恶化，甚至死亡的一种转归。这是由于机体的正气衰弱，抗邪无力，或由于邪气过于强盛，严重损伤人体的正气，以致机体抗邪能力日渐低下，不能制止邪气的致病作用，机体受到的病理性损害逐渐加重，则病情日趋恶化。若进一步发展，正气大衰，邪气独盛，脏腑、经络、气血等的生理功能严重衰惫，则可致阴阳离决，生命活动终止。例如外感热病过程中，"亡阴""亡阳"的病理改变，即是正不敌邪，邪胜正衰，疾病恶化的典型表现。此时若能及时给予恰当的治疗，也可避免恶化的转归。

3. 正虚邪恋　正虚邪恋是疾病后期，正气已虚而邪气未尽，正气一时无力祛邪，邪气留恋不去，病势缠绵的一种转归。这是由于正气素虚，疾病过程中虽奋起抗邪，但正气先已力竭，以致无力祛邪；或因邪气强盛，消耗正气，加之治疗未能彻底，以致正气未复，邪恋不去；或为某些性质缠绵黏着的邪气所伤，病程较长，正气日趋损伤，邪气羁留难去等。这种转归常常是许多疾病由急性转为慢性，日久不愈，反复发作，或留下某些后遗症的主要原因之一。例如外邪犯肺，若因正气素虚，或治疗不彻底，病邪久留，肺的生理功能遭到破坏，则可致咳嗽日久不愈，甚至发展成为慢性咳喘病。

4. 邪去正虚　邪去正虚是疾病后期，病邪已经祛除，但正气耗伤，有待逐渐恢复的一种转归，多见于急、重病的后期。这是因为在疾病过程中，邪气亢盛，病势急剧，正气受到较重的损伤；或由于治疗措施过于峻猛，如大汗、大下等，邪气虽被祛除，但正气亦已大伤；或由于素体虚弱，大病之后正气虚弱更甚。此时病邪虽已尽除，但正气的耗伤、脏腑组织的病理性损害尚需一段时间的调养才能逐渐恢复。由于正气损伤的程度不同，其恢复所需时间亦长短不一。若经过一段时间的将息调养，正气逐渐充盛，病理性损害得到修复，疾病可告愈。若此时重感病邪，则易致疾病复发。

综上所述，邪正斗争是疾病过程中的基本矛盾，邪气与正气之间的相互斗争，必然导致邪正的盛衰变化。从病理演变的角度来分析，邪正的盛衰不仅关系到疾病虚实性质的变化、病邪的出入和疾病的转归、预后，而且还将进一步影响机体的阴阳平衡、气血协调、津液代谢，以及各脏腑器官的功能活动等，从而导致不同的病理改变。因此，邪正盛衰是疾病过程中最基本的病理变化。

二、阴阳失调

阴阳失调即阴阳消长失去平衡协调的病理状态，是指在疾病过程中，由于各种致病因素的影响及邪正之间的斗争，导致机体阴阳的相对平衡状态遭到破坏，表现以寒、热为主要特征的病理变化。阴阳失调的病理变化，虽甚复杂，但从总体上来说，主要是阴阳的消长异常和阴阳的互根关系失调，不外乎阴阳偏盛、阴阳偏衰、阴阳互损、阴阳格拒、阴阳转化，以及阴阳亡失等几个方面。

（一）阴阳偏盛

阴阳偏盛是指阴邪或阳邪过于亢盛的病理状态，属于"邪气盛则实"的实性病理。主要由于外感阴寒病邪或体内阴寒性病理产物积聚，以及外感阳热病邪或某些因素导致脏腑阳气亢盛所形成。"阳盛则热，阴胜则寒"就明确地指出了阳偏盛和阴偏盛的病机特点。

阴和阳是相互制约的，阳长则阴消，阴长则阳消，所以阳偏盛必然制阴，而导致不同程度的阴的损伤；阴偏盛必然制阳，而导致不同程度的阳的损伤。阴阳偏盛至极还可出现阴阳性质的转化。《素问·阴阳应象大论》说"阴胜则阳病，阳胜则阴病"，"重阴必阳，重阳必阴"，即揭示了阴偏盛和阳偏盛病变的发展趋势。

1. 阳偏盛　阳偏盛，是指机体在疾病过程中所表现的一种以阳气偏盛，功能亢奋，热量过剩的病理状态。其病机特点多表现为阳盛而阴未虚的实热性病理变化。阳偏盛的形成多由于感受阳热邪气，或虽外感阴邪，但从阳化热，或由于情志内伤，五志过极而化火，或因痰湿、瘀血、食积等郁久化热所导致。

由于阳是以热、动、燥为特点的，故阳偏盛时即出现一系列与此相关的病理征象，如壮热、面赤、烦躁、口渴、脉数等。故《素问·阴阳应象大论》说："阳胜则热。"由于脏腑组织的生理功能和特性各不相同，其阳偏盛的病理变化亦各异。如心火亢盛，主要是对心主神志和心主血脉功能的影响，导致心神躁扰不宁和血流急迫动数，出现心烦躁动、壮热神昏、口渴引饮、脉数，甚至出血等症状。如肝火上炎，主要导致肝气疏泄太过，气血不宁而上冲，出现目赤头痛、急躁易怒、吐血，甚至晕厥等症状。

但需指出的是，"阳胜则阴病""重阳必阴"是阳偏盛病变的发展趋势。"阳胜则阴病"即阳胜则伤阴。阳偏盛的病变必然导致不同程度的阴液耗损，出现口舌干燥、小便短少、大便燥结等热盛伤阴的症状，但其矛盾的主要方面仍是以阳胜为主。如病变进一步发展，大量耗伤人体的阴液也可表现出不同程度的阴虚之症。

"重阳必阴"（热极生寒）是指由阳转阴，乃阳气亢盛至极，病变性质由阳（热）转化为阴（寒）。如某些热性病，初起见高热、口渴等一派邪热亢盛的表现，由于热毒过盛，可突然出现体温下降、四肢厥冷、冷汗淋漓等阴寒性的危重征象。

2. 阴偏盛 阴偏盛，是指机体在疾病过程中所表现的一种以阴气偏盛，功能障碍或减退，产热不足，以及阴寒性病理产物积聚的病理状态。其病机特点多表现为阴偏盛而阳未虚的实寒性病理变化。形成阴偏盛的原因多是由于感受阴寒邪气，或食生冷之物，或阴寒性病理产物积聚，寒阻阳气，从而导致阳不制阴，阴寒内盛。

由于阴是以寒、静、湿为特点，所以阴偏盛时即出现一系列与此相关的病理征象，如形寒肢冷、水肿、身体蜷缩等。故《素问·阴阳应象大论》说："阴胜则寒。"由于脏腑组织的生理功能和特性各不相同，其阴偏盛的病理变化亦各异。如寒湿困阻脾阳，运化功能受阻，水谷不化，津液代谢障碍，可见腹胀泄泻、不思饮食，或痰饮、水肿等症。如寒邪痹阻于筋骨，则气血阻滞，筋脉拘挛，可见肢体冷痛、屈伸不利，或身重不仁等症。

"阴胜则阳病""重阴必阳"是阴偏盛病变的发展趋势。"阴胜则阳病"即阴偏盛的病变必然导致不同程度的阳气耗损，出现面色苍白、小便清长、大便稀溏等寒盛伤阳的症状，但其矛盾的主要方面仍是以阴偏盛为主的实寒。如果病变进一步发展，机体的阳气严重受损，亦可表现为阳衰。

"重阴必阳"（寒极生热），是指由阴转阳，乃阴寒邪气亢盛至极，病变性质由阴（寒）转阳（热）。如外感寒邪致病，初起见恶寒、无汗、口不渴、头身痛等一派寒冷表现。如因素体阳盛，或治疗失误，或寒邪郁滞日久等，均可从阳化热，转化为以高热、口渴、尿少色黄等为特征的阳热亢盛病变。

（二）阴阳偏衰

阴阳偏衰，亦称阴阳亏损，是指阴或阳过于虚衰的状态，属于"精气夺则虚"的虚性病理。主要由于在疾病过程中，邪正之间的斗争，导致机体的精、气、血、津液等基本物质亏损，或脏腑、经络等组织器官的生理功能衰退所形成。正常情况下，阴阳双方存在着相互制约、互根互用的关系，因此，当阴或阳一方衰少不足时，必然不能制约另一方而导致对方相对偏盛，从而形成"阳虚则阴盛""阳虚则寒"及"阴虚则阳亢""阴虚则热"的病理变化。

1. 阳偏衰 阳偏衰，是指机体在疾病过程中，阳气虚损，功能活动减退或衰弱，温煦功

NOTE

能减退的病理状态。其病机特点多表现为阳气不足，阳不制阴，阴相对偏盛的虚寒性病理变化。阳偏衰的形成多由久病耗伤阳气，或先天禀赋不足，或后天失于调养，或饮食劳倦损伤等所致。

阳气不足以心、脾、肾三脏较为多见，尤其是肾，肾阳虚衰在阳偏衰的病机中占有极其重要的地位。阳气偏衰时多表现为温煦、推动、振奋等作用减退。其温煦作用减弱，人体热能不足，故有寒的表现，如畏寒喜暖、四肢不温等；其推动无力，脏腑、经络等的生理活动减弱，血、津液等运行迟缓，加之失于温通气化，则易致血液凝滞、水液停蓄等；其振奋作用低下，则表现为精神不振、喜静卧等。

阳虚则寒与阴胜则寒，尽管在病机上有一定的联系，但其病理特点则各不相同。前者是以阳虚为主的虚寒，后者则是以阴胜为主的实寒。

2. 阴偏衰　阴偏衰，是指机体在疾病过程中，精、血、津液等物质亏损，阴不制阳，导致阳气相对偏旺，功能活动虚性亢奋的病理状态。其病机特点多表现为阴液不足，宁静、滋养作用减退，阴不制阳，阳气相对有余的虚热性病理变化。阴偏衰的形成多由外感阳热病邪，热病后期，邪虽退却，但阴液亏损，或因五志过极，化火伤阴，或久病耗伤阴液，或津血流失过多，或因过食燥热之品，日久伤阴等所致。

阴液不足以肺、肝、肾三脏为多见，尤其是肾，肾阴不足在阴偏衰的病机中占有相当重要的地位。阴液不足时主要表现为阴的制阳、滋润和宁静作用减退。其制阳作用低下，则使阳气相对亢奋，而见热的表现，因其属于虚热，故多表现为低热、五心烦热或骨蒸潮热等；其滋润作用减退，脏腑官窍、形体组织失于润养，则见干燥征象，如口燥咽干、尿短少、大便燥结等；其宁静功能不足，阳气偏亢，可致人体出现虚性兴奋现象，如心烦、失眠等。

阴虚则热与阳胜则热，虽然在病机上有一定的联系，但其病理特点各不相同。前者是以阴虚为主的虚热，后者则是以阳胜为主的实热。

（三）阴阳互损

阴阳互损，是指在阴或阳任何一方虚损的前提下，影响相对的一方，形成阴阳两虚的病理状态，属于阴阳偏衰病理的进一步发展，是阴阳互根互用关系失常的病理表现。在阴偏衰的基础上导致阳气不足者则称为阴损及阳；在阳偏衰的基础上导致阴液亏少者则称为阳损及阴。由于肾藏真阴、寓元阳，为全身阳气、阴液的根本，因此，当脏腑的阳或阴虚损到一定程度时，必然会损及肾阴、肾阳。无论阴虚或阳虚，多是在累及肾阴或肾阳，导致肾脏阴阳失调的情况下，发生阳损及阴或阴损及阳的阴阳互损病机。

1. 阴损及阳　阴损及阳，是指阴液亏损，致使阳气的生化不足，或者阳气无所依附而耗散，形成以阴虚为主的阴阳两虚病变。例如肝阳上亢，其病机本为肝肾阴虚，水不涵木，阴虚无力制阳的阴虚阳亢，随着病情的发展，亦可进一步耗损肝肾阳气，继而出现畏寒肢冷、面色㿠白等阳虚症状，病变发展为阴损及阳的阴阳两虚。阴损及阳病机变化的关键是以阴液不足为前提，故明·汪绮石《理虚元鉴·治虚二统》说："阴虚之久者阳亦虚，终是阴虚为本。"

2. 阳损及阴　阳损及阴，是指阳气亏损，致使阴液的生成减少，或阳不摄阴而阴液流失等，形成以阳虚为主的阴阳两虚病变。例如脾肾两虚之水肿，其病机本为阳气不足，阳虚气化失职，津液代谢障碍，水液停聚而泛溢肌肤，但是随着病情的发展亦可进一步因阴液久无阳气以助而生成减少，或通阳利水过久，以致阴液日渐亏耗，出现形体日益消瘦、烦躁不安、筋脉拘急、肌肉瞤动等阴虚症状，病变发展为阳损及阴的阴阳两虚。阳损及阴病机变化的关键是以阳气亏损为前提，正如明·汪绮石《理虚元鉴·治虚二统》所言："阳虚久者阴亦虚，终是阳虚为本。"

（四）阴阳格拒

阴阳格拒是阴阳失调病机中比较特殊的病理变化。主要是由于某些原因引起阴或阳偏盛至极而壅盛阻遏于内，格拒另一方于外；亦可由于一方极度虚弱而导致另一方相对偏盛，双方盛衰悬殊，盛者盘踞于内，将衰弱的一方排斥于外，迫使阴阳之间不相交通维系，从而导致真寒假热或真热假寒。因此，阴阳格拒属于病变的本质与现象不相一致的较为复杂的病理变化。阴阳格拒病理多见于疾病过程中的极盛阶段，病情多较危重。这一病理变化包括阴盛格阳和阳盛格阴两种病机。

1. 阴盛格阳 阴盛格阳主要是由于阴寒邪气过盛，壅阻于内，排斥阳气于外，使阴阳之气不相顺接交通，相互格拒，出现内真寒、外假热的病理状态。由于其病理本质是阴寒内盛，故常见四肢厥冷、下利清谷、小便清长等阴寒表现。但因其格阳于外，所以还表现出与其病变本质不相符的假热症状，如自觉身热、但欲盖衣被、口渴欲饮、但喜热饮且量少等。这种病理改变即属于寒极似热、阴证似阳的真寒假热。此外，临床上还有一种称为"戴阳"的病变，是指下元真阳极度虚弱，阳不制阴，偏盛之阴盘踞于内，逼迫衰极之阳浮越于上，阴阳不相维系的一种下真寒、上假热的病变，亦属于阴盛格阳。究其病理本质则是程度极为严重的虚寒性病变。由于阳衰阴盛，格阳于上，所以亦可见面颊泛红、口燥咽干等假热表现。

2. 阳盛格阴 阳盛格阴主要是由于阳热邪气过盛，深伏于里，阳气被遏，闭郁于内而不能透达于外，使阴阳之气不相交通，互相格拒，出现内真热、外假寒的病理状态。由于其病理本质是阳热内盛，故多见烦渴饮冷、面红、气粗、烦躁等阳热表现；由于格阴于外，所以还表现出与其病变本质不相符的假寒症状，如手足厥冷但胸腹灼热等，而且其内热愈盛，则肢冷愈重，即所谓"热深厥亦深"。这种病理变化即属于热极似寒、阳证似阴的真热假寒。

（五）阴阳亡失

阴阳亡失，包括亡阴和亡阳。主要是指机体的阴液或阳气突然大量亡失，功能活动严重衰竭的病理状态。

1. 亡阳 亡阳是指在疾病过程中，机体阳气突然亡脱，而致全身功能活动严重衰竭的病理状态。阳气的大量消耗是引起亡阳的最直接病机，如邪气过盛，正不敌邪，阳气突然脱失；或素体阳虚，正气不足，因过度疲劳，消耗阳气过多；或过用汗、吐、下法，以致阳随阴泄，阳气外脱；或慢性消耗性疾病，长期大量耗散阳气等，均可致阳气亡脱。由于亡阳，其温煦、推动、振奋、固摄等功能严重衰竭，故亡阳病变多表现为面色苍白、四肢逆冷、精神衰惫、大汗淋漓、脉微欲绝等危重征象。

2. 亡阴 亡阴是指在疾病过程中，机体的阴液突然丢失或大量消耗，而致全身功能活动严重衰竭的病理状态。阴液的大量消耗是引起亡阴的最直接的病机，如热邪炽盛，或邪热久留，大量煎灼阴液；或大吐、大汗、大泻等，直接消耗大量阴液；或因久病，长期损伤阴液，日渐耗竭等，均可致阴液亡脱。由于亡阴，其滋润、宁静、制阳、内守等功能严重衰竭，故亡阴病变多表现为烦躁不安、气喘口渴、手足虽温但大汗欲脱等严重的外脱不守之征象。

亡阴与亡阳，在病机和临床征象等方面虽然有所不同，但由于机体的阴和阳存在着互根互

NOTE

用的关系，阴亡则阳气无所依附而散越，阳亡则阴液无以固摄而耗脱。所以亡阴可以迅速导致亡阳，亡阳亦可迅速导致亡阴，最终招致"阴阳离决，精气乃绝"，生命活动终止。

综上所述，阴阳失调的病机，是以阴和阳之间相互制约、相互消长、互根互用和相互转化的理论来阐释、分析疾病过程中因邪正斗争所致阴阳平衡失调、寒热虚实变化的机理。因此，在阴阳偏盛和偏衰的病理变化过程中，各类型病理变化之间都存在着密切联系。阴阳失调各种类型的病机并不是固定不变的，而是随着病程长短、病情进退和邪正盛衰等而不断变化的。如阴阳偏衰病变的发展，可致阴阳互损的阴阳两虚，也可致阴阳格拒的寒热真假；阴阳偏盛至极，正不敌邪，或阴阳偏衰至极，正气大伤，则可致阴阳亡失等。

三、气血津液失常

气、血、津液的失常是指在疾病过程中，由于邪正斗争的盛衰，或脏腑功能的失调，导致气、血、津液的不足、运行失常，以及关系失调的病理变化。

人体气、血、津液的充足和运行协调，是脏腑、经络、官窍等一切组织器官进行生理活动的物质基础。如果因某些致病因素的影响，导致气、血、津液的失常或关系失调，必然会影响机体的各种生理功能，导致疾病的发生。但是气、血、津液又必须依赖脏腑功能活动而不断化生和维持其正常运行，因此，脏腑生理功能异常也会影响气、血、津液代谢失调而导致一系列病理变化。所以气、血、津液失常的病机，不仅是脏腑、经络等组织器官各种病理变化的基础，也是分析多种临床疾病病机的基础。

（一）气的失常

气的失常主要包括两个方面：一是气的不足，功能减退，称为"气虚"；二是气的运动失常，如气滞、气逆、气陷、气闭、气脱等，统称为"气机失调"。

1. 气虚 是指在疾病过程中，气的生化不足或耗散太过而致气的亏损，从而使脏腑组织功能活动减退，抗病能力下降的病理状态。气不足的形成多因先天禀赋不足，元气衰少，或后天失养，生化不足，或久病劳损，耗气过多，或脾、肺、肾等脏腑功能失调，以致气的生成减少。

由于气具有推动、固摄、气化等作用，所以气不足的病变，常表现为推动无力、固摄失职、气化不足等异常改变，如精神疲乏、全身乏力、自汗出、易于感冒等。气不足进一步发展，还可导致精、血、津液的生成不足，运行迟缓，或失于固摄而流失等。气不足病变，可出现在任何脏腑组织，由于各脏腑组织的生理功能和特性不同，其气不足的病理表现也各有区别。如脾气虚则运化无力，可见食少便溏、全身消瘦、四肢无力等症；肺气虚则呼吸功能减退，无力宣降，可见声低懒言、动则气喘等症。

2. 气机失调 气机失调是指在疾病过程中，由于致病邪气的干扰，或脏腑功能失调，导致气的升降出入运动失常所引起的病理变化。

气在人体内不断运动，升降出入是气运动的基本形式。人体各脏腑组织的功能活动，以及精、气、血、津液之间的相互关系，无不依赖于气的升降出入运动以维持相对的平衡协调。同时气的运动又是在脏腑组织的共同配合下进行的，如脾胃的升清与降浊、肺的宣发与肃降、肝气的升发与疏泄，以及心肾的阴阳相交、水火既济等，都是气的升降出入运动的具体体现。所以气的运动和升降出入正常与否，不但影响着精、气、血、津液的运行，而且影响着脏腑经络等组织器官的功能活动；反之，精、气、血、津液的运行是否协调，脏腑经络等组织器官的功能正常与否，亦能影响气的运动。气机失调可以概括为气滞、气逆、气陷、气闭、气脱5个方面。

（1）气滞 气滞是指气运行不畅而郁滞的病理状态。主要由于情志郁结不舒，或痰湿、食积、瘀血等有形实邪阻滞，或因外邪困阻气机，或因脏腑功能障碍，影响气的正常流通，引起局部或全身气机不畅或阻滞。脏腑之中，由于肝升肺降、脾升胃降，在调整全身气机中起着极其重要的作用，因此，气滞不仅见于肺气壅滞、肝郁气滞、脾胃气滞，而且肺、肝、脾、胃等脏腑的功能障碍，也能形成气滞病变。不同部位的气机阻滞，其具体病机和临床表现各不相同。如外邪犯肺，则肺失宣降，上焦气机壅滞，多见喘咳胸闷；饮食所伤，胃肠气滞，则通降失职，多见腹胀而痛，时轻时重，得矢气、嗳气则舒等。但气机郁滞不畅是其共同的病机特点，因此，闷、胀、痛是气滞病变最常见的临床表现。

由于气能推动精、血和津液的运行，所以气滞不畅病变的发展，可以引起精行不畅而精瘀、血行不畅而血瘀，也可进一步引起津液代谢障碍，形成痰饮、水肿。此外，气滞日久，还可郁而化火等。

（2）气逆 气逆是指气的升降运动失常，当降者降之不及，当升者升之太过，以致气逆于上的病理状态。多由情志所伤，或因饮食寒温不适，或因外邪侵犯，或因痰浊壅滞所致。气逆病变以肺、胃、肝等脏腑最为多见。如外邪犯肺，或痰浊阻肺，可致肺失肃降而气机上逆，出现咳嗽、气喘等症；饮食寒温不适，或饮食积滞不化，可致胃失和降而气机上逆，出现恶心、呕吐、嗳气、呃逆等症；情志所伤，怒则气上，或肝郁化火，可致肝气升动太过，气血冲逆于上，出现面红目赤、头胀头痛、急躁易怒，甚至吐血、昏厥等症。

气逆于上多以邪实为主，也有因虚而致气机上逆者。如肺虚无力以降，或肾虚不能纳气，都可导致肺气上逆而喘咳；胃气虚弱，无力通降，亦可导致胃气上逆而恶心、呃逆等。

（3）气陷 气陷是在气虚的基础上表现以气的升举无力为主要特征的病理状态，也属于气的升降失常。由于脾胃居于中焦，为气血生化之源，脾气主升，胃气主降，为全身气机升降之枢纽，所以气陷病变与脾胃气虚关系密切，通常称气陷为"中气下陷"或"脾气下陷"，主要是因久病体虚，或年老体衰，或泄泻日久，或妇女产育过多等，气虚较甚，升举无力所致。

由于气陷病变突出地表现为清气不升、气不上行和升举无力、气虚下陷的主要特征，所以其病理改变主要有"上气不足"和"中气下陷"两个方面。因脾气亏虚，升清不足，气不上行，无力将水谷之精气充分上输至头目等，则上气不足，头目失养，常表现为头晕眼花、耳鸣耳聋等。由于脾虚升举无力，则气机趋下，陷而不举，甚至引起内脏无托而下垂，常表现为小腹坠胀、便意频频，或见脱肛、子宫下垂、胃下垂等病变。

（4）气闭 气闭是气机郁闭，外出受阻的病理变化。主要是指气机郁闭，气不外达，出现突然闭厥的病理状态。多因情志过极，肝失疏泄，阳气内郁，不得外达，气郁心胸，或外邪闭郁，痰浊壅滞，肺气闭塞，气道不通等所致。所以气闭病变大都病情较急，常表现为突然昏厥、不省人事、四肢欠温、呼吸困难、面唇青紫等。

（5）气脱 气脱是气虚之极而有脱失消亡之危的病理变化。主要是正不敌邪，或正气持续衰弱，气虚至极，气不内守而外脱，出现全身性功能衰竭的病理状态。气脱是各种虚脱性病变的主要病机，多因疾病过程中邪气过盛，正不敌邪，或慢性疾病，长期消耗，气虚至极，或大汗出、大出血、频繁吐泻，气随津血脱失所致。由于气向外大量流失，全身严重气虚，功能活动衰竭，所以气脱病变多表现为面色苍白、汗出不止、口开目闭、全身软瘫、手撒、二便失禁等危重征象。

（二）血的失常

血的失常主要包括两个方面：一是血的不足，濡养作用减退，称为"血虚"；二是血的运行失常，如血液运行迟缓而致血瘀；血液运行加速而迫疾；血液妄行，溢出脉外而出血等。

1. 血虚　血虚是指血液不足，血的濡养功能减退的病理变化。由于心主血脉，肝主藏血，故血不足的病变以心、肝两脏最为多见。形成血不足病变的原因甚多，常见的有三个方面：一是大出血等导致失血过多，新血未能及时生成补充；二是化源不足，如脾胃虚弱，运化无力，血液生化减少，或肾精亏损，精髓不充，精不化血等；三是久病不愈，日渐消耗营血等。

由于全身各脏腑组织器官都依赖于血液的濡养，而且血能载气，血少则血中之气亦虚，血液又是神志活动的重要物质基础。所以在血虚时，血脉空虚，濡养作用减退，就会出现全身或局部失荣失养、功能活动逐渐衰退、神志活动衰惫等一派虚弱表现，如面色、唇、甲淡白无华，头晕健忘，神疲乏力，形体消瘦，心悸，失眠，手足麻木，两目干涩，视物昏花等。

2. 血液运行失常　血液运行失常是指在疾病过程中，由于某些致病邪气的影响，或脏腑功能失调，导致血液运行瘀滞不畅，或血液运行加速，甚至血液妄行，溢出脉外而出血的病理变化。人体血液的正常运行，依赖于心、肝、脾、肺等脏腑，以及气的推动、温煦和固摄作用的共同配合。因此，在某些致病因素的影响下，导致上述脏腑及气的功能失调，均可引起血液的运行失常。血液运行失常，主要包括血瘀、血行迫疾及出血等。

（1）血瘀　血瘀是指血液运行迟缓或瘀滞不畅的病理状态。导致血瘀病变的因素甚多，最常见的有：气滞而血行受阻；气虚而推动无力，血行迟缓；寒邪入血，血寒而凝滞不通；邪热入血，煎熬津血，血液黏稠而不行；痰浊等阻闭脉络，气血瘀阻不通，以及"久病入络"等，影响血液正常运行而瘀滞。

血瘀与瘀血的概念不同。血瘀是指血液运行瘀滞不畅的病理变化，而瘀血则是血液运行失常的病理产物，又可成为继发性致病因素。

血瘀病理可以出现在任何局部，也可是全身性的。血液瘀滞于脏腑、经络等某一局部，不通则痛，可出现局部疼痛，固定不移，甚至形成肿块等。如果全身血行不畅，则可出现面、唇、舌、爪甲、皮肤青紫色暗等症。

由于气、血、津液的运行密切相关，血瘀形成之后，又可阻滞气机，甚至影响津液的输布，导致水液停蓄，形成气滞、血瘀、水停的病理状态。

（2）血行迫疾　血行迫疾是指在某些致病因素的作用下，血液被迫运行加速，失于宁静的病理变化。血行迫疾的形成多是外感阳热邪气，或情志郁结化火，或痰湿等阴邪郁久化热，热入血分所致，也可因脏腑阳气亢盛，如肝阳上亢，血气躁动等所致。

血液的正常运行，虽然依赖阳气的温煦以促进其运动，但是仍以宁静勿躁为本。由于某些因素导致阳气亢盛，血液失于宁静而躁，必然会引起血行迫疾，甚至损伤脉络，迫血妄行。同时因血液与神志关系十分密切，血躁则神亦躁，易致神志不宁。所以血行迫疾，常表现为面赤舌红、脉数、心烦，甚至出血、神志昏迷等症。

（3）出血　出血是指在疾病过程中，血液运行不循常道，溢出脉外的病理变化。导致出血的原因颇多，常见的有：外感阳热邪气入血，迫使血液妄行和损伤脉络；气虚固摄无力，血液不循常道而外溢；各种外伤，损伤脉络；脏腑阳气亢盛，气血冲逆；或瘀血阻滞，以致脉络破损等。

出血主要有吐血、咳血、便血、尿血、月经过多，以及鼻衄、齿衄、肌衄等。由于导致出血的原因不同，其出血表现亦各异。火热迫血妄行，或外伤破损脉络者，其出血较急，且颜色鲜红、血量较多；气虚固摄无力的出血，其病程较长，且出血色淡、量少，大多表现在人体的下部；瘀血阻滞，脉络破损的出血，多是血色紫暗或有血块等。

（三）津液代谢失常

津液的代谢过程离不开气的升降出入运动和气化功能，以及脾、肺、肾、膀胱、三焦等脏腑功能活动的有机配合。如果气的升降出入运动失去平衡、气化功能失常，或是肺、脾、肾等脏腑的功能异常，均可导致津液的生成、输布与排泄障碍，从而形成津液不足，或蓄积于体内，产生痰饮、水湿等病变。

1.津液不足　津液不足是指津液的亏少，导致脏腑、组织、官窍失于濡润滋养而干燥枯涩的病理状态。多由外感阳热病邪，或五志化火，消灼津液，或多汗、剧烈吐泻、多尿、失血，或过用辛燥之物等引起津液耗伤所致。

由于津和液在性状、分布部位、生理功能等方面均有所不同，因而津和液亏损不足的病机及表现，也存在着一定的差异。津较稀薄，流动性较大，内则充润血脉、濡养脏腑，外则润泽皮毛和孔窍，易于耗散，也易于补充。如炎夏季节而多汗尿少，或高热而口渴引饮，或气候干燥而口、鼻、皮肤干燥等，均以伤津为主。液较稠厚，流动性较小，可濡润脏腑，充养骨髓、脑髓、脊髓和滑利关节，一般不易耗损，一旦亏损则又不易迅速补充。如热性病后期，或久病耗阴，症见形瘦肉脱、舌光红无苔、肌肉瞤动、手足震颤等，均以脱液为主。虽然伤津和脱液，在病机和表现上有所区别，但津和液本为一体，二者在生理上互生互用，在病理上也相互影响。伤津时不一定脱液，脱液时则必兼伤津。所以说，伤津乃脱液之渐，脱液乃津液干涸之甚。

2.津液输布、排泄障碍　津液的输布和排泄是津液代谢过程中的两个重要环节。津液的输布是指津液在体内的运行和布散的过程；津液的排泄是指代谢后的津液，通过汗、尿等途径，排出体外的过程。这两个环节的功能障碍虽然各有不同，但其结果都能导致津液在体内不正常停留，成为内生水湿、痰饮的根本原因。

津液的输布和排泄障碍，主要与脾、肺、肾、膀胱、三焦的功能失常有关，并受肝失疏泄病变的影响。如脾失健运，则津液运行迟缓，清气不升，水湿内生；肺失宣降，则水道失于通调，津液不行；肾阳不足，气化失职，则清者不升，浊者不降，水液内停；三焦气机不利，则水道不畅，津液输布障碍；膀胱气化失司，浊气不降，则水液不行；肝气疏泄失常，则气机不畅，气滞则水停，影响三焦水液运行等。

汗和尿是体内津液代谢后排泄的重要途径，所以汗、尿的排泄障碍，虽是内脏功能失调的表现，但也是最易导致津液停蓄而内生水湿的环节。津液化为汗液，主要是肺的宣发布散作用；津液化为尿液，并排出体外，主要是肾阳的蒸腾气化功能和膀胱的开阖作用。因此，肺、肾、膀胱的生理功能衰退，不仅影响津液的输布，还明显影响着津液的排泄过程。其中肾阳的蒸腾气化功能贯穿于整个津液代谢的始终，在津液排泄过程中同样起着主要作用。当肺气失于宣发布散，腠理闭塞，汗液排泄障碍时，津液代谢后的废液仍可化为尿液而排出体外。但是如果肾阳的气化功能减退，尿液的生成和排泄障碍，则必致水液停留为病。

津液的输布和排泄障碍是相互影响和互为因果的，最终都是导致津液在体内停滞。一旦体内津液停留，内生痰饮水湿，不但加重肺、脾、肾等脏腑的功能失调，还可以进一步影响气血的运行，从而形成综合性的病理改变。

（四）气、血、津液关系失常

气、血、津液之间有密切的联系。其中任何一方失常，都可能对其他三者产生影响，导致其关系失调，临床常见气滞血瘀、气血两虚、气不摄血、气随血脱、血随气逆、津停气阻、气随津脱、津血两伤、津亏血瘀、血瘀水停等病理。

1.气滞血瘀　气滞血瘀是指气滞和血瘀同时存在的病理状态。气的运行阻滞，可以导致血液运行障碍，而血液瘀滞又将进一步加重气滞。所以说，气滞则血瘀，血瘀则气亦滞。两者可同时形成，亦可因气滞病变进一步发展所导致。由于肝主疏泄而藏血，肝的疏泄在气机调畅中起着关键作用，关系到全身气血的运行，因而气滞血瘀多与肝的功能异常密切相关。由于心主血脉而行血，肺朝百脉，主司一身之气，所以心、肺两脏的功能失调，也可形成气滞血瘀病变。

2.气血两虚　气血两虚是气虚与血虚同时存在的病理状态。多因久病消耗，渐致气血两伤，或先有失血，气随血脱，或先因气虚，血液生化无源而日渐衰少等所致。由于气虚而推动、固摄、温煦作用低下，加之血液亏虚，失于充养，故气血两虚常见症状有面色淡白无华、少气懒言、疲乏无力、自汗、形体消瘦等。对于气血两虚的病机分析，还需分清气虚与血虚的先后、主次关系，以便指导治疗。

3.气不摄血　气不摄血是指因气的不足，固摄血液的功能减弱，血不循经，溢出脉外，导致各种出血的病理状态，是出血的病机之一。气不摄血而出血的病变，往往因出血而气亦随之耗伤，气愈虚而血亦虚，病情进一步发展可形成气血两虚。由于脾主统血，若脾气亏虚，统血无力，则易致血不循常道而外溢，甚至中气不举，血随气陷于下。气不摄血的病变多与脾气亏虚有关。

4.气随血脱　气随血脱是指在大量出血的同时，气也随着血液的流失而耗脱的病理状态。气随血脱是以大量出血为前提的，如外伤出血、妇女崩漏、产后大失血等。由于血为气母，血能载气，大量出血则气无所依附，气也随之耗散而亡失。气随血脱病变的发展，轻则气血两虚，重则气血并脱。

5.血随气逆　血随气逆是指气机上逆的同时，血亦因之而冲逆于上的病理状态。由于气为血之帅，气能行血，血随气而行。所以当气逆时，血亦随之上逆为病。血随气逆，是以气机上逆为前提，而且大都是气逆较甚者。脏腑之中，肝为藏血之脏，肝气主升、主动而为刚脏，若肝阳亢盛，气机上逆，则易导致血随气逆而涌盛于上，出现吐血、昏厥等。因此血随气逆的病变，以肝病最为多见。

6.津停气阻　津停气阻是指水液停蓄与气机阻滞同时存在的病理状态。主要是指津液代谢障碍，水湿痰饮内停，导致气机运行阻滞；或因气的升降出入运动失调，气机不行，影响津液代谢；或水停而加重气机阻滞所形成的病理变化。其病理表现因津气阻滞部位不同而异，如痰饮阻肺，则肺气壅滞，宣降不利，可见胸满咳嗽、痰多、喘促不能平卧等症；水湿停留中焦，则阻遏脾胃气机，导致清气不升，浊气不降，可见脘腹胀满、嗳气食少等症；水饮泛溢四肢，则可阻滞经脉气机，而见肢体沉重、胀痛不适等症。

7. 气随津脱 气随津脱是指因津液丢失太多，气无所附，气随津液外泄而耗伤，乃至亡失的病理状态。多由高热伤津，或大汗出，或严重吐泻、多尿等，耗伤津液，气随津脱所致。如暑热邪气致病，迫使津液外泄而大汗出，不仅表现口渴饮水、尿少而黄、大便干结等津伤症状，而且常伴有疲乏无力、少气懒言等耗气的表现。清·尤在泾《金匮要略心典·痰饮篇》说："吐下之余，定无完气。"由于津能载气，所以凡在吐下等大量丢失津液的同时，必然导致不同程度伤气的表现，轻者津气两虚，重者津气两脱。

8. 津血两伤 津血两伤是指津液和血同时出现亏损不足的病理状态。由于津血同源，津液是血液的重要组成部分，所以津伤可致血亏，失血可致津少。如高热大汗、大吐、大泻等大量耗伤津液的同时，可导致不同程度的血液亏少，形成津枯血燥的病变，常表现出心烦、肌肤甲错、皮肤瘙痒、手足蠕动等症。若大量出血，更可导致津液严重脱失。正如《灵枢·营卫生会》所说："所言夺血者无汗，夺汗者无血。"汉·张机《伤寒论·辨太阳病脉证并治》也指出，"衄家，不可发汗"，"亡血家，不可发汗"。

9. 津亏血瘀 津亏血瘀是指因津液亏损而导致血液运行瘀滞不畅的病理状态。由于津液是血液的重要组成部分，津液充足则血行滑利。如因高热、大面积烧烫伤，或大吐、大泻、大汗出等，引起津液大量耗伤，则可致血量减少，血液浓稠而运行涩滞不畅，可在津液耗损的基础上，发生血瘀病变。其临床表现除津液不足的症状外，还可见到面唇紫暗、皮肤紫斑、舌体紫暗，或有瘀点、瘀斑等血瘀表现。

10. 血瘀水停 血瘀水停是指血液瘀滞与津液停蓄同时并见的病理状态。由于气、血、水三者的运行密切相关，其病理变化不仅有气滞血瘀、水停气阻，而且血液运行与水液输布的失常，在病理上亦相互影响。如血瘀日久，气机不行，可致津液输布代谢障碍，水液停蓄；反之，若水液代谢严重受阻，痰湿内生，水饮停滞，则气机不畅，亦可影响血液运行而致血瘀。无论是血瘀导致水停，还是水停导致血瘀，大都同时存在不同程度的气机阻滞。而且气、血、水三者之间互为因果，可以形成病理上的恶性循环。

总而言之，邪正盛衰决定疾病的虚实变化及转归，阴阳失调所形成的寒热虚实病理，气、血、津液的亏损及其运行失常所产生的一系列病理改变，是任何疾病过程中所表现出的基本病机，无论是外感疾病，还是内伤杂病，都是在不同的致病因素作用下邪正之间的相互斗争，破坏了某些脏腑组织的生理功能，以及脏腑组织之间的平衡协调关系，导致阴阳、气、血、津液失调所形成的各种不同的病理变化。

四、"内生五邪"病机

"内生五邪"是指在疾病的发展过程中，由于脏腑阴阳失调，气、血、津液代谢异常所产生的类似风、寒、湿、燥、热（火）五种外邪致病特征的病理变化。由于病起于内，所以分别称为"内风""内寒""内湿""内燥""内热（或内火）"。"内生五邪"不是致病邪气，而是脏腑阴阳失调，气、血、津液失常所形成的综合性病机变化。

（一）风气内动

风气内动，即是"内风"，是指因体内阳气亢逆变动或筋脉失养而形成的具有眩晕、麻木、抽搐、震颤等"动摇"特征的一类病理状态。《素问·至真要大论》说："诸暴强直，皆属于风。"风气内动与肝、心、脾等脏阴阳气血失调有关，其中关系最密切的是肝，所以风气内动又称"肝风内动"或"肝风"，故《素问·至真要大论》说："诸风掉眩，皆属于肝。"

1. 肝阳化风 肝阳化风，多是情志所伤、操劳太过等耗伤肝肾之阴，筋脉失养，阴虚阳亢，水不涵木所形成的病理状态。由于筋脉失养，肢体颤动，加之水不涵木，浮阳不潜，久则阴不制阳，肝的阳气升而无制，阳气躁动不宁，以致亢而化风，形成风气内动。肝阳化风是以肝肾阴虚为本，肝阳亢盛为标，其病理变化多属虚实错杂。其临床表现，轻则筋惕肉瞤、肢体麻木震颤、眩晕欲仆，或为口眼歪斜，或为半身不遂，甚则血随气逆于上，出现猝然昏倒、不省人事等。

2. 热极生风 热极生风，又称热甚动风。多见于热性病的热盛阶段，是因邪热炽盛，煎灼津液，伤及营血，燔灼肝经，使筋脉失养，阳热亢盛而化风的病理状态。热极生风的主要病机是邪热亢盛，属实性病变。故其临床表现以痉厥、四肢抽搐、目睛上吊、角弓反张等为主，并伴有高热、神昏谵语等症。

3. 阴虚风动 阴虚风动属于虚风内动，是指机体阴液枯竭，无以濡养筋脉，筋脉失养而变生内风的病理状态。多由热性病后期，阴津亏损，或慢性久病阴液耗伤所致。由于其病变本质属虚，所以动风之状多较轻、较缓，常表现为筋惕肉瞤、手足蠕动等症。

4. 血虚生风 血虚生风亦属虚风内动，是指血液亏虚，筋脉失养，或血不荣络而变生内风的病理状态。多是由失血过多，或血液化生减少，或久病耗伤阴血，或年老精血亏少，以致肝血不足所引起。病变本质属虚，其动风之状亦较轻、较缓。多表现为肢体麻木、筋肉跳动、手足拘挛等。若血燥生风还可见皮肤瘙痒或脱屑等。

（二）寒从中生

寒从中生，即是"内寒"，是指机体阳气虚衰，温煦气化功能减退，阳不制阴，虚寒内生的病理状态。

内寒病理的形成多与脾肾等阳气虚衰有关。由于脾为后天之本，气血生化之源，脾阳布达四肢肌肉而起温煦作用；肾阳为人体阳气之根本，能温煦全身各脏腑组织。脾阳根于肾阳，所以脾肾阳气虚衰，尤其是肾阳不足是内寒病理形成的关键。故《素问·至真要大论》说："诸寒收引，皆属于肾。"

寒从中生（内寒）与外感阴寒病邪（外寒）所引起的病理变化之间既有区别，又有联系。"内寒"主要是体内阳虚阴盛而寒，以虚为主，属虚寒；"外寒"主要是外感寒邪为病，虽然也有寒邪伤阳的病理变化，但以寒为主，属实寒。两者之间的主要联系是寒邪侵犯人体，必然会损伤机体的阳气，病变发展可以导致阳虚；而阳气亏虚之体，因抗御外邪能力低下，则又易感寒邪而致病。

（三）湿浊内生

湿浊内生，即是"内湿"，是指因体内津液输布、排泄障碍，导致水湿痰饮内生并蓄积停滞的病理状态。

内湿病理的形成多与脾脏有关。脾主运化水液，喜燥而恶湿，所以脾的运化失职是湿浊内生的关键。故《素问·至真要大论》说："诸湿肿满，皆属于脾。"此外，湿浊内生与肺、肾也有关系，因肺主通调水道而行水，若肺气失于宣降，亦可致水道不通、津液不布，内生水湿。脾的运化有赖于肾阳的温煦作用，且肾主水，肾阳为全身阳气之本，在肾阳虚衰时，不仅肾阳不化水液，且易影响脾的运化功能而导致湿浊内生。

湿浊内生的病理变化主要表现在两个方面：一是由于湿性重浊黏滞，多易阻滞气机，出现胸闷、腹胀、大便不爽等症；二是湿为阴浊之物，湿邪内阻，可进一步影响脾、肺、肾等脏腑的功能活动。如湿阻于肺，则肺失宣降，可见胸闷、咳嗽、吐痰等症；若湿浊内困日久，进一步损伤脾、肾阳气，则可致阳虚湿盛的病理改变。湿浊虽可阻滞于机体上、中、下三焦的任何部位，但以湿阻中焦，脾虚湿困最为常见。

外感湿邪（外湿）与内生湿邪（内湿）既有区别，又有联系。"外湿"是从外感受湿邪为病，以湿邪伤于肌表、筋骨关节为主；"内湿"是由脾、肺、肾等脏腑的功能失调，尤其是脾失健运，水津不布，留而生湿所致。两者之间的联系是湿邪外袭每易伤脾，若湿邪困脾伤阳，则易致脾失健运而滋生内湿；脾虚失运，内湿素盛者，又易招致外湿入侵而致病。

（四）津伤化燥

津伤化燥，即是"内燥"，是指体内津液不足，导致人体各组织器官失于濡润而出现一系列干燥枯涩症状的病理状态。

内燥病变的形成多由久病耗伤津液，或大汗、大吐、大下，或亡血、失精等导致阴液亏少，或某些热性病过程中热盛伤津等所致。由于津液亏少，内不足以灌溉脏腑，外不足以润泽肌肤孔窍，而出现一系列干燥失润的症状，如肌肤干燥、口燥咽干、大便燥结等。

内燥的本质是体内津液亏损，故内燥病变可发生于各脏腑组织，但以肺、胃、大肠最为多见。肺为娇脏，性喜柔润，若肺燥则宣降失职，常见干咳无痰或咯血等症；胃喜润而恶燥，若胃燥则失于通降，常见不思饮食、食后腹胀等症；大肠主传导食物糟粕，若大肠失润则传导失职，常见大便燥结等症。

（五）火热内生

火热内生，即"内热"，又称"内火"，是指由于阳盛有余，或阴虚阳亢，或五志化火等而致的火自内扰，功能亢奋的病理状态。火热内生有虚实之别，其病机主要有如下几个方面：

1. 阳气过盛化火　人身的阳气在正常情况下，有温煦脏腑组织的作用，称为"少火"。但在病理状态下，若脏腑阳气过于亢盛，则化为亢烈之火，可使功能活动异常兴奋，这种病理性的阳亢则称为"壮火"，也即"气有余便是火"，多属于实火。

2. 邪郁化火　邪郁化火包括两个方面：一是外感风、寒、湿、燥等病邪，在病理过程中，郁久而化热化火，如寒邪化热、湿郁化火等；二是体内的病理性产物，如痰湿、瘀血、饮食积滞等，郁久而化火。邪郁化火的主要机理，实质上就是这些因素导致机体阳气郁滞不达，郁久而从阳化火生热。因此，邪郁化火的病变亦多为实火。

3. 五志过极化火　又称"五志之火"，是指由于精神情志刺激，影响脏腑气血阴阳，导致脏腑阳盛，或气机郁结，气郁日久而从阳化火所形成的病理状态。此类化火，多属实火。如过度愤怒，引起肝阳亢旺，升腾于上，发为肝火等。

4. 阴虚火旺　此属虚火，是指阴液大伤，阴不制阳，阴虚阳亢，虚热内生的病理状态。多见于慢性久病之人，如阴虚引起的牙龈肿痛、咽喉疼痛、骨蒸颧红等均为虚火上炎所致。

综上所述，内生"五邪"病机是疾病过程中，以脏腑、阴阳、气血、津液失调为主所形成的病理变化。结合基本病机所阐述的内容，内风、内寒、内湿、内燥、内热（火）病变，都是阴阳失调、气血失常、津液代谢失常病机的具体体现。

第八章　诊　法

诊法是中医诊察疾病、收集病情资料的基本方法，包括望、闻、问、切四法，简称"四诊"。望诊法是医生通过观察病人整体神、色、形、态的变化和局部表现及排出物的形、色、质、量改变等情况，以了解病情、察知疾病的方法；闻诊法是听病人体内发出声音的变化，以及嗅闻病人身体散发出的异常气味等，以辨别病情的方法；问诊法是询问病人及其陪诊者，以了解病人既往的健康状况、发病经过及自觉痛苦与不适等相关情况的方法；切诊法是通过切按病人体表动脉搏动和触按病人身体有关部位，以了解病情的方法。

中医诊察疾病的原则有三：整体审察，诊法合参，病证结合。第一，整体审察，是中医学的基本概念之一。诊断疾病时的整体观念包括两个内容，是指要考虑整个人体与自然环境（或称"审察内外"）。首先，人体是个统一的整体。人体上下、内外、脏腑、经络之间的关系是一个不可分割的整体。以内部的脏腑为中心，四肢百骸、五官九窍、皮肉血脉筋骨等无不通过经络与脏腑相联系。其次，人与周围环境的统一。在长期的进化过程中，人体的生理功能已与周围环境及自然界的一般变化相适应。当人体内部失调，以致不能适应周围环境及自然界的变化，或周围环境变化剧烈，超过人体能适应的限度时，就会引起脏腑气血的活动失调而得病。第二，诊法合参。望、闻、问、切四诊各具独特的作用，又都有各自的局限性，不能互相代替。必须四诊并用才能全面收集辨证论治所需要的各方面资料。第三，病证结合。诊断要明确所患疾病及所属证候，把辨病与辨证结合起来。通过辨别病证，认识疾病的本质，即所谓的"辨证求因"。

四诊所收集的病情资料是疾病表现出的各种异常现象。人体是一个以五脏为中心的有机整体，脏腑形体官窍通过经络相互联系，维持机体生理功能的协调平衡。"有诸内，必形诸外"，体内的生理、病理变化必然反映于外。所以通过诊察疾病显现于外部的各种征象，以整体观念为指导，用于分析疾病的原因、病机和病位，了解脏腑的盛衰变化，为辨证论治提供依据。诊察疾病时必须望、闻、问、切四诊并用，从不同角度全面地搜集临床资料，不应片面夸大某一诊法的作用，更不能相互取代。同时又须四诊合参，方能"见微知著"而不致贻误病情。

第一节　望　诊

望诊是指医生对病人整体的神、色、形、态，局部表现，舌象，排出物进行有目的的观察，以了解健康、测知病情的方法。

人体是一个有机整体，体内的气血阴阳、脏腑经络等生理和病理变化，会在体表相应的部位反映出来。因此，通过对体表的观察，可作为了解体内病变的客观依据，故《灵枢·本脏》

曰："视其外应，以知其内脏，则知所病矣。"

望诊在中医诊法中占有重要的地位，故有"望而知之谓之神"的说法。望诊时应注意：一是选择适宜的光线，以自然光线为佳；二要充分暴露受检查的部位，以便准确地掌握病情资料；三是观察自然状态下表露的症状；四是注意保护受检者的隐私。望诊的准确性，与中医基础理论掌握的程度、诊法知识运用的熟练程度、对疾病的熟悉程度，以及临床经验的积累有关。

一、望神

神，有广义和狭义之分。广义之神是指整个生命活动的外在表现，是人体脏腑功能活动的综合反映，可以说神就是人体生命活动的总称；狭义之神是指人的精神、意识、思维活动。

神是机体生命活动的体现，神不能离开人体而独立存在，有形才能有神，形健则神旺，形衰则神惫。精气是构成人体的基本物质，也是神的物质基础。精气能生神，神能御精气，精气足则神健，精气衰则神疲。精、气、神三者关系密切，盛则同盛，衰则同衰。只有精气充足，才能体健神旺；若精气亏虚，则体弱神衰，患病多重，预后较差。所以望神可以了解病人的精气盈亏、脏腑盛衰，判断病情轻重及预后。

（一）望神要点

1. 两目　两目活动直接受心神的支配，故眼神是心神的外在直接反映。目为五脏六腑精气汇聚之处，所以目的视觉功能又可反映出脏腑精气的盛衰，所以望目是望神的重点内容。

2. 神情　是指人的精神意识和面部表情，它是心神和脏腑精气盛衰的外在表现。心神功能正常，则人神识清晰，思维有序，表情自然，反应灵敏；反之，心神已衰，则神识昏蒙，表情淡漠，思维混乱，反应迟钝，多属病重。

3. 气色　是指人皮肤（以面部为主）和体表组织的颜色和光泽。其色泽的荣润与枯槁，反映脏腑精气的盛与衰。

4. 体态　是指人的形体、动态。形体强硕或瘦削，动态自如主动或艰难被动，是机体脏腑功能强弱和气血盛衰的标志。

（二）神的判断分类

1. 得神　又称有神，是精气充足，神气旺盛的表现。临床表现为神识清楚，语言清晰，面色荣润，表情自然，目光明亮，精彩内含，反应灵敏，动作灵活，呼吸调匀，肌肉不削等。见于正常人，或虽病但正气未伤之人。提示脏腑功能未衰，病轻易治，预后良好。

2. 少神　又称"神气不足"，是五脏精气不足，轻度失神的表现。临床表现为精神不振，目少光彩，健忘欲寐，气短懒言，或声低气怯，倦怠乏力，肌肉松软，动作迟缓，面色无华，表情淡漠。见于虚证。提示正气亏虚，五脏精气受损，机体功能较弱。

3. 失神　又称"无神"，一是精亏神衰，正气大伤。临床表现为精神萎靡，或神识昏迷，面色晦暗，两目无光，瞳仁呆滞，形体羸瘦，或循衣摸床，撮空理线。提示精气衰竭，正气大伤，脏腑功能衰败，预后不良。二是邪盛神乱。临床表现为神昏谵语，牙关紧闭，两手握固，二便不通等。提示邪气蒙蔽神窍。二者均可见于危重病人。

4. 假神　是指久病或重病，精气极度衰弱的病人突然出现暂时好转的一种假象。如本不欲言，语声低弱，突然言语不休，声音清亮；原本精神衰惫，神识模糊，突然清醒，精神转佳；原本面色晦暗，突然颧红如妆；原本不欲饮食，突然食欲大增等。见于病情恶化，提示精气将

NOTE

竭，阴不敛阳，虚阳外越，古人称为"回光返照"或"残灯复明"。

从得神到少神，再由少神到失神，甚则假神，说明脏腑精气从充足至亏损，病情逐渐加重；反之，若由失神变为少神，甚则得神，说明脏腑精气逐渐恢复，病势渐减。故观察神的变化对判断疾病转归和预后有重要意义。

5. 神识异常　也称神乱，主要指癫、狂、痫等精神失常疾病。表情淡漠，闷闷不乐，神识痴呆，喃喃自语，哭笑无常，为癫病。多由忧思气结，津聚为痰，痰气郁结，阻蔽神明所致。

疯狂怒骂，打人毁物，不避亲疏，或登高而歌，弃衣而走，少卧不饥，妄行不休，为狂病。多由暴怒气郁化火，煎津为痰，痰火扰心所致。

突然昏倒，不省人事，两目上视，口吐涎沫，四肢抽搐，醒后如常，为痫病。多由肝风夹痰，上窜蒙蔽清窍所致。

二、望色

望色，是医生通过望全身皮肤的颜色和光泽的变化来诊察病情，以望面部色泽变化为主，所以本节以面部色诊为主要内容。

（一）望面色原理

心主血脉，其华在面，手足三阳经皆上行头面，包括多气多血的足阳明胃经，故面部血脉丰富，为脏腑气血之所荣。所以脏腑的虚实、气血的盛衰，皆可由面部色泽的变化得到反映。面部皮肤薄嫩，色泽变化容易显露，易于观察，所以望色首选面部。

（二）色与泽

色指面部颜色的变化，反映血液盛衰和运行情况，属血、属阴。在病理状态下，可反映出疾病的不同性质，在一定程度上还可以反映不同脏腑的疾病。

泽就是光泽，指面部明亮度的变化，是脏腑精华外荣的表现，属气、属阳。主要反映脏腑精气的盛衰，对判断病情的轻重和预后有重要意义。凡面色荣润光泽者，为气血旺盛，脏腑精气未衰，属无病或病轻；凡面色晦暗枯槁者，为气血衰败，脏腑精气虚竭，属病重。

（三）常色与病色

1. 常色　即正常人的面色，指人在健康状态下的面部颜色和光泽，是精血充盈、脏腑和调的外部表现。中华民族属黄色人种，其常色是红黄隐隐，明润含蓄。明润，即面部皮肤光明润泽，显示人体精充神旺，气血津液充足，脏腑功能正常。含蓄，即面色隐含于皮肤之内，而不特别显露，是胃气充足，精气内含而不外泄的表现。因人有体质禀赋不同、受不同季节气候的影响而有差异，故常色又有主色和客色之分。

（1）**主色**　指人生来就有并终生不变的基本面色和肤色。主色可因种族、体质而异。中国人民一般肤色都呈微黄，故以微黄为主色。由于禀赋不同，肤色在微黄的基础上稍有差异。

（2）**客色**　指随生活环境及劳作等因素而发生相应变化的面色。人的面色随昼夜、四时、气候等变化有所改变。如春稍青、夏稍赤、长夏稍黄、秋稍白、冬稍黑，但均不离红黄隐隐、明润含蓄之本色。此外，因职业、劳逸、情绪、运动等导致面色的短暂改变，亦属客色范畴。

2. 病色　病色即疾病状态下面部色泽的异常变化。病色的特征是色泽晦暗枯槁或暴露，或某色独见而失红润。常反映机体脏腑功能失常，或气血阴阳失调，或精气外泄，或邪气内阻等病理变化。

（1）善色　即面色光明润泽。说明虽病而脏腑精气未衰，胃气尚能上荣于面，称为"气至"。属新病、轻病，易于治疗，预后较好，故称善色。

（2）恶色　即面色枯槁晦暗。说明脏腑精气已衰，胃气不能上荣于面，称为"气不至"。属久病、重病，不易治疗，预后较差，故称恶色。

临床常根据五色的善恶和变化来判断病情的轻重和测知吉凶。病程中由善色转恶色者，提示病情加重；由恶色转善色者，提示病情好转。五色以润泽者为吉，枯槁者为凶。

（四）面部分候脏腑

面部的不同部位分属于不同的脏腑，是面部望诊的基础。根据五行学说和藏象理论，将色与面的分部结合起来，更有助于辨明病性和病位。

《灵枢·五色》把面部分为：鼻即明堂，眉间即阙，额即庭（颜），颊侧即藩，耳门即蔽。面的分部和五脏对应的关系：庭——首面；阙上——咽喉；阙中（印堂）——肺；阙下（下极、山根）——心；下极之下（年寿）——肝；肝部左右——胆；肝下（准头）——脾；方上（脾两旁）——胃；中央（颧下）——大肠；挟大肠——肾；明堂（鼻端）以上——小肠；明堂以下——膀胱子处。

另外，《素问·刺热论》中面部和五脏的对应关系为：左颊——肝；右颊——肺；额——心；颏——肾；鼻——脾。

以上两种面部分候脏腑的方法可作为临床诊病的参考，应用时仍以观察病人面部整体色泽变化为主，分部色诊为辅。

（五）五色主病

常见病色有青色、赤色、黄色、白色和黑色 5 种，分别见于不同的病证。

1. 青色　主寒证、血瘀、痛证、惊风。

面青多由寒凝气滞，或瘀血内阻，或痛则不通，或肝风内动，筋脉拘急，使局部脉络运行瘀阻所致。

面色淡青或青黑，伴脘腹剧痛，多由阴寒内盛，经脉拘急，气血瘀阻所致。面色青灰，口唇青紫，伴心胸刺痛，由心阳不振，血行不畅，心血瘀阻所致。若突见面色青灰，口唇青紫，肢凉脉微者，多为心阳暴脱、心血瘀阻之象，见于真心痛等病人。

小儿惊风或欲作惊风时，多在眉间、鼻柱、口唇四周呈现青色，为热极生风，筋脉拘急，血行瘀阻所致。

肝郁脾虚病人见面色青黄（即面色青黄相间，又称苍黄），为木克脾土之征，胁下每有癥积作痛。

2. 赤色　主热证。

面见赤色，多因气血得热而行，热盛则面部络脉充盈，血色上荣，亦可见于虚阳上越的病人。

满面通红，属实热证，多为阳盛之外感发热，或脏腑里热炽盛所致。午后两颧潮红娇嫩，属阴虚证，为阴虚火旺，虚火上炎所致，可见于肺痨等病人。若久病、重病病人，面色苍白，却两颧泛红如妆，嫩红带白，游移不定，多为虚阳浮越之"戴阳证"，此属真寒假热之危重证候。

3. 黄色　主湿证、脾虚。

面色发黄，多由脾气不足，机体失养或水湿内停，浸溢肌肤所致。面色淡黄，枯槁无光，称"萎黄"，是因脾胃气虚，水谷精微生成不足，机体失养所致。面黄虚浮者，称为"黄胖"，多为脾虚失健，机体失养，水湿内停，泛溢肌肤所致。

面目一身俱黄，称为"黄疸"。黄而鲜明如橘子色者，属"阳黄"，为湿热熏蒸之故；黄而晦暗如烟熏者，属"阴黄"，为寒湿郁阻所致。

若面色苍黄，腹筋起而胀，或面萎黄而夹红点血丝如蟹爪，为鼓胀，多为脾虚肝郁、血瘀水停之故。

4. 白色 主虚证、寒证、脱血、夺气。

面色发白为气血不荣之候，多为阳气虚衰，气血运行迟滞，或耗气失血，气血不充，或寒凝血涩，经脉收缩，气血不能上充于面部脉络所致。

面色淡白，多见气虚；面色淡白无华，唇舌色淡者，多为血虚或失血证。面色白者，多属阳虚证；若面色㿠白虚浮，则多为阳气虚衰，水气泛溢。

面色苍白者，属阴寒内盛或阳气暴脱。若阴寒内盛，寒邪凝滞则面部脉络收缩而凝涩，可致面色苍白。如突见面色苍白，伴冷汗淋漓，脉微欲绝，则为阳气暴脱，血行迟滞，面部脉络血少不充所致。

5. 黑色 主肾虚、寒证、水饮、血瘀。

面色发黑，多因肾阳虚衰，水饮不化，阴寒内盛，血失温养，经脉拘急，气血不畅所致。额与颜黑为肾病。面黑暗淡者，多属肾阳虚，因阳虚火衰，水寒不化，血失温煦所致。面黑干焦者，多属肾阴虚，系因肾精久耗，阴虚火旺，虚火灼阴，机体失养所致。眼眶周围发黑者，多为肾阳虚兼有水饮，或为寒湿下注之带下病。

面黑而手足不遂，腰痛难以俯仰，为肾风骨痹疼痛。面色黧黑而肌肤甲错，属瘀血日久或血虚失养所致。

三、望形态

形是形体，态是姿态。望形态是通过望病人形体的强弱胖瘦及异常的动静姿态，以测知病情的一种诊法。

据阴阳五行、藏象和经络学说，人体内以五脏分属五行，外以皮毛、肌肉、血脉、筋、骨等五体合于五脏，形体的强弱胖瘦与内脏的盛衰是统一的，而人体的动静姿态又与阴阳气血的消长有关。所以，望形态可以测知脏腑气血的盛衰、阴阳邪正的消长、病势的顺逆及邪气之所在。

（一）望形体

望形体是通过观察病人形体的强弱胖瘦、体质形态和异常表现等来诊察病情的方法。

1. 形体强弱 体强是指身体强壮有力，表现为骨骼粗大，胸廓宽厚，肌肉充实，皮肤润泽，精力充沛，食欲旺盛，表明内脏坚实，气血旺盛，抗病力强，不易生病，病后易治，预后较好。体弱是指身体衰弱无力，表现为骨骼细小，胸廓狭窄，肌肉瘦削，皮肤枯槁，精神不振，食少乏力，表明内脏虚弱，气血不足，抗病力弱，容易生病，病后难治，预后较差。

观察形体，结合五体与五脏的关系，有助于了解脏腑虚实和气血盛衰。如肺主皮毛，皮肤光泽荣润，腠理致密，则为肺气充足，营卫和谐充盛；皮肤枯槁无泽，腠理疏松，则是肺气亏虚、营卫不足的表现。再如肾主骨，骨骼粗壮坚实，为肾气充盈，髓能养骨；而骨骼细小脆弱，或有畸形，则为肾气亏虚、骨骼失充的表现。

2. 形体胖瘦 正常人形体适中，各部肌肉匀称，过于肥胖或过于消瘦皆非正常。

壮而能食，肌肉结实者，为形盛有余，系脾胃健旺、精气充足。体胖食少，肌肉松弛，精神不振者，多为形盛气虚，是脾胃虚弱，痰湿内盛，易患痰饮、中风等病，即所谓"肥人多痰"。形瘦颧红，皮肤干焦者，多属阴血不足、内有虚火，易患肺痨等病，即所谓"瘦人多火"。久病卧床不起，骨瘦如柴，肌肉削脱，为气血干涸，脏腑精气衰竭，是无神之危候。

3. 躯体畸形 畸形是指病人身体和四肢的异常形状变化，如"鸡胸""龟背""罗圈腿"等，多与先天禀赋不足或后天失养有关。"桶状胸"多由伏饮积痰，阻塞肺道，或肺肾气虚，肾不纳气，咳喘日久而成。"扁平胸"多为心肺气虚所致。

（二）望姿态

姿，即姿势、体位；态，即动态。望姿态就是通过观察病人的姿势及动态以了解病情的诊病方法。

1. 异常姿态 疾病状态下，由于阴阳气血的盛衰不同，会出现不同的姿势和体态。如病人睑、面、唇、指（趾）不时颤动，在外感热病中多为热盛动风发痉，内伤杂病中多是血虚阴亏，经脉失养动风。四肢抽搐或拘挛，项背强直，角弓反张，属于痉病，常见于肝风内动之热极生风、小儿高热惊厥，温病热入营血。此外，痫证、破伤风、狂犬病等，亦可致动风发痉。坐而喜伏，多为肺虚少气；坐而喜仰，多属肺实气逆；但坐不得卧，卧则气逆，多为咳喘肺胀，或为水饮停于胸腹。但坐不欲起，起则神疲或昏眩，多为气血双亏或脱血夺气。坐卧不安多见于心肝火旺。疼痛病人多以手护抚痛处，如头、胸、腰、腹等处，即所谓"护处必痛"。

2. 脏腑衰惫姿态 脏腑精气虚衰、功能低下必然影响机体而出现相应的衰惫姿态。观察衰惫姿态，可以判断病变部位和估计疾病预后。如头部低垂，无力抬起，两目深陷，呆滞无光，是精气神明将衰惫之象；如后背变曲，两肩下垂，是心肺宗气将衰惫之象；如腰酸软疼，活动不利，是肾将衰惫之象；如两膝屈伸不利，行则俯身扶物，是筋将衰惫之象；如不能久立，行则振摇不稳，是骨将衰惫之象。

四、望头颈五官

（一）望头面

1. 头形 头形的大小异常和畸形多见于正值颅骨发育的婴幼儿，某些疾病常有典型的头形特征。头颅的大小以头围（头部通过眉间和枕外隆凸的横向周长）来衡量，一般新生儿约34cm，6个月时约42cm，1周岁时约45cm，2周岁时约47cm，3周岁时约48.5cm。

小儿头形过大或过小，伴有智能不全，多由先天禀赋不足、肾精亏损所致。方颅畸形，表现为前额左右突出，头顶平坦，头颅呈方形，为肾精不足或脾胃虚弱，颅骨发育不良所致，可见于佝偻病、先天性梅毒等患儿。

2. 囟门 囟门又称颅囟，是婴幼儿颅骨发育过程中形成的骨间隙。观察颅囟，可判断疾病性质和预后。囟门有前囟、后囟之分。观察囟门主要看前囟。前囟位于前顶，呈菱形，一般出生后12~18个月闭合。后囟位于枕骨上，一般出生后2~4个月闭合。小儿囟门下陷，又称"囟陷"，多属虚证，可见于吐泻伤津，或气血不足，或脾胃虚寒，或先天不足，以致发育不良，脑髓失养。但6个月以内的婴儿囟门微陷属正常。小儿囟门高突，又称"囟填"，多属实热证，可见于外感时邪，或风热，或湿热而致温病火邪上攻者。小儿囟门迟闭，骨缝不合，称为"解颅"，属肾气不足，发育不良，多见于佝偻病患儿，常兼有"五软"（头软、项软、手足软、肌肉软、口软）、"五迟"（立迟、行迟、发迟、齿迟、语迟）等。

3. 动态　病人头摇不能自主，不论成人或小儿，多为肝风内动之兆，或为老年气血虚衰，脑失所养所致。

4. 头发　发为血之余，肾之华在发。望发可知气血盈亏、肾气盛衰。发黑浓密润泽者，是肾气盛而精血充足的表现。发黄干枯，稀疏易落，多属精血不足，可见于大病后和慢性虚损病人。突见片状脱发，显露圆形或椭圆形光亮头皮，称为斑秃，多为血虚受风所致。青壮年头发稀疏易落，伴有眩晕、健忘、腰膝酸软者多属肾虚，伴有头皮发痒、多屑、多脂者多属血热。青少年白发伴有腰酸、耳鸣等症状者属肾虚，若伴有心悸、失眠、健忘等症状者是劳神伤血，但亦有因先天禀赋所致。小儿发结如穗，多见于疳积，由于先天不足，后天失养，以致脾胃虚损。

5. 面部

（1）面肿　多见于水肿。肿起较速，眼睑、头面先肿，多由外感风邪，肺失宣降所致，为阳水；肿起较慢，先从下肢、腹部肿起，最后波及头面，多由脾肾阳虚，水湿泛溢所致，为阴水。若头面皮肤嫩红肿胀，色如涂丹，压之褪色，伴有疼痛，是抱头火丹，多由风热火毒上攻所致。

（2）腮肿　腮部突然肿起，面赤咽痛，或喉不肿痛，但外肿或兼耳聋，此为"痄腮"，是温毒证，多见于儿童，属传染病。若颧骨之下，腮颌之上，耳前一寸三分，发疽肿起，名为"发颐"，属少阳、阳明经热毒上攻所致。

（3）口眼㖞斜　若单见口眼㖞斜，肌肤不仁，面部肌肉患侧偏缓、健侧紧急，患侧目不能合，口不能闭，不能皱眉鼓腮，饮食言语皆不利，此为中风之中经络，其病较轻。若兼见半身不遂、神志不清者，则为中风之中脏腑，其病较重。

（4）面削颧耸　又称"面脱"。即面部肌肉瘦削，两颧高耸，眼窝、颊部凹陷，每与"大骨枯槁，大肉陷下"并见。属气血虚衰，脏腑精气耗竭。多见于慢性病的危重阶段。

（5）特殊面容　"惊恐貌"多见于小儿惊风、狂犬病等。"苦笑貌"多见于新生儿脐风、破伤风等。

（二）望颈项

颈项是连接头面和胸背的部分，其前部称为颈，后部称为项。望颈项应注意观察其外形和动态的异常变化。

正常人的颈项两侧对称，气管居中，转摇自如，俯仰轻松，皮色正常。

1. 瘿瘤　颈前颌下喉结之处，有肿物突起，或大或小，或单侧或双侧，可随吞咽上下移动，皮色不变，名曰瘿瘤。多由肝郁气结痰凝所致，或与地方水土有关。

2. 瘰疬　颈侧颌下，皮里膜外，肿块如垒，累累如串珠，名"瘰疬"，多由肺肾阴虚，虚火灼津，结成痰核，或感受风火时毒，致气血壅滞，结于颈项。

3. 颈项疮疡　项部疮疡，漫肿平塌者，是项疽，系寒热错杂所生。颈部结块，红肿热痛，谓之颈痈，多由外感风湿、痰热壅滞而成。

4. 项强　指头项连及肩背部筋脉肌肉强直，不得俯仰及左右转动，甚则项背强急。

若项背拘急牵引不舒，兼恶寒发热等，是风寒侵袭太阳经脉，经气不利所致。若项部强硬，不能前俯，兼壮热、神昏、抽搐者，则属温病火邪上攻。临床上可见于中风、痉病、痫证、落枕等证。

5. 项软 头项软弱，头倾斜低垂，无力抬举，谓之项软，主虚证。小儿项软，为"五软"之一，属先天不足，肝肾亏损或后天失养，脾胃不足，骨骼失充所致。若久病重病，头项软弱，头垂不抬，眼窝深陷，则为脏腑精气衰竭之象，属病危。

6. 颈脉搏动 正常人坐位时，颈动脉搏动不明显。安静状态时，人迎脉动，多为喘息或水肿病，也见于肝阳上亢。若坐位颈动脉明显怒张，平卧时更甚，为心血瘀阻、肺气壅滞之喘证。若颈动脉搏动明显，兼见面青唇紫、浮肿，为心肾阳衰、水气凌心之证。

（三）望五官

1. 望目 目为肝之窍、心之使，与五脏六腑皆有联系，可反映脏腑精气盛衰。古人将目之不同部位分属于五脏，后世医学据此发展成为"五轮"学说：内眦及外眦的血络属心，称为"血轮"；黑珠属肝，称为"风轮"；白珠属肺，称为"气轮"；瞳仁属肾，称为"水轮"；眼胞属脾，称为"肉轮"。望目应重点观察两目的眼神、色泽、形状和动态的改变。

（1）眼神 两目精彩内含，视物清晰，是谓有神，虽病易治。反之，目无光彩，浮光暴露，视物模糊，是谓无神，病属难治。

（2）色泽 正常人眼睑内（睑结膜）与两眦红润，白睛（巩膜）白色，黑睛（虹膜）褐色或棕色。目赤肿痛多属实热；白睛发红为肺火或外感风热；两眦赤痛为心火；睑缘赤烂为脾经湿热；全目赤肿为肝经风热。白睛发黄为黄疸，多由湿热或寒湿内蕴，肝胆疏泄失常，胆汁外溢所致。目眦淡白，属血虚、失血。眼睑色黑晦暗，多属肾虚水泛或寒湿下注的带下病。

（3）目形 眼睑微肿，如新卧起状，面有水气色泽，是水肿病初起；上下眼睑肿，势急而色红为脾热，势缓而无力为脾虚；老年人下眼睑肿，多见肾气虚衰；目窠凹陷多为伤津耗液或气血不足，可见于吐泻伤津或气血虚衰的病人；若久病重病眼窝深陷，甚则视不见人，真脏脉见，则是五脏六腑精气已衰，为阴阳竭绝之候，属病危；目睛突出，喘满上气者，属肺胀，肺气不宣所致；目睛突出兼颈前微肿，急躁易怒，则为肝郁化火，痰气壅结所致之瘿病；睑缘肿起结节如麦粒，红肿较轻，名为针眼；眼睑漫肿，红肿较重者，名为眼丹，皆为风热邪毒或脾胃蕴热上攻于目所致。

（4）动态 昏睡露睛常见于小儿脾胃虚弱，或慢脾风；双睑废多属先天不足，脾肾两虚；单睑下垂或双睑下垂不一多为后天性睑废，因脾虚气弱，或外伤后气血不和，脉络失于宣通所致；目瞤多因外感风热，或血衰气弱，经络失养所致；瞳仁散大多属肾精耗竭、濒死征象，瞳仁完全散大，是临床死亡的标志之一；两侧瞳仁不等大，多为头风、中风、颅外伤所致；瞳仁缩小，多属中毒。此外，目翻上视、瞪目直视、横目斜视等，多属肝风内动，脏腑精气欲绝，都是危重症状。

2. 望耳 耳为肾之窍，手足少阳之脉布于耳，手足太阳经和阳明经亦行于耳之前后，故耳为"宗脉之所聚"。望耳可以诊察肾及全身的病变，主要观察耳壳色泽、形态及分泌物的变化。

（1）望色泽 正常人耳郭色泽红润，是先天肾精充足、气血旺盛的表现。反之，耳薄干枯，为先天肾阴不足。耳轮淡白，多属气血不足，或暴受风寒，寒邪直中。耳轮红肿，多为肝胆湿热或热毒上攻。耳轮青黑，见于阴寒内盛或有剧痛的病人。耳轮干枯焦黑，多属肾精亏耗，精不上荣，为病重，可见于温病晚期耗伤肾阴及下消等病人。小儿耳背见红络，伴耳根发凉，多为麻疹先兆。

（2）望形态　耳郭润泽厚大是肾气充盛的表现。耳郭瘦小而薄属肾气不足。耳轮甲错者属久病血瘀；耳内长出小肉，形如樱桃或羊奶头，称为"耳痔"，因肝、肾、胃三经积火，郁结而成。耳道肿痛多为外耳道疖肿，由肝胆火盛，或风热上攻所致。

（3）望耳道分泌物　正常外耳道有耵聍腺分泌液和皮脂腺分泌物，干后为白色碎屑。耳内流出黄色分泌物为脓耳，多由肝胆湿热，风热火毒上攻，或肾阴亏虚，虚火上炎所致。若伴耳鸣或耳聋，应注意是否有耵聍堵塞耳道。

3.望鼻　鼻居面部中央，为肺之窍，足阳明胃经分布于鼻两旁，望鼻可以诊察肺和脾胃的病变，并判断其虚实盛衰及预后。

（1）望色泽　正常人鼻色红黄隐隐，含蓄明润，是胃气充足的表现。鼻端微黄明润，见于新病，虽病而胃气未伤，属轻病，见于久病为胃气来复。鼻端色白，多属气血亏虚，或见于失血。鼻端色赤，多属肺胃蕴热。鼻端色青，多见于阴寒腹痛病人。鼻孔干燥，属阳明热证，干燥而色黑如烟煤状，是阳毒热深。鼻端色微黑，常是肾虚寒水内停之象。鼻端晦暗枯槁，则为胃气已衰，属病重。

（2）望形态　鼻红肿生疮，多属胃热或血热。鼻端生红色粉刺，称为"酒渣鼻"，多因肺胃蕴热所致。鼻柱溃陷多见于梅毒病人。鼻柱塌陷，眉毛脱落，见于麻风恶候。鼻翼扇动，多见于肺热或哮喘病人。若病重出现鼻孔扇张，喘而额汗如油，则多属病危。

4.望口唇　脾开窍于口，其华在唇，足阳明胃经之脉环口唇，故望口唇可诊脾胃的病变。

（1）望色泽　口唇色诊与面部色诊之五色诊基本相同。因唇黏膜薄而透明，其色泽变化更为明显，望诊更为方便。

唇色红润，此为正常人的表现，说明胃气充足，气血调匀。唇色淡白，多属血虚或失血，是血少不能上荣唇络所致。唇色淡红，多属血虚或气血双亏，体质稍弱而无病之人亦可见此唇色。唇色深红而干，是热盛伤津；赤肿而干者，为热极。唇色如樱桃红者，多见于煤气中毒。

唇色青黑，多属寒盛痛极。唇色青紫，为气滞血瘀。环口黑色是肾绝，口唇干焦紫黑更是恶候。

（2）望形态　口唇干裂，为津液损伤，见于外感燥热，邪热津伤，亦见于脾热，或为阴虚津液不足。

口角流涎，多属脾虚湿盛，或胃中有热。多见于小儿，或因中风口喎，不能收摄。

口糜者是口内糜烂，色白形如苔藓，拭去白膜则色红刺痛，多由阳盛阴虚，脾经湿热内郁，以致热邪熏蒸而成。口疮是口内唇边生白色小疱，溃烂后红肿疼痛，亦称"口破""口疳"，由于心脾二经积热上熏所致。实火者烂斑密布，色鲜红；虚火者，有白斑而色淡红。婴儿满口白斑如雪片，称"鹅口疮"，系胎中伏热蕴积心脾所致。

口唇发痒，色红且肿，破裂流水，痛如火灼，名为"唇风"，多由阳明胃火上攻所致。唇上初结似豆，渐大如蚕茧，坚硬疼痛，妨碍饮食，称"茧唇"，亦属胃中积热，痰随火行，流注于唇。

久病、重症人中满而唇翻者，是脾阳已绝；人中短缩，唇卷缩不能覆齿者，是脾阴已绝。

（3）望动态　正常人口唇可随意开合，动作协调。

口张：即口开而不闭，属虚证。若口如鱼口，张口气直，但出不入，则为肺气将绝，属病危。

口噤：即口闭而难开，牙关紧急，属实证，多因肝风内动，筋脉拘急所致。见于痉病、惊风、破伤风等。

口撮：即上下口唇紧聚，为邪正交争所致。见于新生儿脐风，表现为撮口不吮乳；亦可见于破伤风病人。

口僻：即口角向一侧㖞斜。多为风痰阻络所致，见于中风病人。

口振：即战栗鼓颔，口唇振摇，多为阳衰寒盛或邪正剧争所致。可见于伤寒欲作战汗或疟疾发作。

口动：即口频繁开合，不能自禁，是胃气虚弱之象。若口角掣动不止，则为热极生风或脾虚生风之象。

5. 望齿龈 齿为骨之余，骨为肾所主；龈为手足阳明经分布之处，故望齿与龈可以诊察肾、胃的病变及津液的盈亏。

（1）望齿 正常人牙齿洁白润泽而坚固，是肾气充足、津液未伤的表现。

牙齿干燥，为胃阴已伤。牙齿光燥如石，为阳明热甚，津液大伤。牙齿燥如枯骨，多为肾阴枯竭，精不上荣所致，可见于温热病的晚期，属病重。牙齿稀疏松动，齿根外露，多为肾虚、虚火上炎所致。牙齿枯黄脱落，多为骨绝，属病重。齿焦有垢，为胃肾热盛，但气液未竭。齿焦无垢，为胃肾热甚，气液已竭。

牙关紧急，多属风痰阻络或热极动风。咬牙啮齿，多为热盛动风，将成痉病。睡中啮齿，多因胃热或虫积所致。

（2）望龈 正常人齿龈淡红而润泽，是胃气充足、气血调匀的表现。

齿龈淡白，多属血虚或失血，为血少不能充于龈络所致。齿龈红肿疼痛，多为胃火亢盛，火邪循经上炎，熏灼齿龈所致。齿龈色淡，龈肉萎缩，多属肾虚或胃阴不足。

齿缝出血，称为"齿衄"，兼见齿龈红肿疼痛者，为胃火上炎，灼伤龈络；齿龈不红不痛微肿者，属脾虚血失统摄，或肾阴亏虚、虚火上炎所致。

齿龈溃烂，流腐臭血水，甚则唇腐齿落，称为"牙疳"，多因外感疫疠之邪，余毒未清，积毒上攻所致。

齿龈之际，有蓝迹一线，为服水银、轻粉等药而致特有之征。龈间长出胬肉为"齿壅"，多由好食动风之物所致。

6. 望咽喉 咽喉为肺、胃门户，是呼吸及进食的通道。足少阴肾经循喉咙，挟舌本，与咽喉关系密切。故望咽喉可以诊察肺、胃、肾的病变。

（1）红肿 若咽部深红，肿痛明显，多由肺胃热盛所致。红色娇嫩，肿痛不甚，多为肾阴亏虚，阴虚火旺所致。咽喉漫肿，色淡红者，多为痰湿凝聚。色淡红不肿，微痛反复发作，或伴干咳，多为气阴两亏，虚火上浮。咽红肿胀而痛，甚则溃烂，或有黄白色脓点，脓汁拭之易去者，为乳蛾，多因肺胃热毒壅盛所致。咽部一侧或咽后壁明显红肿高突，吞咽困难，身发寒热者，为喉痈，因风热痰火壅滞而成。

（2）溃烂 咽喉腐烂，周围红肿，多为实证；溃腐日久，周围淡红或苍白者，多属虚证；腐烂分散浅表者，为肺胃之热尚轻，虚火上炎；成片或凹陷者，多为气血不足，肾阴亏损，邪毒内陷。

NOTE

（3）成脓　咽部肿势高突，色深红，周围红晕紧束，发热不退者，为脓已成；咽部色浅淡，肿势散漫，无明显界限，疼痛不甚者，为未成脓。

（4）伪膜　咽部溃烂处表面覆盖一层黄白或灰白色膜，称为伪膜（或假膜）。伪膜松厚，容易拭去者，此属胃热，病情较轻；咽部有灰白色假膜，坚韧拭之不去，重擦则出血，很快复生者，此属重症，多为白喉，是外感时行疫邪所致，属烈性传染病。

五、望皮肤

皮肤又称皮毛、肌肤，为全身之表，具有保护机体内脏、防御外邪侵袭的功能。它既有经络的分布、气血的充盈，又有卫气的循行，其荣枯与肺脏功能有直接关系。若脏腑功能正常，气血充盛，营卫和调，则皮肤润悦，柔韧光泽；若先天禀赋异常，或脏腑内伤，气血不和，卫气不充，或六淫疫毒外袭，或蛇虫叮咬外伤，则可见皮肤的异常与损害。临床通过望皮肤，不但可以发现皮肤本身的疾病，而且可以推察全身疾病的情况，诸如脏腑虚实、气血盛衰、经络瘀畅、病邪深浅、病势轻重及预后吉凶等。

（一）皮肤色泽形态

1. 色泽

（1）皮肤发赤　皮肤发赤，色如涂丹，边缘清楚，热如火灼者，为丹毒。发于头面者名"抱头火丹"；发于局部，则称"流火"；发于全身，初起有如红色云片，往往游行无定，或浮肿作痛，称"赤游丹毒"，多因心火偏旺，风热乘袭所致，在小儿则与胎毒有关。

（2）皮肤发黄　皮肤、面目、爪甲俱黄者，为黄疸。其黄色鲜明如橘皮者为阳黄，为湿热蕴蒸，胆汁外溢肌肤而发。黄色晦暗如烟熏者为阴黄，为寒湿阻遏，胆汁外溢肌肤所致。

（3）皮肤发黑　皮肤黄中显黑，黑而晦暗，称"黑疸"，系黄疸之一，多从黄疸转变而来。因其多由色欲伤肾而来，故又称"女劳疸"。周身皮肤发黑亦可见于肾阳虚衰的病人。

（4）皮肤白斑　白斑大小不等，界限清楚，病程缓慢者，为白驳风，多因风湿侵袭，气血失和，血不荣肤所致。

2. 形态

（1）润燥　皮肤润泽，为津液未伤，营血充足。皮肤干枯无华，多为津液已伤，或营血亏虚，肌肤失养。皮肤干枯粗糙，状若鱼鳞，称为"肌肤甲错"，兼见面色黧黑，属血瘀日久，肌肤失养所致。

（2）肿胀　周身肌肤肿胀，按有压痕，为水肿病。其中头面先肿，继及全身，半身以上肿甚者，属阳水；足跗下肢先肿，继及全身，半身以下肿甚者，属阴水。肿胀后期见缺盆平，或足心平，背平，脐突，唇黑者，多属难治。

（二）皮肤病证

1. 斑疹

（1）斑　为局限性皮肤颜色改变，斑的特点是色深红或青紫，点大成片，平铺于皮肤，摸之不碍手。其大者呈斑片状，小者呈斑点状，有阳斑、阴斑之分。

阳斑色多红紫，形似锦纹、云片，兼有身热烦躁、脉数等实热证表现，多由外感热病，热入营血，迫血外溢而发。阳斑中，凡发斑稀少，色红、身热，先从胸腹出现，然后延及四肢，同时热退神清为顺证，是正气未衰，能祛邪外出，为病轻；若发斑稠密，色深红或紫黑，发斑先由四肢，后及胸腹，壮热神昏者为逆证，是正不胜邪，邪毒内陷之危重证。

阴斑色多淡红或暗紫，斑点大小不一，隐隐稀少，发无定处，出没无常，但头面背上则不见，同时兼见脉细弱、肢凉等诸虚症状，多由内伤气血亏虚所致。

（2）疹 为外感邪毒疫疠出现的一种皮损。疹的特点是形如粟粒，色红而高起，摸之碍手，压之褪色。常见有麻疹、风疹、隐疹等。

麻疹：是由时邪疫毒引起的儿童常见传染病。发作之前，咳嗽，打喷嚏，鼻流清涕，流泪畏光，耳冷，耳后有红丝出现。发热三四日，疹点出现于皮肤，从头面到胸腹四肢，色似桃红，形如麻粒，尖而稀疏，抚之触手，逐渐稠密。

风疹：疹形细小稀疏，稍稍隆起，其色淡红，瘙痒不已，时发时止，身有微热或无热，多为外感风热时邪所致。

隐疹：其疹时隐时现，故名隐疹。其症肤痒，搔之则起连片大丘疹，或如云片，高起于皮肤，色淡红带白，不时举发，多为营血亏虚，而风邪中于经络所致。

2. 水疱

（1）白痦 又名白疹，即白色粟粒疹。皮疹高出皮肤，形圆，色白，大小如粟，透明晶莹，根部皮肤正常不变，擦破则有水液流出。常见于热病，湿热之邪郁于肌表，不能透泄所致。

（2）水痘 为儿科常见传染病。小儿皮肤出现粉红色斑丘疹，随即变成椭圆形小水疱，顶满无脐，晶莹明亮，浆液稀薄，皮薄易破，分批出现，大小不等，愈后不留痘痕，常兼有轻度恶寒发热、咳嗽流涕等表证，为外感时邪所致。

（3）热气疮 是针头至绿豆大小的水疱，常成片成群，有痒感和烧灼感，好发于口角唇缘，或眼睑、外阴、包皮等处。常见于高热病人，正常人亦可发生，多由风热之毒，阻于肺、胃二经，湿热熏蒸皮肤而发。

（4）湿疹 初起多为红斑，迅速出现肿胀、丘疹或水疱，继之水疱破裂、渗液，出现红色湿润之糜烂，后干燥结痂，痂脱后留有痕迹，日久可自行消退。多由风、湿、热留于肌肤，或病久耗血，以致血虚生风化燥，致使肌肤失养而受损。

（5）痱子 是皮肤发生密集的尖状红色小粒，瘙痒刺痛，后干燥成细小鳞屑。多发于夏季，小儿及肥胖之人多见，好发于多汗部位，由湿热之邪郁于肌肤而发。

（6）缠腰火丹 多发于腰腹与胸胁部。初起皮肤灼热刺痛，出现成簇小疱，绿豆至黄豆大小，围以红晕。多由肝火妄动，致湿热熏蒸皮肤而发。

3. 疮疡

（1）痈 红肿高大，根盘紧束，伴有焮热疼痛，属阳证。多由湿热火毒内蕴，气血瘀滞，热盛肉腐而成痈。

（2）疽 漫肿无头，部位较深，肤色不变，不热少痛者为疽，属阴证。多由气血虚而寒痰凝滞，或五脏风毒积热，攻注于肌肉，内陷筋骨所致。

（3）疔 初起如粟，范围较小，根脚坚硬较深，或麻或痒或木，顶白而痛为疔。疔毒多由暴气毒邪，袭于皮肤，传注经络，以致阴阳二气不得宣通，气血凝结而成。

（4）疖 起于浅表，形小而圆，红肿热痛，化脓即转。多由湿热阻于肌肤，或脏腑蕴积湿热向外发于肌肤，使气血壅滞而成。

NOTE

六、望二阴

二阴包括前阴、后阴。前阴为男、女外生殖器和排尿器官；后阴为肛门，亦称"魄门"。前阴为宗筋所聚，又为太阴、阳明之合。肝、胆经脉及督、任二脉均循阴器，故前阴与肝、胆、肾、膀胱等脏腑，以及太阳、少阴、厥阴、少阳、阳明等经络有密切联系。因此，望前阴不仅可以了解前阴本身之病变，亦可诊断其相关脏腑经络的病变。后阴通于大肠，与肺和脾胃有关，与任、督二脉也有密切关系。

（一）望前阴

1. 阴肿　男性阴囊或女性阴户肿胀，称为"阴肿"。阴肿不痛不痒，多见于坐地触风受湿或水肿严重者。阴囊肿大而透明者，称为"水疝"；肿大而不透明，时大时小，时上时下而不坚硬者，往往是小肠坠入囊中，称为"狐疝"。睾丸肿痛，亦属疝证，多由肝气郁结，久立劳累或寒湿侵袭所致。阴囊一侧或两侧突然红肿热痛，伴发热恶寒者，称为囊痈。若阴囊起粟米样红丘疹，搔破浸淫流水，或痛如火燎，经久不愈，称为"绣球风"，由肝经湿热下注，风邪外袭而成。阴户红肿疼痛，甚则溃破流水者，多由外受邪毒引起。

2. 阴缩　阴茎、阴囊或阴户收缩入腹者，称为"阴缩"。多因外感寒邪，侵袭肝经，凝滞气血，肝脉拘急收引所致；但也有因外感热病，热入厥阴，阴液大伤，以致宗筋失养所致者。

3. 阴挺　妇女阴户中有物突出如梨状，名为"阴挺"或"阴茄"，多由脾虚中气下陷，或产后用力过度，胞宫下坠阴户之外所致。

4. 阴痒　阴囊瘙痒，湿烂发红，浸淫黄水，燋热疼痛者，称为"肾囊风"，多由湿热蕴结而发。若日久阴囊皮肤粗糙变厚，则多为阴虚血燥之证。

5. 女阴白斑　妇人阴部皮肤发白，甚则延至会阴、肛门及阴股部，瘙痒难忍，或皮肤干枯萎缩，为女阴白斑。多与肝、脾、肾功能失调，以及冲、任、督气血运行失常有关。

6. 狐惑　妇人以前后二阴及咽喉溃疡和目赤症状为主，并伴有神情恍惚者，称为"狐惑"，多由热毒所致。

（二）望后阴

1. 肛痈　肛门周围局部红肿疼痛，状如桃李，甚则重坠刺痛，破溃流脓者，为肛痈。多由湿热下注或外感邪毒而发。

2. 肛裂　肛门周围皮肤裂口，便时流血鲜红，疼痛有烧灼感，为肛裂。多因大肠热结，燥屎撑裂所致，或伴有痔疮。

3. 痔疮　肛门内外生有小肉突出如峙，生于肛门之外者称"外痔"，生于肛门之内者称"内痔"，内外皆有称"混合痔"。多由肠内湿、热、风、燥四气相合而成。

4. 肛瘘　肛门周围痈疽及痔疮溃后久不敛口，脓血淋沥，形成瘘管，管道或长或短，或有分支，或通入直肠，称为"肛瘘"。因余毒未尽，溃口不敛而成。

5. 脱肛　肛门上段直肠脱垂，呈环状或花瓣状，称为脱肛。轻者大便时脱出，便后可以缩回；重者脱出后不易缩回，须用手慢慢推入肛门内。多因中气不足，气虚下陷所致。

七、望舌

望舌，又称舌诊，即观察病人舌质和舌苔的变化以诊察病情的方法，是中医特色诊法之一。

（一）舌诊的原理

舌为心之苗窍，为脾之外候，舌苔为胃气上承所成，故舌与心和脾胃的关系最为密切。同时五脏六腑都直接或间接地通过经络、经筋与舌联络。手少阴心经之别系舌本；足太阴脾经连舌本、散舌下；足少阴肾经挟舌本；足厥阴肝经络舌本；足太阳之筋，其支者，别入结于舌本；足少阳之筋，入系舌本；上焦出于胃上口，上至舌，下足阳明……可见脏腑的精气上荣于舌，脏腑的病变也必然反映于舌。

（二）脏腑在舌面上的分部

脏腑在舌面上的分部有两种说法：一是以胃经划分，舌尖属上脘，舌中属中脘，舌根属下脘；二是以五脏划分，舌尖属心肺，舌边属肝胆，中心属脾胃，舌根属肾。临床上应与舌质、舌苔合参，不应过于拘泥。

（三）望舌方法与注意事项

望舌时一般要求病人取坐位或仰卧位，尽量张口，自然舒展地将舌伸出口外，充分暴露舌体。若过分用力，时间过久，舌体紧张、卷曲，都会影响舌体血液循环而引起舌色或干湿度发生改变。

观察舌象时，一般先观舌质，后察舌苔；可先看舌尖，再看舌中、舌侧，最后看舌根部。观舌质主要观察舌体的色泽、形质、动态等情况；察舌苔主要观察苔的色泽、厚薄、腐腻、润燥、剥落等情况。

望舌，应以充足而柔和的自然光线为好，要注意灯光对舌色的影响。因饮食、药品使舌苔颜色发生的变化称为染苔。如饮用牛乳、豆浆可使舌苔变白、变厚；蛋黄、橘子、核黄素等可将舌苔染成黄色；各种黑褐色食品、药品，或吃橄榄、酸梅及长期吸烟等可使舌苔染成灰色、黑色；服用丹砂制成的丸散剂，常将舌苔染成红色。过冷、过热或刺激性食物，可使舌色改变。口腔畸形、牙齿缺失或畸形亦可影响舌形。

舌象还随不同季节和不同时间而稍有变化。如夏季暑湿盛，舌苔多厚，或呈淡黄色；秋季燥气当令时，苔多薄而干；冬季严寒，舌常湿润。而晨起舌苔多厚，白天进食后则舌苔变薄；年龄不同和体质差异，舌象也呈现不同情况。如老年人气血常常偏虚，舌多裂纹，常见萎缩；肥胖之人舌多略大且质淡；消瘦之人舌体略瘦而质偏红。临床应结合具体情况予以辨别。

（四）舌诊的内容

舌诊的内容包括望舌质和望舌苔两个方面。舌质又称舌体，是舌的肌肉脉络组织。舌苔是舌体上附着的一层苔状物。望舌质主要望舌色、舌形、舌态三个方面，望舌苔主要望苔质和苔色两个方面。

1. 正常舌象 正常舌象可简述为"淡红舌，薄白苔"。其特征是舌体柔软，运动灵活自如，颜色淡红而红活鲜明；大小适中，无异常形态；舌苔色白，颗粒均匀，薄薄地铺于舌面，揩之不去，其下有根，干湿适中。正常舌象提示脏腑功能正常，气血津液充盈，胃气旺盛。

2. 望舌质 病舌的舌质有颜色、形质、动态等改变。

（1）舌色 即舌体的颜色，主病的舌色常见以下 4 种：

①淡红舌：舌色为正常舌色，见于外感病初起病情轻浅，尚未伤及气血及内脏。

②淡白舌：舌色较正常人的浅淡，甚至全无血色，称为淡白舌，主虚证、寒证或气血两

虚。若淡白湿润，舌体胖嫩，多为阳虚寒证；淡白光莹，或舌体瘦薄，则为气血两亏。

③红绛舌：舌色较淡红色为深，甚至呈鲜红色，为红舌，主热证。舌鲜红而起芒刺，或兼黄厚苔，多属实热证；鲜红而少苔，或有裂纹或光红少苔，则属虚热证。舌色更深者为绛舌，见于外感病者；舌绛或有红点、芒刺，为温病热入营血；见于内伤杂病者，舌绛少苔或无苔，或有裂纹，则是阴虚火旺。

④青紫舌：舌色如皮肤上暴露之"青筋"，缺少红色，称为青舌，古书形容如水牛之舌，主寒凝阳郁或瘀血。若全舌青者，多是寒邪直中肝肾，阳郁而不宣；舌边青者，或口燥而漱水不欲咽，是内有瘀血。舌质色紫者，称为紫舌，主气血运行不畅。若紫而干枯少津，属热盛伤津，气血壅滞；淡紫或青紫湿润者，多为寒凝血瘀。

（2）舌形　舌形是指舌体的形状，包括老嫩、胖瘦、肿胀、点刺、裂纹等。

①老嫩：老舌是指舌质纹理粗糙，形色坚敛苍老；嫩舌是指舌质纹理细腻，形色浮胖娇嫩。老舌和嫩舌是疾病虚实的标志之一。舌质坚敛苍老，多见于实证；舌质浮胖娇嫩，多见于虚证。

②胖瘦：舌体较正常舌为大，伸舌满口，称为胖大舌。舌体瘦小而薄，称为瘦薄舌。胖大舌多因水湿痰饮阻滞所致。若舌淡白胖嫩，舌苔水滑，属脾肾阳虚，津液不化，以致积水停饮；若舌红或红而胖大，伴黄腻苔，多是脾胃湿热与痰浊相搏，湿热痰饮上溢所致。瘦薄舌主气血两虚和阴虚火旺。瘦薄而色淡者，多是气血两虚；瘦薄而色红绛干燥者，多是阴虚火旺，津液耗伤。

③肿胀：舌体肿大，盈口满嘴，甚则不能闭口，不能缩回，称肿胀舌。舌色鲜红而肿胀，甚至伴有疼痛者，多因心脾有热，血络热盛而气血上壅所致；舌紫而肿胀者，多因素善饮酒，又病温热，邪热夹酒毒上壅；舌肿胀而青紫晦暗，是因中毒而致血液凝滞。

④点刺：点是指鼓起于舌面的红色、白色或黑色星点；刺是指芒刺，即舌面上的软刺及颗粒，不仅增大，并逐渐形成尖峰，高起如刺，摸之棘手。点、刺多见于舌的边尖部分。若舌面上出现大小不等、形状不一的青紫色或紫黑色斑点，并不突出舌面，称为瘀斑。无论红点、黑点和白点，皆因热毒炽盛，深入血分之故。舌生芒刺，是热邪内结所致。芒刺而兼焦黄苔者，多为气分热极；绛舌无苔而生芒刺者，则是热入营血，阴分已伤。据芒刺出现部位，还可分辨热在何脏，如舌尖芒刺为心火亢盛、舌中芒刺则为胃肠热盛等。舌见瘀斑，在外感热病，为热入营血，气血壅滞，或将发斑；在内伤杂病，多为血瘀之征。

⑤裂纹：舌面上有数量不等、深浅不一、形态各异的裂沟，称裂纹舌。多因阴血亏损，不能荣润舌面所致。若舌红绛而有裂纹，多是热盛伤津，或阴虚液涸；若舌淡白而有裂纹，多是血虚不润；若舌淡白胖嫩，边有点痕而又有裂纹者，则属脾虚湿浸。

⑥齿痕：舌体边缘见牙齿的痕迹，称为齿痕舌或齿印舌。齿痕舌多因舌体胖大而受齿缘压迫所致，故常与胖大舌同见，多主脾虚和湿盛。若淡白而湿润，则属寒湿壅盛；若淡红而有齿痕，多是脾虚或气虚。

⑦舌下络脉：将舌尖翘起，舌底络脉隐约可见，舌系带两侧，当金津、玉液穴处，隐隐可见两条较粗的青紫色脉络。正常情况下，脉络不粗也无分支和瘀点。若舌下有许多青紫或紫黑色小包，多属肝郁失疏，瘀血阻络；若舌下络脉青紫且粗张，或为痰热内阻，或为寒凝血瘀。总之，舌底络脉青紫曲张是气滞血瘀所致。

（3）舌态　舌态是指舌体的动态，常见的病理舌态有舌体痿软、强硬、震颤、喎斜、吐弄和短缩等异常变化。

①痿软：舌体软弱，无力屈伸，痿废不灵，称为"痿软舌"。多由气血两虚，阴液亏损，筋脉失养所致。若久病舌淡而痿，多是气血俱虚；新病舌干红而痿，是热灼津伤；久病舌绛而痿，是阴亏已极。

②强硬：舌体板硬强直，运动不灵，以致语言謇涩，称为"舌强"。其主病是热入心包，高热伤津，痰浊内阻，中风或中风先兆。若舌质深红，多因热盛；舌胖而有厚腻苔者，多因痰浊；舌淡红或青紫，多属中风。

③颤动：舌体震颤抖动，不能自主者，称为"颤动舌"。可见于气血两虚，亡阳伤津，筋脉失于温养濡润，或为热极伤津而动风。久病舌颤，蠕蠕微动，多属气血两虚或阳虚；外感热病见之，且翕翕扇动者，多属热极生风，或见于酒精中毒病人。

④喎斜：伸舌时舌体偏于一侧，称为"喎斜舌"。多因风邪中络或风痰阻络所致。病在左、偏向右，病在右、偏向左，主中风或中风先兆。若舌紫红势急者，多为肝风发痉；舌淡红势缓者，多为中风偏枯。

⑤吐弄：舌伸出口外，不立即回缩者，称为"吐舌"；舌微露出口，立即收回，或舐口唇上下左右，掉动不停，称为"弄舌"。吐弄舌皆因心脾二经有热所致。吐舌多见于疫毒攻心或正气已绝，往往全舌色紫。弄舌多见于动风先兆，或小儿智能发育不全。

⑥短缩：舌体紧缩不能伸长称为"短缩舌"。舌体短缩，无论虚实，皆属危重证候。若舌体淡白或青紫而湿润，多为寒凝筋脉；若舌胖而苔黏腻，多因痰浊内阻；若舌红绛而干，多是热盛动风；若舌淡白胖嫩，则多因气血俱虚。

⑦舌纵：舌伸长于口外，内收困难，或不能收缩者，称为"舌纵"。若舌色深红，舌体胀满，舌强而干者，为实热内盛，痰火扰心。若舌体痿软，麻木不仁，是气血两虚之征。凡伸不能缩，舌干枯无苔者，多属危重。

3. 望舌苔　病苔有苔质、苔色等异常变化，主要反映病位深浅、疾病性质、津液存亡、病邪进退和胃气有无。

（1）苔质　苔质即舌苔的形质，主要有厚薄、润燥、腐腻、偏全、剥落、消长及真假等。

①厚薄：可测邪气之浅深。透过舌苔能隐隐见到舌体的为"薄苔"，不能见到舌体则为"厚苔"。薄苔属正常舌苔，若有病见之，亦属疾病较轻浅，正气未伤，邪气不盛，故薄苔主外感表证，或内伤轻病。厚苔是胃气夹湿浊邪气熏蒸所致，故苔厚主邪盛入里，或内有痰饮湿食积滞。舌苔由薄变厚，一般说明邪气渐盛，主病进；反之，苔由厚变薄，说明正气渐复，主病退。

②润燥：可知津液变化。舌面润泽，干湿适中是正常舌象。若水分过多，扪之湿而滑利，甚者伸舌流涎欲滴，此为"滑苔"；望之干燥，扪之无津，此为"燥苔"。舌面润泽说明津液未伤；滑苔则为寒、为湿，临床常见于阳虚而痰饮水湿内停者；燥苔是由于阴液亏耗，或因阳虚气化不行而津不上承等所致。

③腐腻：可察阳气与湿浊的消长。苔质颗粒疏松，粗大而厚，形如豆腐渣堆积舌面，揩之可去，称为"腐苔"；苔质颗粒细腻致密，揩之不去，刮之不脱，似油脂遍布舌面，称为"腻苔"。腐苔多为阳热有余，蒸腾胃中腐浊邪气上升而成，多见于食积痰浊为患。腻苔多是湿浊

内蕴，阳气被遏所致，主湿浊、痰饮、食积、湿热、顽痰等。总之，腐苔为阳热有余，腻苔属阳气被遏。

④偏全：可诊病变之所在。舌苔布满全舌称为"全"；舌苔半布，偏于某一局部，称为"偏"。全苔为邪气散漫之征。偏苔多提示邪气停于某一脏腑，如舌中部有苔多见于胃肠积滞。

⑤剥落：可测胃气、胃阴之存亡，判断疾病预后。若舌苔剥落不全，剥脱处光滑无苔，余处残存斑驳舌苔，界限明显，称为"花剥苔"；若不规则地大片脱落，边缘突起，界限清楚，形似地图，部位时时转移，又称"地图舌"，两者均由胃之气阴两伤所致。舌苔全部剥落，以致舌面光洁如镜，称为"光剥苔"，又称镜面舌，为胃阴枯竭，胃气大伤。若剥脱处并不光滑，似有新苔者称"类剥苔"，主久病气血不续。

⑥真假：可判断疾病的轻重与预后。凡舌苔坚敛着实，紧贴舌面，刮之难去，像从舌体长出来的，称为"有根苔"，此属真苔。若苔不着实，似浮涂舌上，刮之即去，不像是从舌上生出来的，称为"无根苔"，即是假苔。凡病之初期、中期，有根苔较无根苔病情深重；后期则有根苔较无根苔预后为佳，因为胃气尚存。

（2）苔色　主病的苔色，主要有白、黄、灰、黑四种。

①白苔：主表证、寒证。苔薄白而润，可为正常舌象，或为表证初起，或是里证病轻，或是阳虚内寒；薄白而干，常见于风热表证；薄白而滑，多为外感寒湿，或脾阳不振，水湿内停。白厚腻苔多为湿浊内困，或为痰饮内停，亦见于食积。舌上满布白苔，有如白粉堆积，扪之不燥，为"积粉苔"，常见于外感温热病中秽浊湿邪与热毒相结。

②黄苔：主里证、热证。浅黄苔多由薄白苔转化而来，为热势较轻，也常见于外感风热表证或风寒化热；深黄苔为热势较重。若苔黄质腻，称黄腻苔，主湿热、痰饮、食积或酒毒等；若苔黄而干燥，甚则裂纹，或黄黑相间，主邪热伤津、燥结腑实之证；若舌淡胖嫩，苔黄滑润，多为阳虚水湿不化。

③灰黑苔：灰苔呈浅黑色，黑苔较灰苔色深，多由灰苔或焦黄苔发展而来。主里证，常见于里热证，也见于寒湿证。苔灰黑而干，多属热炽伤津，可见于外感热病，或为阴虚火旺，见于内伤杂病；苔灰黑而润，常见于痰饮内停，或寒湿内阻。

（3）舌质和舌苔综合诊察　一般情况下，舌质与舌苔的变化是一致的，其主病往往是两者的综合。例如，内有实热，多见舌红苔黄而干；病属虚寒，则多见舌淡苔白而润。但是也常有舌质与舌苔变化不一致的情况，需四诊合参，综合判断。如白苔一般主寒、主湿，但红绛舌兼白干苔，多属燥热伤津，由于燥气化火迅速，苔色未能转黄，便已进入营分阶段；如白粉苔，也主热邪炽盛。灰黑苔主热证，亦主寒证。有时舌质与舌苔的主病虽不一致，但实际上也是二者的综合。如红绛舌而兼白滑腻苔者，在外感病，属营分有热，气分有湿；在内伤病，多是阴虚火旺而又有痰浊食积。这些都需要结合临床实际，具体分析，灵活权变。

八、望排出物

望排出物是通过观察病人的排泄物、分泌物和某些排出体外的病理产物的形、色、质、量的变化来诊察病情的方法。排泄物指人体排出于体外的代谢废物，如大便、小便、月经等。分泌物指人体官窍所分泌的液体，如泪、涕、唾、涎等。此外，人体有病时所产生的某些病理产物，如痰液、呕吐物等，也属排出物范畴。一般而言，排出物色淡质稀，多属寒、属虚；色黄质稠，多属热、属实。

（一）望痰、涎、涕、唾

1. 痰与涕　痰白清稀或有灰黑点，为寒痰。因寒伤阳气，气不化津，湿聚为痰。

痰黄而黏稠，坚干成块为热痰，因热邪煎熬津液之故。

痰清稀而多泡沫为风痰，往往伴有面青眩晕、胸闷或喘急等。多因感受风邪所致。痰白滑而量多，易咳出者，属湿痰。因脾虚不运，水湿不化，聚而成痰。

痰少而黏，难于咳出者，为燥痰，甚者干咳无痰，或有少量泡沫痰。因燥邪犯肺，耗伤肺津，或肺阴虚津亏，清肃失职所致。

痰中带血，色鲜红者，为热伤肺络。若咳吐脓血腥臭痰，或吐脓痰如米粥者，为肺痈，由于热邪犯肺，热毒久蓄，肉腐成脓。

鼻塞流清涕者，多属外感风寒；流浊涕者，多属外感风热；鼻流脓涕、气味腥臭者，称为"鼻渊"，为外感风热或胆经蕴热上攻于鼻所致。因寒热、气味等变化导致鼻流清涕、喷嚏连连，称为"鼻鼽"，多因肺气不足，风邪侵袭所致。鼻腔出血，称为"鼻衄"，多因肺胃蕴热，灼伤鼻络所致。

2. 涎与唾　口流清涎量多者，多属脾胃虚寒，痰湿停滞；口中时吐浊涎黏稠者，多为脾胃湿热。

小儿口角流涎，涎渍颐下，称为"滞颐"。多由脾虚不能摄津所致，亦可见于胃热或虫积。

睡中流涎，多为胃中有热，或宿食内停。

频频吐唾，可见于肾虚不固。

（二）望呕吐物

呕吐是胃气上逆所致，外感内伤皆可引起。观察呕吐物的色、质、量的变化，可了解胃气上逆的原因和疾病的寒热虚实。

呕吐物清稀无臭，多为寒呕。由脾肾阳衰或寒邪犯胃所致。

呕吐物秽浊酸臭，多为热呕。因邪热犯胃，或肝经郁火，致胃热上逆。

呕吐清水痰涎，胃脘有振水声，多属痰饮。

呕吐黄绿苦水，多为肝胆湿热。

呕吐物酸腐，夹杂不消化食物，多为食积。

呕吐鲜血或紫暗有块，夹杂食物残渣，多为胃有积热或肝火犯胃。若脓血混杂，多为胃痈。

（三）望大便

大便清稀水样，多为寒湿泄泻。由外感寒湿，或饮食生冷，脾失健运，清浊不分所致。

大便黄褐如糜而臭，多为湿热泄泻。由湿热或暑湿伤及胃肠，大肠传导失常所致。

大便清稀，完谷不化，或如鸭溏，多属脾虚泄泻或肾虚泄泻。因脾胃虚弱，运化失职，或火不温土，清浊不分所致。

大便如黏冻，夹有脓血，多为痢疾。由湿热蕴结大肠所致。其中血多脓少者偏于热，病在血分；脓多血少者偏于湿，病在气分。

大便燥结，干如羊屎，排出困难，为肠道津亏。多因热盛伤津，或胃火偏亢，大肠液亏，传化不行所致。亦可见于噎膈病人。

大便带血，或便血相混，称为"便血"。其中血色鲜红，附在大便表面或于排便前后滴出者，为近血，可见于风热灼伤肠络所致的肠风下血，或痔疮、肛裂出血等；便色暗红或紫黑称为黑便，为远血，可因内伤劳倦、肝气不舒、胃腑血瘀等所致。

（四）望小便

小便清长，多见于虚寒证。因阳虚气化不利，水液下趋膀胱所致。

小便短黄，多见于热证。因热伤津液所致。

尿中带血，多因热伤血络，或脾肾不固所致。

尿有砂石，多因湿热内蕴，煎熬尿中杂质结为砂石所致。

小便浑浊如米泔或滑腻如脂膏，多因脾肾亏虚，清浊不分，或湿热下注，气化不利，不能制约脂液下流所致。

第二节　闻　诊

闻诊是通过听声音和嗅气味来诊断疾病的方法。听声音包括诊察了解病人的声音、呼吸、语言、咳嗽、呕吐、呃逆、嗳气、太息、喷嚏、呵欠、肠鸣等各种声响。嗅气味包括嗅病体发出的异常气味及病室的气味。

一、听声音

听声音，主要是听病人言语气息的高低、强弱、清浊、缓急等各种异常变化，包括语声、语言、呼吸、咳嗽、呃逆、呕吐、嗳气等声响的异常，以判断病变寒热虚实的性质。

（一）正常声音

健康人的声音，虽有个体差异，但发声自然、音调和畅、刚柔相济，此为正常声音的共同特点，是宗气充沛、气机调畅的表现。由于性别、年龄和禀赋等个体差异，正常人的语言声音亦各有不同。一般来说，男性多声低而浊，女性多声高而清，儿童声尖利而清脆，老年人多浑厚而低沉。中医学将声音按照高低清浊分为角、徵、宫、商、羽五音与呼、笑、歌、哭、呻五声，分别与肝、心、脾、肺、肾相对应。在正常情况下，反映了人们情志的变化；在病理情况下，则分别反映了五脏的病变。

声音与情志的变化也有关系。如喜时发声欢悦而散，怒时发声忿厉而急，悲哀则发声悲惨而断续，欢乐则发声舒畅而缓，敬则发声正直而严肃，爱则发声温柔而和。这些因一时感情触动而发的声音，也属于正常范围，与疾病无关。

（二）语声

1. 声重　语声重浊，称为声重。临床常伴见鼻塞、流涕或咳嗽、痰多等症。多因外感风寒、风热或湿浊阻滞，肺气不宣，肺窍不通所致。

2. 音哑、失音　语声嘶哑者，称为音哑；语而无声者，称为失音。音哑较轻，失音较重。新病音哑或失音，属实证，多是外感风寒或风热，肺气不宣，清肃失职，所谓"金实不鸣"。久病音哑或失音，多属虚证，常是精气内伤，声音难出，即所谓"金破不鸣"。暴怒高喧，伤及喉咙，也可导致音哑或失音，属气阴耗伤之类。妊娠后期出现音哑或失音，称为妊娠失音，多为胞胎压迫经脉，肾精不能上荣所致，一般不需治疗，分娩后即愈。

3. 呻吟 指病痛难忍所发出的痛苦哼哼声，多为自有痛楚或胀满。呻吟声高亢有力，多为实证；久病而呻吟低微无力，多为虚证。

4. 惊呼 指突然发出的惊叫声，多为剧痛或惊恐所致。小儿阵发惊呼，多是惊风。成人发出惊呼，除惊恐外，多属剧痛或精神失常。痫病发作时，常伴喉中发出如猪羊鸣叫的声音，多因风痰随气上逆所致。小儿啼哭不止或夜啼，多因过食生冷，脘腹疼痛，或心脾蕴热，或食积、虫积、惊恐所致。

（三）语言

言为心声，言语是神明活动的一种表现。语言异常主要反映心神的病变。一般来说，沉默寡言，语声低微，时断时续者，多属虚证、寒证；烦躁多言，语声高亢有力者，多属实证、热证。

1. 谵语 指意识不清，语无伦次，声高有力，多属热扰心神之实证。多见于温病热入心包或阳明腑实证等，《伤寒论·辨阳明病脉证并治》曰："实则谵语。"

2. 郑声 指神识不清，语言重复，时断时续，声音低弱，属于心气大伤、精神散乱之虚证，《伤寒论·辨阳明病脉证并治》曰："虚则郑声。"

3. 独语 自言自语，喃喃不休，首尾不续，见人便止，称为独语。伴见精神萎靡、倦怠、健忘、面色不华，多因心之气血不足，心神失养所致；实证多因气郁痰阻，上蒙心窍所致，可见于癫病和郁病。

4. 错语 语言错乱，语后自知，不能自主，称为错语。虚证多由心脾两虚，心神失养所致；实证多因气滞、痰湿、瘀血等阻遏心神所致。

5. 呓语 指睡梦中说话，吐字不清，意思不明。多因心火、胆热或胃气不和所致。

6. 狂言 指精神错乱，语无伦次，狂躁妄言。属阳热实证，多见于情志不遂，气郁化火，痰火扰心或伤寒蓄血证。

7. 言謇 神志清楚，思维正常的情况下，吐字不清或困难，称为言謇。多因风痰阻络，舌体失养所致，多见于中风先兆或中风后遗症。若因习惯而成，或先天舌系带过短者，称为口吃，不属病态。

（四）呼吸

病人呼吸如常，是形病而气未病；呼吸异常，是形气俱病。呼吸气粗，疾出疾入者，多属实证、热证，常见于外感病。呼吸气微，徐出徐入者，多属寒证、虚证，常见于内伤杂病。病态包括喘、哮、短气、少气等。

1. 喘 指呼吸困难，短促急迫，甚则张口抬肩，鼻翼扇动，不能平卧。喘分虚实：实喘发作急骤，气粗声高息涌，唯以呼出为快，仰首目突，形体壮实，脉实有力，多属肺有实热，或痰饮内停；虚喘发病徐缓，喘声低微，慌张气怯，息短不续，动则喘息，但以引长一息为快，形体虚弱，脉虚无力，是肺肾虚损，气失摄纳所致。

2. 哮 指呼吸急促似喘，声高断续，喉间痰鸣，往往时发时止，缠绵难愈。多因内有痰饮，复感外寒，束于肌表，引动伏饮而发；也有因感受外邪，失于表散，束于肺经所致者；或因久居寒湿之地，或过食酸咸生冷所诱发。

3. 短气 呼吸气急而短促，数而不相接续，似喘但不抬肩，呼吸虽急而无痰声的症状。短气当辨虚实，饮停胸中，则短气而渴，四肢历节痛，属实证；肺气不足，则体虚气短，小便不利。伤寒心腹胀满而短气，是邪在里，属实证；腹痛满而短气，也是邪在里，但属虚证。

4.少气　又称气微，指呼吸微弱，短而声低，虚虚怯怯的症状。少气主诸虚不足，是身体虚弱的表现。

5.鼻鼾　是指熟睡或昏迷时喉鼻发出的一种声音。多是气道不利，并非全是病态。若昏睡不醒，鼾声不绝，手撒遗尿，多是中风入脏之危证。

（五）咳嗽

咳嗽多见于肺脏疾病，与其他脏腑病变也有密切关系。《素问·咳论》曰："五脏六腑皆令人咳，非独肺也。"

咳声紧闷，多属寒湿。如咳嗽声音重浊，兼见痰清稀白，鼻塞不通，多是外感风寒；咳而声低，痰多易咳出，是寒咳或湿咳或痰饮。

咳声清亮者，多属燥热。如干咳无痰或咳出少许黏液，多见燥咳。

咳声不扬，痰稠色黄，不易咳出，咽喉干痛，鼻出热气，属于肺热。咳气不畅，多是肺气不宣。

咳声阵发，发则连声不绝，甚则呕恶咳血，终时作"鹭鸶叫声"，名曰"顿咳"，也叫"百日咳"。常见于小儿，属肺实，多由风邪与伏痰搏结，郁而化热，阻遏气道所致。

咳声如犬吠，干咳阵作，伴有语声嘶哑，吸气困难，并见咽喉处黏膜红肿，有灰白色伪膜形成，不易剥去，见于白喉，为肺肾阴虚，疫毒内传，里热炽盛，火毒攻喉所致，小儿病人居多。

咳声低微，咳出白沫，兼有气促，属于肺虚。夜间咳甚者，多为肾气亏虚；天亮咳甚者，为脾虚所致，或寒湿郁积大肠。

（六）呕吐

呕吐有呕、干呕、吐三种不同情况。呕指有声有物；干呕指有声无物，又称"哕"；吐指有物无声。三者皆为胃气失于和降所致。临床可根据呕吐的声音、吐势缓急、呕吐物的性状及气味、兼见症状来判断病证的寒热虚实。

吐势徐缓，声音微弱，吐物清稀者，多属虚寒证。

吐势较猛，声音壮厉，吐物呈黏痰黄水，或酸或苦，多属实热证。重者热扰神明，呕吐呈喷射状。

（七）呃逆

唐代以前称为哕，因其呃呃连声，后世称之为呃逆。此属胃气上逆，从咽部冲出，发出一种不由自主的冲击声。可据呃声之长短、高低和间歇时间不同，以察疾病之寒热虚实。

新病呃逆，其声有力，多属寒邪或邪热客于胃；久病呃逆，其声低气怯，为胃气将绝之兆。

呃声频频，连续有力，高亢而短，多属实热；呃声低沉而长，音弱无力，良久一声，多属虚寒。呃声不高不低，持续时间短暂，病人神清气爽，无其他兼症，或进食仓促，或偶感风寒，一时气逆所致，可自愈。

（八）嗳气

嗳气，古名"噫气"，是气从胃中向上，出于咽喉而发出的声音，也是胃气上逆的一种表现。

饮食之后，偶有嗳气，并非病态。若嗳出酸腐气味，兼见胸脘胀满者，是宿食不消，胃脘气滞。嗳气响亮，频频发作，得嗳气与矢气则脘腹宽舒，属肝气犯胃，常随情绪变化而嗳气减轻或增剧。嗳气低沉，无酸腐气味，纳谷不香，为脾胃虚弱，多见于久病或老人。寒气犯胃，或汗、吐、下后，胃气不和，以致胃气上逆而为噫。

（九）太息

太息为情志病之声。情绪抑郁时，因胸闷不畅，引一声长吁或短叹后，则自觉舒适。多由心有不平或性有所逆，愁闷之时而发出，为肝气郁结之象。

（十）喷嚏

喷嚏是由肺气上冲于鼻而作，外感风寒多见此症。外邪郁表日久不愈，忽有喷嚏者，为病愈之佳兆。

（十一）肠鸣

肠鸣是腹中辘辘作响，据部位、声音可辨病位和病性。

若其声在脘部，如囊裹浆，振动有声，起立行走或以手按扶，其声则辘辘下行，为痰饮留聚于胃；如声在脘腹，辘辘如饥肠，得温、得食则减，受寒、饥饿时加重，此属中虚肠胃不实之病；若腹中肠鸣如雷，脘腹痞满，大便濡泄，则属风、寒、湿邪盛；寒甚则脘腹疼痛，肢厥吐逆。

二、嗅气味

嗅气味，是指通过嗅觉辨别与疾病有关的气味，包括病室、病体、分泌物、排泄物等异常气味。

（一）病体气味

1. 口气　正常人说话时不会发出臭气，如有口臭，多属消化不良，或有龋齿，或口腔不洁。口出酸臭气味者，是内有宿食。口出臭秽气味者，是胃热。口出腐臭气味者，多是内有溃腐疮疡。

2. 汗气　病人身有汗气，可知曾出汗。汗有腥膻气，是风湿热久蕴于皮肤，津液受到蒸变的缘故。

3. 鼻臭　鼻出臭气，流浊涕经常不止者，是鼻渊证。

4. 身臭　应检查病体是否有溃腐疮疡。

有些异常的气味，病人也能自觉。如咳吐浊痰脓血，有腥臭味为肺痈；大便臭秽为热，有腥气为寒；小便黄赤浊臭，多是湿热；矢气酸臭，多是宿食停滞；妇人经带有臭气者是热，有腥气者为寒。

（二）病室气味

病室气味是病体及排泄物散发的。瘟疫病开始即有臭气触人，轻则盈于床帐，重者充满一室。病室有腐臭或尸臭气味，是脏腑腐败，病属危重。病室有血腥味，病人多患失血证。尿臊味，多见于水肿病晚期病人；烂苹果样气味，多见于消渴病病人，均属危重证候。

第三节　问　诊

问诊是指医生通过对病人或陪诊者进行有目的的询问，了解疾病的起始、发展及治疗经过、现在症状和其他与疾病有关的情况，以诊察疾病的方法。

问诊在四诊中占有重要地位。与疾病相关的众多情况，如病因、病变过程、诊疗经过和自觉症状、思想动态及既往患病情况、生活习惯与饮食嗜好、情绪状态等方面，只有通过详细询问才可获得。所以，历代医家都比较重视问诊环节。如《素问·三部九候论》曰："必审问其所始病，与今之所方病，而后各切循其脉。"

临床中要运用好问诊，除必须掌握问诊内容，具有较坚实的理论基础和较丰富的临床经验之外，还应注意选择较安静适宜、无干扰的环境进行，保证病人隐私不被侵犯，以便病人无拘束地叙述病情。同时应直接询问病人本人，若因病重意识不清等情况不能自述，可向知情人或伴随者询问，但当病人能陈述时，应及时加以核实或补充，以使资料尽量准确、可靠。在问诊时，对病人的态度，既要严肃认真，又要和蔼可亲，细心询问，耐心听取病人叙述病情，使病人感到温暖亲切，愿意主动陈述病情。另外，医生问诊时切忌有悲观、惊讶的语言或表情，以免给病人带来不良刺激，影响疾病预后。

医生询问病情，语言交流尽量要通俗易懂，回避用医学术语进行对话，使病人能听懂，准确叙述病情。在问诊时如发现病人叙述病情不够清楚，可对其进行必要的、有目的的询问或做某些提示，但决不可凭个人主观意愿去暗示套问病人，以避免所获病情资料片面或失真，影响正确的诊断。

医生在问诊时，应重视病人的主诉，因为主诉是病人目前最为痛苦的症状或体征，要善于围绕主诉进行深入询问。既要重视主症，还应注意了解一般兼症，收集有关辨证资料，以避免遗漏病情。此外，对危急病人应扼要地询问，不必面面俱到，以便迅速抢救病人，待病情缓解后，再进行详细询问。

一、一般问诊

（一）一般情况

一般情况包括姓名、性别、年龄、婚否、民族、职业、籍贯、工作单位、现住址等。

询问一般情况，有两方面临床意义：一是便于与病人或家属进行联系和随访，对病人的诊断和治疗负责；另一方面可使医生获得与疾病有关的资料，为诊断治疗提供一定依据。年龄、性别、职业、籍贯等不同，则有不同的多发病。如水痘、麻疹、顿咳等病，多见于小儿；青壮年气血充盛，抗病力强，患病多属实证；老年人气血已衰，抗病力弱，患病虚证居多；胸痹、中风等病，多见于中老年病人。妇女有月经、带下、妊娠、产育等疾病；男子可有遗精、滑精、阳痿等疾病。长期从事水中作业者，易患寒湿痹证；矽肺、汞中毒、铅中毒等病，常与所从事的职业有关。某些地区因水土关系而使人易患瘿瘤病；疟疾在岭南等地发病率较高；血吸虫病见于长江中下游一带等。

（二）主诉

主诉是病人此次就诊时最感痛苦的症状、体征及持续时间。主诉往往是疾病的主要矛盾所在，一般只有一两个症状，即是主症。通过主诉常可初步估计疾病的范畴和类别、病势的轻重缓急。因此，主诉具有重要的诊断价值，是调查、认识、分析、处理疾病的重要线索。

问诊同时还要将主诉所述症状或体征的部位、性质、程度、时间等询问清楚，不能笼统、含糊。询问时医生要善于抓住主诉问深问透、问准问清，再结合其他三诊全面观察，从而有助于做出正确的诊断。主诉的归纳不能使用诊断术语，而必须用具体症状和体征进行描述。

（三）现病史

现病史是指病人从起病到此次就诊时疾病发生、发展和治疗的全部经过，以及现在的症状，对诊断疾病有重要意义。问发病情况可了解疾病的病因或诱因、病位、病性。如冬季外感风寒而发病者多为表寒证，因情志郁结而致病者多为肝气郁滞等。问病变过程，可了解疾病的转变、邪正消长和估计预后。如伤寒病由恶寒、发热、头痛逐渐出现壮热不寒、多汗烦渴、脉洪大者，为表邪已化热入里，转为阳明里实热证，属正盛邪实；温病后期出现身热夜甚、斑疹隐隐、神昏谵语者，为热入营血、内陷心包，病属重笃。一般按发病时间的先后顺序进行询问。问治疗经过和服药效果也可作为辨证用药的参考。如病人服寒药不效者，可能非系热证；服热药症减者，可能确系寒证；经来不止服补气摄血药而腹胀刺痛转重者，是瘀血内阻的实证等。因此，了解既往诊断和治疗的情况，可以作为当前诊治的参考依据。

（四）既往史

既往史是病人过去的健康状况和曾患过的主要疾病，往往与现病有关，可作为诊断现病的参考。如素体阴虚阳亢者易患中风病；曾患痰喘病者，每每因复感寒邪而再发；平素体健者，患病多实证、热证；素体虚弱、正气不足者，患病多虚证、寒证。此外，还要询问病人过去是否接受过预防接种，有无外伤史、过敏史和曾进行过何种手术等。

（五）个人生活史

个人生活史，主要包括生活经历、精神情志、日常起居、饮食嗜好、婚姻生育等。医生询问病人这些情况，在疾病诊断上具有重要的参考价值。

（六）家族史

家庭史包括病人的父母、兄弟、姊妹、配偶及子女等人的健康状况和曾患病情况，还要询问病人直系亲属的死亡原因等相关情况。问家族史可帮助诊断某些传染病和遗传性疾病，如肺痨、癫狂病等。

二、问现在症

问现在症又称为"问现在症状"，是询问病人就诊时感到的病痛及与病情相关的全身情况，是问诊的重点内容。在问诊时要根据病人的病情进行有侧重的询问。首先要详细询问主症的特征，如症状发生的部位、性质、程度、诱因和发作时间等；其次是询问伴随主症而出现的兼症，还要了解全身情况，只有进行综合分析才能做出正确的诊断。明·张介宾在总结前人问诊经验的基础上写成《十问篇》（《景岳全书·传忠录》），清·陈念祖修改为"十问歌"，即"一问寒热二问汗，三问头身四问便，五问饮食六问胸，七聋八渴俱当辨，九问旧病十问因，再兼服药参机变，妇人尤必问经期，迟速闭崩皆可见，再添片语告儿科，天花麻疹全占验"。后人又在此基础上不断加以完善。

（一）问寒热

问寒热，是询问病人有无怕冷或发热的感觉。因寒热是临床上常见的症状，是辨别病邪性质和机体阴阳盛衰的重要依据，为问诊的主要内容。阴盛则寒，阳盛则热；阴虚则热，阳虚则寒。寒邪致病，多见恶寒症；热邪致病，多见发热症。所以，寒热的产生，取决于机体的阴阳盛衰和病邪性质两个方面。

NOTE

"寒"包括以下几种：病人身寒怕冷，加衣覆被或近火取暖，仍感寒冷而不能缓解者称恶寒，多由外感寒邪所致；病人身寒怕冷，加衣覆被或近火取暖，能缓解者称畏寒，多由内伤久病，阳虚不温所致；遇风则冷，避之可缓称恶风，为恶寒之轻症；恶寒战栗称为寒战，为恶寒重症。

"热"多指发热，包括病人体温升高或体温正常而自觉全身或局部发热等。

问寒热时应注意询问寒热的有无、持续时间、有何特点及兼症情况。临床常见以下几个方面。

1. 恶寒发热 是指病人自觉寒冷，同时伴有体温升高，多见于表证。恶寒重，发热轻为风寒表证，由外感风寒所致；发热重，恶寒轻为风热表证，由外感风热所致；发热轻，恶风自汗为伤风表证，即太阳中风证，由外感风邪所致；疮疡的早中晚期亦可出现寒热并见，为邪正相搏的反映。

2. 但寒不热 是指病人只有怕冷而无发热的感觉。素病体弱，肢冷畏寒，脉沉迟无力为虚寒证；而新病脘腹或其他局部冷痛剧烈，脉沉迟有力为实寒证，多由寒邪直中所致。

3. 但热不寒 是指病人只有发热而无怕冷的感觉，多为里热证的特征。依据其发热的轻重程度、时间和特点，临床常见以下几种。

（1）壮热 指高热持续不退，体温在39℃以上，不恶寒反恶热的症状。临床可见身大热，口大渴，汗大出，脉洪大。多见于温热病气分阶段，属实热证。

（2）潮热 指热按时而发或定时热甚，有一定规律，如潮汐之有定时的症状。①午后或入夜低热，五心烦热，甚者骨蒸潮热，兼见两颧红赤、盗汗、舌红少苔、脉细数，为阴虚潮热；②热势较高，日晡（下午3～5点）热甚，兼腹满胀痛拒按、大便秘结，为阳明潮热，属阳明腑实证；③身热不扬（肌肤初扪之不觉很热，久扪热甚），午后热甚，兼见头身困重、舌红苔黄腻，为湿温潮热，属湿温病。阳明潮热又称日晡潮热，阴虚潮热与湿温潮热均称午后及夜间潮热。

（3）微热 指轻度发热，体温在37℃～38℃之间，或自觉发热，体温正常的症状。长期微热，烦劳则甚，兼见少气自汗、倦怠乏力、舌淡嫩、脉虚无力，属气虚发热，由脾气虚损所致；情志不舒，气郁化火，亦可表现微热，称郁热；小儿夏季发热，长期不已，兼见烦躁口渴、无汗多尿、至秋而愈，为疰夏，由小儿气阴不足所致。

4. 寒热往来 指恶寒与发热交替发作的症状，是正邪相争的表现。

（1）若寒热交替，发作无定时，兼见口苦、咽干、目眩、胸胁苦满、不欲饮食、脉弦等，属少阳证。

（2）若寒战与壮热交替发作，发作有定时，兼见头痛剧烈、口渴多汗等症，多属疟疾病。

（二）问汗

汗是阳气蒸发津液而成，由玄府而出，有调和营卫、滋润皮肤的作用，是谓"阳加于阴谓之汗"。正常人在体力活动过剧、进食辛热、衣被过厚、气候炎热及情绪紧张激动等情况下，可有汗出，属于生理现象。汗出异常或无汗，与病邪的侵扰和正气不足等因素有关。由于邪气的性质与正气亏损的属性和程度不同，可表现为各种不同情况的病理性汗出。通过对汗的询问与分析，对明晰病邪的性质和机体的阴阳盛衰有重要的意义。询问时应注意汗的有无、汗出时间、汗出部位、汗量多少及主要兼症等情况。

1. 汗出有无

（1）表证　外感病表证阶段，无汗多为外感寒邪的表寒实证；有汗常属外感风邪的表虚证或外感风热的表热证。

（2）里证　里证无汗常见于津亏失血伤阴等；有汗伴高热烦渴、渴喜冷饮、脉洪大等可见于里热实证；若因邪正盛衰或其他原因，详见以下部分。

2. 汗出特点

（1）自汗　病人日间汗出较多，活动尤甚，兼见神疲乏力、少气懒言、畏寒肢冷等症。由阳气虚衰，卫阳不固所致，常见于气虚证、阳虚证。

（2）盗汗　病人睡时汗出，醒则汗止，兼见两颧红赤、五心烦热、潮热、舌红少苔等症。由阴虚内热所致，多见于阴虚证。

（3）绝汗　病情危重时，病人大汗不止称绝汗。因可导致亡阴或亡阳，故又称脱汗。亡阴时汗出如油，微热而黏，兼见高热烦渴、脉细数而疾。亡阳时表现为冷汗淋漓，兼见面色苍白、四肢厥冷、脉微欲绝。

（4）战汗　病人先有恶寒战栗，表情痛苦，几经挣扎，而后汗出者，称为战汗。是疾病发展的转折点，应注意观察病情变化。汗出后而热退身凉、脉静，为邪退正复的佳象；汗出而仍烦躁不安、脉急疾、身发热，为邪胜正衰的危象。

3. 汗出部位

（1）头汗　仅头部或头项汗出较多。因上焦热盛所致，可见面赤烦渴、舌尖红、苔薄黄、脉数等症。因中焦湿热上蒸而致，可见头身困重、身热不扬、苔黄腻等症。亦可见于病情危重的亡阳证。

（2）半身汗　仅半身出汗，或左或右，或上或下，汗出常见于健侧。在临床上可见于中风、痿证、截瘫之人，由风痰、痰瘀等阻滞经络，气血运行受阻所致。

（3）手足心汗　手足心汗出较多，可见于阴经郁热、阳明热盛及中焦湿热等证。

（三）问疼痛

疼痛是临床常见的病人自觉症状，可以发生在机体任何一个部位。疼痛暴急剧烈、拒按，多属实证。疼痛势缓、隐隐作痛、喜按，多属虚证。疼痛得热痛减，多属寒证。疼痛而喜凉者，多属热证。

1. 疼痛部位

（1）头痛　是指头某一部位或全头部疼痛的症状。前额部连眉棱骨痛，属阳明经头痛；侧头痛，痛在两侧太阳穴附近，属少阳经头痛；后头部连项痛，属太阳经头痛；颠顶痛，属厥阴经头痛。部位的分属与经络的循行密切相关，同时还要注意了解经络和其相关脏腑的关系。

凡发病急、病程短、头痛较剧、痛无休止者，多为外感头痛，属实证。凡发病慢、病程长、头痛较缓、时痛时止者，多为内伤头痛，属虚证。若头痛而喜冷恶热者，多属热证；若头痛而喜暖恶寒者，多属寒证。

（2）胸痛　指胸的某一部位疼痛的症状。应该分辨清楚胸痛的确切部位，而后根据相关症状进行分析。

胸痹：胸痛憋闷，痛引肩臂，时痛时止者。多因胸阳不振，痰浊内阻或气虚血瘀，心脉痹阻不通所致。

真心痛：胸痛剧烈，胸背彻痛，面色青灰，手足青至节，因心脉急骤闭塞不通所致。

肺热实证：胸痛，兼见壮热、面红、喘促、鼻翼扇动，是热邪壅肺，肺失宣降所致。

肺阴虚证：胸痛隐隐，兼见潮热盗汗、咳痰带血，是阴虚火旺，虚火灼伤肺络所致。

痰湿犯肺：胸部闷痛，咳嗽伴有痰白量多，多由脾虚聚湿生痰，痰浊上犯所致。

肺痈：胸痛身热，而咳吐脓血腥臭痰，多因热毒蕴肺，气血瘀结，肉腐成脓所致。

（3）胁痛　指一侧或两侧胁部疼痛的症状。由于两胁为足厥阴肝经和足少阳胆经的循行部位，故多与肝胆及其经脉病变相关。

肝气郁结：两胁胀痛，善太息，易怒，多为情志不遂，肝失疏泄所致。

肝火炽盛：胁肋灼痛，面红目赤，耳鸣如潮，多为火邪伤及胁部脉络所致。

肝胆湿热：胁肋胀痛，身目俱黄，舌红苔黄腻，多见于黄疸，为湿热蕴结肝胆所致。

瘀血阻滞：胁部刺痛，固定不移，多为瘀血阻滞经络所致。

悬饮：肋间饱满，咳唾引痛，为饮停胸胁所致。

（4）胃脘痛　胃脘部（上腹部剑突下）疼痛的症状。一般进食后痛势加剧者，多属实证；进食后疼痛缓解者，多属虚证。胃脘冷痛剧烈，得热痛减，属寒邪犯胃。胃脘灼痛，消谷善饥，口臭便秘，属胃火炽盛。胃脘隐隐灼痛，嘈杂，饥不欲食，舌红少苔，属胃阴虚。胃脘胀痛，嗳气酸腐，属食滞胃脘，胃失和降。

（5）腹痛　腹部的范围较广，脐以上为大腹，属脾胃；脐以下至耻骨毛际以上为小腹，属肾、膀胱、大小肠、胞宫；小腹两侧为少腹，是足厥阴肝经所过之处。问腹痛可察疾病所在脏腑，以及病性的寒热虚实。

大腹隐痛，喜温喜按，大便溏泄，为脾胃虚寒。

小腹胀痛，小便不利，为癃闭。小腹刺痛，小便自利，为下焦瘀血。

少腹冷痛，牵引睾丸、阴部，为寒凝肝脉。

绕脐疼痛，时起包块，按之可移，为虫积。

（6）背痛　背部中央为脊骨，脊内有髓，督脉行于脊里，脊背两侧为足太阳膀胱经所过之处，两肩背部又有手三阳经分布。故脊痛不可俯仰者，多因督脉损伤所致。背痛连及项部，常因风寒之邪客于太阳经腧而致。肩部作痛，多为风湿阻滞，经气不利所致。

（7）腰痛　腰痛常见腰脊正中痛或腰部两侧痛。痛势绵绵，软弱无力，属肾虚腰痛；腰部冷痛沉重，阴雨天气加重，属寒湿腰痛；腰痛如刺，固定不移，属瘀血腰痛；腰脊痛连下肢者，多为经络阻滞。

（8）四肢痛　指四肢、肌肉、筋脉、关节等部位的疼痛，多因风寒湿邪侵袭，或湿热蕴结，阻滞气血运行所致，多见于痹证。亦可因脾胃虚损，水谷精微不能滋养，而见四肢痛。若病人独见足跟疼痛掣引腰背或胫膝酸痛者，则多为肾虚。若病人四肢酸痛伴有身倦体乏者，多为气血不足，失于荣养所致。

行痹：痛势走窜，游走不定，以感受风邪为主，属风痹证。

痛痹：疼痛剧烈，以感受寒邪为主，属寒痹证。

着痹：疼痛沉重不移，以感受湿邪为主，属湿痹证。

热痹：四肢关节红肿热痛，或见结节红斑，由湿热蕴结所致。

（9）周身疼痛　新病身痛，多由外感风寒湿邪所致。久病身痛，多由正气耗伤，营血亏虚，失其荣养所致。

2. 疼痛性质

（1）胀痛　痛而作胀，或走窜，时发时止，见于气滞证。多见于胸、胁、脘、腹等部位。但头目胀痛，为肝阳上亢或肝火上炎证。

（2）刺痛　痛如锥刺，固定不移，由瘀血内阻，血行不畅所致，见于血瘀证。

（3）走窜痛　指痛处游走不定，或走窜疼痛，多见于气滞及风湿痹病。

（4）固定痛　指痛处固定不移，多见于血瘀及寒湿痹病。

（5）冷痛　疼痛伴有寒冷感，由阳虚或寒邪侵袭所致。

（6）灼痛　疼痛伴有灼热感，且喜冷恶热，为火邪伤络或阴虚火旺所致。

（7）绞痛　痛势剧烈，如刀绞割，多为有形之邪（瘀血、砂石、虫积等）闭阻气机或寒邪凝滞气机所致。

（8）隐痛　痛势缠绵，不甚剧烈，尚可忍受，经久不愈，多由精血亏虚，或阳气不足，阴寒内盛，机体失却充养、温煦所致，见于虚证。

（9）重痛　痛而沉重，多湿邪为患。头部重痛，亦可因肝阳上亢，气血上壅所致。

（10）掣痛　牵引作痛，由一处而连及他处，亦称引痛、彻痛。多由阴血不足或邪阻经络，筋失所养而致。

（11）空痛　疼痛有空虚之感，多由气血精髓亏虚，组织器官失养所致。

（四）问耳目

肾开窍于耳，手足少阳经分布于耳，耳又为宗脉之所聚；目为肝之窍，五脏六腑之精气皆上注于目。故询问病人耳、目的情况，可以了解肝、胆、三焦、肾和其他脏腑的病变。

1. 问耳

（1）耳鸣　病人自觉耳内鸣响，如蝉如潮，妨碍听觉，称耳鸣。暴鸣渐大，或耳鸣如潮，按之尤甚，属实，为肝胆火盛，上扰清窍所致。鸣声渐小，或耳鸣如蝉，按之减轻，属虚，多因肝肾阴虚或肾虚精亏所致。

（2）耳聋　是指听力有不同程度减退或完全丧失，亦称耳闭。突发耳聋，多为肝胆火逆所致，属实证。耳渐聋者，多见于久病、重病或老人，多为肾虚所致，属虚证。

（3）重听　即听力减退，听音不清。可由风邪上袭，或痰浊上蒙所致，为实证。亦可由肾之精气虚衰所致，为虚证。日久渐致重听，多虚证。突发重听，多实证。

2. 问目

（1）目痒　指眼睑、眦内或目珠有痒感，轻者揉拭则止，重者极痒难忍。痒甚者，多属实证，常因肝经风火上扰所致。目微痒者，多属虚证，常因血虚目失濡养所致。

（2）目痛　指眼目疼痛，可单目，也可双目。一般痛剧者，多属实证；痛微者，多属虚证。如目痛难忍，兼面红耳赤、口苦、烦躁易怒者，为肝火上炎所致；目赤肿痛，羞明眵多者，是风热之邪上行之症，多为暴发火眼或天行赤眼。若目微赤微痛，时痛时止，并感干涩者，多由阴虚火旺所致。

（3）目眩　视物旋转动荡，如坐舟车，或称眼花。风火上扰清窍，或痰湿上蒙清窍所致者属实，多兼有面赤、头胀、头痛、头重等邪壅于上的症状。中气下陷，清阳不升，或肝肾不足，精亏血虚所致者属虚，常伴有神疲、气短或头晕、耳鸣等症状。

NOTE

（4）目昏　两目昏花，干涩，视物不清。多因肝血不足，肾精亏耗，导致目失所养。

（5）雀目　即白昼视力正常，一到黄昏视力明显减退，属肝血虚。

（6）歧视　视一物为二物而不清，多由肝肾亏虚，精血不足所致。

（五）问头身胸腹

除疼痛外，头身胸腹还有头晕、胸闷、心悸、胁胀、身重、麻木等临床常见症，对疾病的诊断与治疗均有一定意义。

1. 头晕　即指头脑晕眩，轻者闭目即止，重者感觉景物旋转、站立不稳，甚者晕倒的症状。

（1）肝火上炎　头晕且胀，烦躁易怒，面红目赤，耳鸣，口苦咽干，舌红，脉弦数。

（2）肝阳上亢　头晕胀痛，耳鸣，腰膝酸软，舌红少苔，脉弦细。

（3）气血两虚　头晕面白，神疲体倦，舌淡，脉弱。

（4）痰湿内阻　头晕而重，如物裹缠，胸闷呕恶，舌苔白腻，脉濡缓。

（5）肾精亏虚　头晕耳鸣多见，记忆力减退，腰膝酸软，毛发枯黄、稀疏易落，男子遗精，女子月经不调。

（6）瘀血阻滞　头晕且伴有刺痛者，多为外伤所致。

2. 胸闷　是指胸部痞塞满闷不适。其病理常与心、肺等脏相关。

（1）心阳气虚　胸闷胸痛，心悸神倦，气短或畏寒。

（2）痰热壅肺　胸闷，壮热，鼻翼扇动。

（3）痰湿内阻　胸闷痰多，咳嗽气喘。

（4）肺肾气虚　胸闷气喘，少气不足以息。

3. 心悸　是指病人经常自觉心跳、心慌、悸动不安，甚至不能自主的一种症状。多是心神或心脏病的反映。由于受惊而致心悸，或心悸易惊，恐惧不安者，称为惊悸。心跳剧烈，上至心胸，下至脐腹者，谓之怔忡。怔忡是惊悸的进一步发展，持续时间较长，全身情况较差，病情较重。形成心悸的原因很多，如惊骇气乱，心神不安；营血亏虚，心神失养；阴虚火旺，内扰心神；心阳气虚，鼓搏乏力；脾肾阳虚，水气凌心；心脉痹阻，血行不畅等。

4. 胁胀　胁的一侧或两侧有胀满不舒的感觉，称为胁胀。由于肝胆居于右胁，其经脉均分布于两胁，故胁胀多见于肝胆病变。如胁胀易怒，多为情志不舒，肝气郁结；胁胀口苦，舌苔黄腻，多属肝胆湿热。

5. 脘痞　指胃脘部痞塞满闷不适，甚者或见脘胀，多属胃肠或脾胃的病变。若见病人胃脘痞满、嗳腐吞酸者，多为饮食积滞所致；若见胃脘痞满、食少、便溏者，多属脾胃虚弱所致。若见胃脘痞满、纳呆呕恶、苔腻者，多因脾为湿困所致。

6. 腹胀　指腹部胀满不适，常见于脾、胃、肠或肝胆等病变。腹胀喜揉喜按，胀满时轻时重，多为脾胃虚弱；腹胀拒按，且腹胀呈持续状态多见，多为饮食积滞，或邪热内结，或寒湿内聚所致。

7. 身重　指身体沉重的感觉，多由痰饮水湿停聚或气虚推动无力所致。若见病人身重，或见轻度浮肿者，多为肺失宣降，通调水道功能失职，水湿泛溢所致；若见身重困倦、神疲气短者，多为湿困脾阳或脾气虚弱，升举无力所致。

8. 麻木　指肢体或肌肤感觉减弱，甚至消失，亦称麻木不仁。多因气血亏虚，经脉失养；

或肝风内动，痰湿、瘀血阻络，气血失和所致。

（六）问睡眠

睡眠的形成是人体阴阳昼夜运行的结果。问睡眠的异常，可了解机体阴阳的盛衰。临床常见的睡眠异常，有失眠和嗜睡两种情况。

1. 失眠 又称不寐、不得眠。即不易入睡，睡后易醒，或彻夜不眠，常伴有多梦。此是阳不入阴，神不守舍的表现，常见以下4型。

（1）心脾两虚 睡后易醒，兼见心悸、纳少乏力、舌淡脉虚。

（2）心肾不交 不易入睡，兼见心烦多梦、潮热盗汗、腰膝酸软。

（3）食滞胃脘 失眠而夜卧不安，兼见嗳气酸腐、脘腹胀闷不舒、泄物酸腐、舌苔厚腐。

（4）胆郁痰扰 失眠而时时惊醒，兼见眩晕胸闷、胆怯心烦、口苦恶心。

2. 嗜睡 又称多寐，表现为神疲困倦，睡意浓浓，经常不由自主入睡。多因痰湿内盛或阳虚阴盛所致。常见以下3型。

（1）痰湿困脾 困倦易睡，头目昏沉，身重脘闷，苔腻脉濡。

（2）心肾阳虚 精神疲惫，意识蒙眬，困倦易睡，肢冷脉微。

（3）脾气虚弱 饭后神疲困倦易睡，形体衰弱，食少纳呆，少气乏力。

重病病人日夜沉睡，偶能唤醒对答，旋即复睡，称昏睡。多为昏迷先兆，当与嗜睡鉴别。

（七）问饮食及口味

问饮食及口味，是对病理情况下的口渴、饮水、食欲、进食、口味等的询问与辨证分析。可了解体内津液的盈亏及输布情况，以及脾胃等有关脏腑的虚实。

1. 口渴与饮水

（1）口不渴饮 即口不渴，亦不欲饮。为津液未伤，见于寒证病人，亦可见于虽非寒证而体内亦无明显热邪的病人。

（2）口渴多饮 即病人口渴明显，饮水量多，是津液大伤的表现。临床多见以下3种情况。

大渴喜冷饮，面赤壮热，烦躁多汗，脉洪大，属实热证里热炽盛，津液大伤。

大渴引饮，多食，小便量多，身体消瘦，多由消渴肾阴亏虚，水不化津而下泄所致。

汗下之后，见口渴多饮，为津液耗伤。

（3）渴不多饮 即病人虽有口干或口渴感觉，但又不想喝水或饮水不多，是轻度伤津或津液输布障碍的表现。临床多见以下4种情况。

口干不欲饮，兼见潮热盗汗、两颧红赤、舌红少苔，属阴虚证。

口渴饮水不多，兼见头身困重、身热不扬、脘腹满闷、苔黄腻，属湿热证，也可见于温病营分证。

口干，但欲漱水而不欲咽，兼见舌质隐青或有瘀斑、脉涩，属血瘀证。

渴喜热饮，但饮量不多，或水入即吐，又称水逆证；兼见头晕目眩，胃肠有振水音，属痰饮内停。

2. 食欲与食量

（1）食欲减退 指病人进食欲望减退，甚至不想进食的症状，包括不欲食、纳少、纳呆。不欲食是指不想进食，或食之无味，食量减少，又称食欲不振。纳少指食量减少，常由不欲食所致。纳呆指无饥饿和要求进食之感，可食可不食，甚则厌食。常见以下几种情况。

脾胃气虚：食少纳呆，兼见消瘦乏力、腹胀便溏、舌淡脉虚，是因脾胃腐熟运化功能低下所致，可见于久病、虚证和素体气虚的病人。

湿邪困脾：脘闷纳呆，兼头身困重、便溏苔腻，多为脾喜燥恶湿，湿邪困脾，脾失运化，则脘闷纳少腹胀。长夏感受暑湿之邪多见此证。

肝胆湿热：纳少厌油腻，兼见胁痛、身目俱黄、苔黄腻，为湿热蕴结，肝失疏泄，木郁克土，脾失运化而致。

脾胃湿热：厌油腻，兼胸闷、呕恶、脘腹胀满，因湿热蕴结中焦，纳运失司，升降失常所致。

食滞胃脘：厌食，兼嗳气酸腐、脘腹胀痛、舌苔厚腐，因暴饮暴食，损伤脾胃，而使脾胃腐熟运化功能失常，故纳呆厌食。

已婚妇女停经、厌食呕吐、脉滑数者，为妊娠恶阻。

（2）多食易饥　即病人食欲过旺，进食量多，容易饥饿，又称消谷善饥。可见以下几种情况。

胃火亢盛：多食易饥，兼见口渴心烦、口臭便秘、舌红苔黄，因胃火炽盛，腐熟太过，代谢亢进，故多食易饥。如兼见多饮、多尿、消瘦者，为消渴病。

胃强脾弱：多食易饥，大便溏泄，因胃腐熟功能过亢，故多食易饥，脾运化功能减弱则大便溏泄。

（3）饥不欲食　是指病人有饥饿感，但不想进食或进食不多。常见于胃阴不足的病人。临床表现为饥不欲食，胃中有嘈杂、灼热感，舌红少苔，脉细数，是因胃阴不足，虚火内扰所致。此外，蛔虫内扰亦可见此症。

（4）偏嗜食物　即病人嗜某种食物或异物。常见以下两种情况。

虫积：小儿嗜食生米、泥土，兼见消瘦、腹胀腹痛、脐周有包块可动，多因饮食不洁，腹内生虫，影响脾之运化，机体失其濡养所致。

妊娠：已婚妇女嗜酸、停经、恶心、脉滑数。

此外，询问病人在疾病过程中食欲和食量的变化，亦可以了解疾病的转归。一般而言，病人食欲好转、食量渐增，表示胃气渐复，预后较好。病人食欲减退、食量渐减，表示胃气衰退，预后较差。若久病、重病本不能食，而突然暴食、食不知饱者，是脾胃之气将绝之象，称为"除中"，属病危。

3. 问口味　口淡乏味属脾胃气虚，口甜或黏腻属脾胃湿热，口中泛酸必肝胃蕴热，口中酸腐多属伤食，口苦可见于火邪为病和胆热之证，口咸多属肾病及寒证。

此外，由于不同地域的生活习惯不同，病人可有饮食嗜味之异。不同脏腑的疾病也可产生不同的饮食嗜味，如肝病嗜酸、心病嗜苦、脾病嗜甘、肺病嗜辛、肾病嗜咸等，可作临床参考。

（八）问二便

1. 问大便　健康人大便的便次为每日 1 次或隔日 1 次，便量与便次常因所进食物的种类、进食量的多少及脾胃的功能状态而异，排便通畅，便质成形不燥，内无脓血、黏液和未消化食物。若上述便次、便感、性状发生异常，则属病态。

（1）便次异常

便秘：凡大便秘结不通，坚硬难出或排便间隔时间长，或欲便而艰涩不畅的，称为便秘。病人高热便秘，腹满胀痛，舌红苔黄燥为实热；面色苍白，喜热饮，大便秘结，脉沉迟，为阴寒内结；舌红少苔，脉细数，为阴亏；便质成形，排出困难，神疲，舌淡脉虚，为气虚。

泄泻：大便稀薄不成形，或呈水样便，便次增多，称为泄泻。纳少，腹胀，腹痛，大便溏泄，舌淡嫩，为脾胃虚弱；黎明前腹痛即泻，泻后则安，伴腰膝酸软，称"五更泻"，属肾虚命门火衰；泻下粪便臭如败卵，泻后痛减，脘胀嗳腐者，多因宿食内停，阻滞胃肠，传化失职所致；情志抑郁，腹痛即泻，泻后疼痛减轻，多为肝气郁结，横逆犯脾所致。

（2）便质异常

完谷不化：即大便中含有较多未消化的食物，久病体弱者，多见于脾胃虚寒泄泻和肾虚命门火衰泄泻；新病者，多因食滞胃肠，腐熟不及所致。

溏结不调：即大便时干时稀，见于肝郁乘脾；若大便先干后溏，多属脾胃虚弱。

下利脓血：即大便中有脓血黏液，常见于痢疾。

便血：便黑如油或先便后血，血色紫暗，是远血。便血鲜红或先血后便，是近血。

（3）排便感异常

肛门灼热：属大肠湿热，可见于热泻和痢疾。

排便不爽：腹痛而排便不畅，有难尽之感。多属肝郁脾虚，肠道气滞；若便溏如黄糜，泻下不爽，是湿热蕴结大肠，肠道气机传导不畅。

里急后重：即腹痛窘迫，时时欲泻，肛门重坠，便出不爽，见于痢疾，多因湿热内阻，肠道气滞。

滑泻失禁：即久泻不愈，大便不能控制，滑出不禁，亦称滑泻，由脾肾虚衰所致。多见于久病体虚、年老体衰之人。

肛门气坠：即肛门有下坠感，甚则脱肛，每遇劳累或排便后加重，多属中气下陷。常见于久泻、久痢的病人。

2.问小便 健康成人一般日间排尿 3～5 次，夜间 0～1 次，每昼夜排尿量 1500～2000mL。排尿次数和尿量，可受饮水、气温、出汗、年龄等因素的影响而略有不同。临床主要表现为尿量、尿次、排尿感的异常。

（1）尿量异常

尿量增多：病人小便清长量多、畏寒喜暖者，属虚寒证；若病人口渴多饮、多尿消瘦，属消渴病，是肾阴亏虚，开多阖少所致。

尿量减少：病人小便短赤量少，多属实热证或汗、吐、下后伤津所致。热盛伤津或汗、吐、下伤津，尿液化源不足，故小便短赤量少。若尿少浮肿，为水肿病，是肺、脾、肾三脏功能失常，气化不利，水湿内停所致。

（2）尿次异常

小便频数：病人小便短赤，频数急迫者，为淋证，是湿热蕴结下焦，膀胱气化不利所致；小便澄清，频数失禁者，属膀胱虚寒，是因肾气不固、膀胱失约所致；夜尿增多，小便清长，多见于老年人及肾病后期，是肾阳虚，肾气不固、膀胱不约所致。

癃闭：小便不畅，点滴而出为"癃"；小便不通，点滴不出为"闭"，一般统称"癃闭"。

因湿热蕴结，或瘀血、结石阻塞者多属实证，因老年气虚、肾阳不足、膀胱气化不利者多属虚证。

（3）排尿感异常

小便涩痛：即排尿不畅，且伴有急迫、疼痛、灼热感，见于淋证。为湿热蕴结膀胱，气化不利所致。

余沥不尽：即排尿后小便点滴不尽，见于老年人，属肾气虚弱而致的肾气不固证。

小便失禁：病人神志清醒时小便不能随意控制而自遗，亦称为尿失禁，多因肾气不足，膀胱失约所致。若病人神志昏迷而小便自遗，则病属危重。

遗尿：即睡中不自主排尿，属肾气不足、膀胱失约。可见于3岁以内的健康儿童。

（九）问妇人经带

妇女有月经、带下、妊娠、产育等生理病理特点，不仅与妇科疾病关系密切，一般疾病亦可引起上述方面的异常改变。因此询问上述方面的情况，可以作为诊察疾病的参考。

1. 问月经　月经是发育成熟妇女所特有的一种生理现象，因每月有规律地来潮，故又称为月信、信水等。健康女子在14岁左右第一次月经来潮，称初潮。49岁左右月经停止，称绝经。问诊须从经期、经量、经色及行经腹痛等4个方面进行询问。

（1）经期异常　正常月经周期，一般为28天，若提前或延后5～7天，而无其他症状者，亦属正常。行经天数一般为3～5天。月经周期及色、质、量发生异常改变时，称月经不调。临床常见以下几种情况。

月经先期：连续两个月出现月经周期提前7天以上者，称月经先期。其病因一般为邪热迫血妄行；脾虚不能摄血；肝气郁滞，伤及冲任等。

月经后期：连续两个月出现月经周期错后7天以上者，称月经后期。其病因常见寒凝冲任，血行不畅；冲任亏损，血海无余；气滞血瘀，涩而不行等。

经期错乱：月经周期无定期，时而提前，时而错后达7天以上，并连续两个月经周期以上者，为月经先后不定期，称为经期错乱。其病因常有肝气郁滞，冲任失调；脾肾两虚，血行无序，血海蓄溢失常等。

（2）经量异常　正常女子经量在50～100mL，由于体质、年龄、生活条件及气候地区等因素，经量也稍有增减，此属正常生理范畴。若超过或不及以上的正常范围则为病态。

月经过多：月经周期和持续时间基本正常，但经量较常量明显增多，称月经过多。若血色紫红为血热，血色淡为气虚，色紫暗有块为血瘀。

崩漏：女子不在经期，经血突然大下不止谓之崩，淋沥不断谓之漏，统称崩漏。可见于气虚、血热、血瘀等。

月经过少：月经周期基本正常，但经量较常量明显减少，甚至点滴即净，称月经量少。常由血虚生化无源，或寒凝血涩，或瘀血阻滞，或痰湿阻络所致。

闭经：女子年逾18周岁，月经尚未来潮；或在行经年龄，停经3个月未孕而又非哺乳期，称闭经。虚证可因气血亏虚，血海空虚所致；实证多由气滞血瘀，或寒凝痰阻，胞脉不通所致。

（3）经色、经质异常　正常月经为正红色，不稀不凝。若经色淡红质稀，甚则如洗肉水、黄土水等皆为气虚血少不荣；若经色深红质稠，或鲜红，多为热证；若色紫有血块而腹痛，为寒凝胞宫；若色紫暗或紫黑如漆者，为血瘀。

（4）痛经　指经期或行经前后，出现周期性小腹疼痛，或痛引腰骶，甚至剧痛难忍，称为痛经，又称经行腹痛。经前或经行腹痛，痛较剧烈，属气滞血瘀。经后腹痛，小腹隐痛绵绵，属气血亏虚。小腹冷痛，得温缓解，属寒凝胞宫。

2.问带下　正常情况下，妇女阴道有少量白色、无臭无味的分泌物，有濡润阴道的作用。若量多不断者称带下症，按其色味可分为以下几种。

白带：色白量多，淋沥不断，如涕如唾，属脾虚湿盛或寒湿下注。

黄带：色黄量多，黏稠臭秽，外阴瘙痒，属湿热下注。

赤白带：赤白混合，微有臭味，属肝郁化热或湿热下注。

（十）问小儿

儿科古称"哑科"，由于小儿表述不清，问诊比较困难，医生主要通过询问陪诊者获得有关的病情资料。小儿在生理上具有脏腑娇嫩、生机蓬勃、发育迅速的特点，在病理上具有发病较快、变化较多、易虚易实的特点。因此，问小儿除问一般内容外，还要结合小儿的特点，着重询问下列几个方面。

1.问出生前后情况　新生儿（出生后～1个月）的疾病多与先天因素或分娩情况有关，故应着重询问妊娠期及产育期母亲的营养健康状况，有何疾病，曾服何药，分娩时是否难产、早产等，以了解小儿的先天情况。

婴幼儿（1个月～3周岁）发育较快，需要充足的营养供给，但其脾胃功能又较弱，如喂养不当，易患呕吐、泄泻、营养不良及"五软""五迟"等病。因此，应重点询问喂养方法及坐、爬、立、走、出牙、学语的迟早等情况，从而了解小儿后天营养状况和生长发育是否正常。

2.问预防接种、传染病史　初生婴儿（特别是母乳喂养者）禀受母体抗病能力，因此，一般在6个月内很少有传染病。6个月～5周岁之间，从母体获得的先天免疫力逐渐消失，而后天自身的免疫功能尚未形成，故易感染水痘、麻疹等多种传染病。预防接种可帮助小儿建立后天免疫功能，以减少感染发病。若小儿患过某些传染病如麻疹，常可获得终身免疫力而不会再患此病。若密切接触过传染病的病人，如水痘、丹痧及某些肝病等常可引起小儿感染发病。因此，询问上述情况，有助于做出正确诊断。

此外，还应询问小儿发病原因及家族遗传病史。

第四节　切　诊

切诊是医生用手在病人体表的特定部位进行触、摸、按、压，以获取病情、诊察疾病的一种方法。切诊分脉诊和按诊，其中脉诊是触按受诊者的脉搏，按诊则是对病人的肌肤、手足、胸腹、腧穴进行触压，两者均为中医诊病的重要手段。

一、脉诊

脉诊是医生用手指切按病人的特定浅表动脉，根据脉动应指的形象，以了解健康或病情，辨别病证的一种独特的诊察方法。

脉象不同于脉搏。脉搏的形成，是由于心脏搏动将血液推向脉管，脉管扩张和回复所产生的搏动。脉象是脉动应指的形象，由脉搏所显示的部位、速率、形态、强度和节律等组成，通过医生手指触觉所感知分辨。

脉诊的基本原理，主要在于脉象是各脏腑功能活动相互协调下的综合反应，故脉象能反映脏腑病位及精气神的整体状况。脉为人体气血运行的通道，内连脏腑，外达肌表，血液循行脉管之中，流布全身，除心脏的主导作用外，还必须有各脏器的协调配合。心主血脉，脾主统血，肝主藏血，肺气助心行血，肾精化血而不断充养血脉。

脉诊的意义在于：其一，判断病位、寒热与邪正盛衰。如脉浮病位多在表，脉沉病位多在里。迟脉多主寒证，数脉多主热证。脉虚弱无力是虚证，脉实而有力是实证。其二，推断疾病的进退预后。如外感热病，热势渐退，脉象出现缓和，是病退之候；若脉急数，烦躁，则为病进之征。

（一）切脉部位

切脉的部位古有遍诊法、二部诊法（人迎寸口诊法）、三部诊法和寸口诊法4种，目前临床常用寸口诊法。

1.遍诊法 见于《黄帝内经》，是一种诊察全身浅表动脉搏动，判断病情的方法。诊脉部位分头、手、足三部，每部又分天（上）、人（中）、地（下）三候，三三合而为九，所以又称"三部九候法"。

2.人迎寸口诊法 见于《黄帝内经》，指人迎脉、寸口脉相参，用于诊察经络疾病的方法。

3.三部诊法 见于汉·张机《伤寒论》，指人迎、寸口、跌阳三脉相参诊法，现在这种方法多在寸口无脉搏或者观察危重病人时运用。

4.寸口诊法 始见于《黄帝内经》，后经《难经》的补充和完善，自西晋·王叔和《脉经》始把寸口作为常用诊脉部位。

（1）寸口诊脉的部位 寸口又名气口、脉口，即腕后桡动脉搏动处。寸口分寸、关、尺三部，以腕后高骨（桡骨茎突）内侧为关部，关前为寸，关后为尺，两手共六部脉（图8-1）。

（2）寸口诊法的原理 ①寸口属手太阴肺经，为脉之大会。肺朝百脉，全身气血通过经脉均会合于肺而变见于寸口，故脏腑气血的盛衰可以反映于寸口。②反映宗气的盛衰。肺经起于中焦，还循胃口，与脾经同属太阴，脾的精微上输于肺而灌注五脏六腑，肺朝百脉而将营气与呼吸之气布散至全身，脉气变化见于寸口，故寸口脉动与宗气一致。③简便易行。寸口处为桡动脉，该动脉所在桡骨茎突处，其行径较为固定，解剖位置亦较浅表，毗邻组织比较分明，便于诊察。

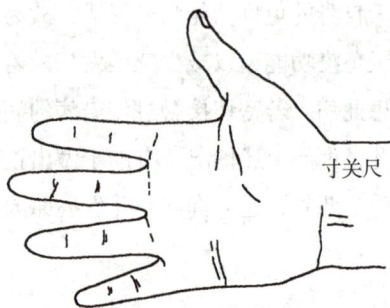

图 8-1 寸口脉位图

（3）寸口分候脏腑 寸口脉寸、关、尺三部常用的配属脏腑法，是以右手寸部候肺、关部候脾胃、尺部候命门（肾），左手寸部候心、关部候肝、尺部候肾。

（二）切脉方法

1.时间 《黄帝内经》认为平旦（清晨）诊脉最为相宜。现在认为只要在内外环境安静的条件下，脉象未受饮食、情绪、运动等因素的影响即可诊脉。诊脉时，医生的呼吸要自然均匀，在一呼一吸之际，脉行四五至为常，计算受诊者的脉搏跳动次数，了解脉动应指的形象，每次诊脉时间不应少于 1 分钟，六部脉象以 2 ~ 3 分钟为宜，以便仔细辨别脉象的节律变化，了解有无促、结、代等节律失常的脉象。

2. 姿势　切脉时受诊者取正坐位或仰卧位，平臂腕直，手心向上，使手臂与心脏保持同一水平，使寸口部充分伸展，局部气血通畅。

3. 布指　医生和病人侧向坐，用左手按诊病人的右手，用右手按诊病人的左手。医生先用中指在病人的腕后高骨内侧定关部，后用食指在关前定寸部，无名指在关后定尺部，三指平齐呈弓形，指头平齐，以指目（指尖与指腹交界鼓起之处，该处感觉较灵敏）按触脉体。布指的疏密可视病人身材的高矮做适当调整，即身高臂长者疏、身矮臂短者密。诊小儿脉时，因其寸口短，可用"一指（拇指）定关法"。

4. 运指　元·滑寿《诊家枢要》说：·"持脉之要有三，曰举、按、寻。轻手循之曰举，重手取之曰按，不轻不重委屈求之曰寻。"医生诊脉时根据手指用力轻重的不同，运指有举、按、寻的不同。①举法是用轻指力按在皮肤上，以体察脉象，又称"浮取"或"轻取"。②按法是用重指力按至筋骨，以体察脉象，又称"沉取"或"重取"。③寻法是用手指从轻到重，从重到轻，调节最适当的指力，寻找脉动最明显的部位的方法，是中取之意。

此外，还有总按、单按等不同运指方法。三指平布后以同样的指力切三部脉，称"总按"；仅一指用力，重点辨某部脉，称"单按"，临床上总按、单按常配合使用。

（三）正常脉象

健康人的脉象称为正常脉象，又称平脉、常脉。切脉时必须掌握正常脉象的形象特点及变异因素，才能以常衡变，辨别病脉。

1. 平脉的形象　脉位不浮不沉，中取即得。脉数一息四五至（60 ~ 90 次/分钟），均匀无歇止。脉形不大不小，不滑不涩。脉势从容和缓，应指有力。

2. 平脉的特点　平脉具有胃、神、根三个特点。脉有胃气，是指脉象从容和缓，节律一致；脉有神，即脉象柔和有力，形体指下分明；脉有根，指沉取尺部，脉应指有力。

3. 平脉的变异因素　因季节而异，有春弦、夏洪、秋浮、冬沉。因地理而异，有南方气候温暖，空气湿润，人体肌腠缓疏，故脉多不实；北方空气干燥，气候偏寒，人体肌腠紧缩，故脉多沉实。因年龄而异，有小儿脉偏快（年龄越小越快，如婴儿约 140 次/分钟，1 岁约 120 次/分钟，3 岁约 100 次/分钟，5 岁约 90 次/分钟），青壮年脉有力，老年人脉多无力。因性别而异，女子脉偏濡弱略快，男子脉偏沉实有力。因体格而异，身高者脉长，身矮者脉短；瘦者肌肉薄则脉常浮，胖者皮下脂肪厚故脉常沉。

此外，尚有因桡动脉异位，脉不见于寸口而从尺部斜向合谷穴者，称为"斜飞脉"，或脉出现在寸口背部的称为"反关脉"，均不作病脉论。

（四）常见病脉

凡脉象异于平脉和正常变异之脉，均属病理脉象，简称病脉。病脉的分类方法甚多，西晋·王叔和在《脉经》中提出 24 种，明·李时珍在《濒湖脉学》中分 27 种，明·张介宾《景岳全书》分正脉 16 部，明·李中梓《诊家正眼》中分 28 种，清·张璐在《诊宗三昧》中提出 32 种。现将常见的 17 种病脉的脉象与主病分述如下。

1. 浮脉

脉象：脉位表浅，轻取即得，重按稍减而不空。

主病：表证。亦可见于内伤久病。

NOTE

原理：外邪袭表，脉气鼓动于外，正邪相争在肌表腠理，故脉位浅显。久病因阴血衰少，或阳气亏虚，不能内守而致虚阳外浮者，多浮大无力，有别于表证的浮脉，是病情较为严重的表现。

2. 沉脉

脉象：脉位深沉，轻取不应，重按始得。

主病：里证。有力为里实，无力为里虚。

原理：邪郁于里，气血内困，阳气不得舒展，故脉沉有力。若脏腑虚弱，阳虚气陷，脉气鼓动不足，则脉沉无力。

生理性沉脉可见于体胖脂多之常人。

3. 迟脉

脉象：脉来迟缓，一息不足四至（每分钟脉搏在 60 次以下）。

主病：寒证。有力为实寒，无力为虚寒。

原理：寒则凝滞，气血运行缓慢，故脉迟而有力。若阳气亏虚，无力运行气血，则脉迟而无力。

此外，迟脉不可概认为寒证，当脉症合参。当邪热结聚，阻滞血脉流行，也见迟脉，但迟而有力，按之必实。

生理性尺脉可见于久经锻炼的运动员。

4. 数脉

脉象：脉来快数，一息六至（每分钟脉搏在 90 次以上）。

主病：热证。有力为实热，无力为虚热。

原理：邪热亢盛，血行加速，故脉数有力。发热越高，脉速越快。浮数为表热，沉数为里热。若津血不足，阴虚火旺，虚热内生所致，则脉数无力。

此外，阳虚外浮而见数脉，必数大而无力，按之豁然而空。

5. 虚脉

脉象：三部脉举之无力，重按空虚。

主病：虚证。

原理：气不足以鼓动，则脉来无力；血不足以充脉，故按之空虚；虚证包括气血两虚及脏腑诸虚。

6. 实脉

脉象：三部脉举按皆有力。

主病：实证。

原理：邪气亢盛而正气未虚，正邪相搏，气血壅盛，脉道坚满，搏动有力。

7. 滑脉

脉象：往来流利，应指圆滑，如盘走珠。

主病：痰饮、食积、实热。亦是青壮年的常脉，妇女的孕脉。

原理：实热、痰饮、食滞等实邪壅盛于内，气实血涌，血行加速，故脉往来流利，应指圆滑。青壮年健康无病而见脉滑柔和，是气血充实之象；妇女妊娠也常见滑脉，是气血充盛养胎之征，均属生理现象。

8. 涩脉

脉象：往来不畅，应指艰涩，如轻刀刮竹。

主病：精伤、血少、气滞、血瘀。

原理：精伤、血少，脉失濡润，血行不畅，脉气往来艰涩，多见脉涩而无力。气滞、血瘀，脉气不畅，血行受阻，则脉涩而有力。

9. 洪脉

脉象：脉体大而有力，如波涛汹涌，来盛去衰。

主病：热盛。

原理：热邪充斥，脉道扩张，故脉形宽大倍于常脉；又因热邪燔灼，气盛血涌，沸腾似波涛，脉来势急，脉去势缓。

10. 细脉

脉象：脉体细小，应指细小如线，但至数明显。

主病：虚证，多见于阴虚、血虚证。又主湿病。

原理：阴血亏虚不能充盈脉道，或湿邪阻滞脉道，气血充脉不利，均可导致脉体细小。湿邪阻遏脉道，气血运行受限，也见细脉。

11. 濡脉

脉象：浮而细软。

主病：主虚证，也主湿证。

原理：阴血不足，而脉道不充；气虚不摄，脉气浮浅，无力鼓动而脉软。故虚证显濡象。又因湿邪困阻约束脉道，故脉显细软而浮。

12. 弦脉

脉象：端直以长，挺然指下，如按琴弦。

主病：肝胆病、痛证、痰饮。

原理：肝失疏泄，气机不利，致使脉道拘急而显弦脉。痛则气乱，或痰饮内停，致使气机输转不利，故也见弦脉。

13. 紧脉

脉象：劲急有力，左右弹指，状如牵绳转索。

主病：寒、痛、宿食。

原理：邪实寒盛，血脉敛缩，气血壅迫，脉道紧张，正邪相搏，而见左右弹指的紧脉。寒邪在表，脉见浮紧；寒邪在里，脉见沉紧。

14. 缓脉

脉象：一息四至，来去怠缓。

主病：湿证、脾胃气虚。

原理：湿性黏滞，阻碍脾胃气机，或脾胃虚弱，气血不足以充盈鼓动，故脉见怠缓。有病之人脉转和缓，是正气恢复之征；若脉来从容不迫，均匀和缓，是正常人的脉象。此外，风邪袭表，营卫不和，则脉显浮缓。

缓脉也可见于常人。

15. 结脉

脉象：缓而时止，止无定数。

主病：结而有力主寒、痰、瘀血、癥瘕积聚；结而无力主虚，见于气血亏虚。

原理：阴寒内盛，血行迟缓，故脉来缓慢；痰、瘀血、癥瘕积聚阻碍血行，而致脉中气血

NOTE

运行不相连续，故脉结而有力；久病气血虚衰，心阳不振，脉中气血运行不相接续，故脉结而无力。因脉中气血运行断续不定，故歇止无定数。

16. 代脉

脉象：缓而时止，止有定数，良久方来。

主病：主脏气衰微，或跌打损伤、痛证、惊恐。

原理：脏气衰微，气血虚损，气不连续，无力推动血行，致脉缓而有歇止，良久复来，常说明是病情较重，因脏腑气血运行有其规律性，故脏腑衰弱而导致气血运行不相连续也有一定规律，所以代脉止有定数。卒逢惊恐、跌打损伤或痛证，因气机受阻，心气失和，而致脉气不相衔接时，也可见代脉，但为时短暂，不可误认是病重。

17. 促脉

脉象：数而时止，止无定数。

主病：促而有力主阳热亢盛、气血壅滞、痰食停积等实证；促而无力多为脏腑虚衰，多见于虚脱之证。

原理：阳热亢盛，气热则血行速，血在急驰中，量不得续，故脉数而中止无定数，又因有实邪阻滞脉道，气血逆乱不和则脉有力；若久病气血虚衰，阴阳不和，致气虚不摄阳，阴虚不敛阳，虚阳外越而脉数无力，但脉中气血不和，不能连续，故歇止无定数。

以上介绍了17种比较常见的病理脉象的脉形、脉理和主病，但在临床上除了这17种常见病理脉象以外，还有其他病理脉象。现将28种病理脉象的种类、脉形、主病列表（表8–1）于下，以便比较、掌握。

表 8–1　二十八脉的分类比较表

分类	脉名	脉象	主病
浮类脉	浮	轻取即得，重按稍减	主表证，也主虚证
	散	浮大无根，至数不齐	主元气离散，脏气衰竭
	芤	浮大中空，如按葱管	主失血、伤阴
	革	浮弦中空，如按鼓皮	主亡血、失精、小产、崩漏
沉类脉	沉	轻取不应，重按始得	主里证
	伏	重按推筋着骨始得	主邪闭、厥证、痛极
	牢	沉取实大弦长	主阴寒内盛诸证
数类脉	数	一息五至以上，不足七至	主热证，也主虚证
	疾	脉来急疾，一息七八至	主阳热极盛，也主阴竭、元气将脱
	动	脉短如豆，滑数有力	主痛、惊
	促	数而时止，止无定数	主阳热亢盛，也主虚证、脱证
迟类脉	迟	一息不足四至	主寒证
	缓	一息四至，脉来急缓	主湿证，主脾胃气虚，亦见于常人
	结	缓而时止，止无定数	主寒、痰、瘀血、癥瘕积聚，主虚证
	代	迟而一止，止有定数，良久方来	主脏气衰微，跌打损伤，痛证，惊风

续表

分类	脉名	脉象	主病
虚类脉	虚	三部脉举按无力，重按空虚	主虚证，多为气血亏虚
	濡	浮细而软	主虚证、湿证
	细	脉细如线，应指明显	主诸虚劳损，又主湿证
	弱	沉细而软	主虚证，气血不足
	微	极细极软，按之欲绝，若有若无	主阳气衰微，气血大虚
	涩	往来艰涩如轻刀刮竹	主伤精、血少、气滞、血瘀
	短	首尾俱短，不及本位	有力为气郁，无力为气损
实类脉	实	三部脉举按有力	主实证
	滑	往来流利，应指圆滑如按滚珠	主痰饮，食积，实热
	洪	脉体大而有力，来盛去衰，如波涛汹涌	主热盛
	弦	端直以长，如按琴弦	主肝胆病、痛证、痰饮
	紧	劲急有力，如牵绳转索	主寒、痛、宿食
	长	首尾端直，超过本位	主阳气有余，实热之证

（五）相兼脉的主病规律

两种以上的单一特征脉（如浮、沉、迟、数）同时出现，称相兼脉，亦称复合脉。如浮数为二合脉，弦滑数为三合脉，浮数滑实为四合脉。上面介绍的28种脉象中，有些脉本身就是复合脉，如濡脉是浮、细脉合成；弱脉是由细、沉、虚三脉合成。凡是性质相反的脉不能相兼，如迟与数、洪与细、滑与涩等。

相兼脉的主病，多为组成该相兼脉的各单脉主病的综合。如浮为表，数为热，故浮数脉主表热证；沉为里，迟为寒，故沉迟脉主里寒证。

临床上常见的相兼脉及其主病举例如下。

浮数脉，主风热袭表之表热证。

浮缓脉，主太阳中风之表虚证。

浮紧脉，主外感寒邪之表寒证。

沉紧脉，主里寒证。

沉细脉，主阴虚或血虚。

沉弦脉，主肝郁气滞。

滑数脉，主痰热、痰火，或内热食积。

洪数脉，主气分热盛。

弦数脉，主肝火、肝热。

弦细脉，主肝肾阴虚，或血虚肝郁。

沉细数脉，主阴虚内热。

弦滑数脉，主肝火夹痰、肝风痰热内扰。

NOTE

（六）脉症顺逆与从舍

所谓脉症顺逆，是指从脉症的相应、不相应来判断疾病的顺逆。脉象与症状一致者为顺，不一致者为逆。一般情况下脉与症是相应的，例如实热病证见高热、腹满、便秘、舌红苔燥、两脉见洪实之象，是谓脉症相应，为顺，表示邪实正盛，正气足以抗邪；若反见细、微、弱的脉象，则为脉症相反，是逆证，说明邪盛正虚，易致邪陷。

临证时若有脉与症不相应的情况，必须辨明脉症的真假以决定从舍，或舍脉从症，或舍症从脉。

舍脉从症，指在辨证过程中，当脉症表现不一致时，经过分析，认为症真脉假，以临床症状审定病机、确定治疗方案。舍脉从症较多用于一些急性病病情复杂时，如腹胀满、疼痛拒按、大便燥结、舌红苔黄厚焦燥而脉迟细者，则症所反映的是实热内结胃肠，是本质；脉所反映的是因热结于里，阻滞血脉流行，故出现迟细脉，是假象，此时当舍脉从症。

舍症从脉，指在辨证过程中，当脉症表现不一致时，经过分析，认为脉真症假，以脉象审定病机、确立治疗方案。舍症从脉较多用于一些慢性病病情复杂时，如伤寒，热闭于里，症见四肢厥冷而脉滑数，脉所反映的是真热；症所反映的是由于热邪内伏，格阴于外而出现的四肢厥冷，为假寒，此时当舍症从脉。

二、按诊

按诊是对病人的肌肤、手足、脘腹及腧穴等部位施行触、摸、按、压、叩，以测知病变的一种诊断方法。按诊是切诊的一部分，能在望、闻、问的基础上进一步探明病变的部位、性质和程度，特别是对脘腹部疾病的诊断有更为重要的作用，是四诊中不可忽视的一种方法。

触，是以手指或手掌轻轻接触病人身体局部，以了解肌肤的寒热、润燥等情况。摸，是以手抚摸局部，以探明局部的感觉情况及肿物的形态、大小等。按，是以手轻压局部，以了解肿块的界限、质地，肿胀的程度、性质等。压，是用手重压病变部位，测知深部有无压痛，是否有脓等。叩，是以右手中指的指端叩击病变部位，同时听其声响，以了解相关情况的诊察方法。在临床上5种手法是综合运用的，常是先触摸，后按压，由轻及重，由浅至深，以了解病变情况。

按诊时，根据按诊的目的及部位不同，应采取不同的体位和手法。如按皮肤、手足、腧穴等部位时，病人可取坐位，医生应面对病人，右手触摸按压相应部位。按胸腹时，病人采取仰卧位，两腿自然伸直，医生在病人右侧站立，以右手对病人胸腹特定部位进行切按；针对腹内肿物或深部按诊时，嘱病人屈膝，放松腹肌。

按诊时医生要体贴病人，手须温暖，动作要轻巧，检查病变部位必须由正常处开始，逐渐移向病变部位，并进行比较。检查时注意观察病人的表情，了解其痛苦的部位和程度，必要时可用谈话或其他方式，转移病人的注意力，以解除其紧张情绪。

（一）按肌肤

按肌肤是为了探明全身肌表的寒热、润燥及肿胀等情况。

1.辨寒热　按肌肤的冷暖可了解疾病的寒热虚实。一般认为肌肤热者，多属热证；肌肤寒凉者，多属寒证。身热初按热甚，久按热反转轻者，是热在表；如久按其热反甚，有热自内向外蒸发感，为热在里，可见于湿热病或虚劳病。

2. 察润燥 察皮肤的润燥，以了解病人有汗无汗和津液盈亏。如皮肤滋润者，多属津液未伤；湿润者，身已汗出。若皮肤干燥，则为汗尚未出或阴津不足；干瘪者，多属津液耗伤较重。皮肤甲错，摸之棘手者，多见于伤阴或内有瘀血，肌肤失荣。

3. 诊肿胀 按肌肤肿胀处可以诊知水肿和气肿。凡按之凹陷没指，举手不能即起者，是水肿；按之凹陷，举手即起者，是气肿。

4. 审痈疡 按压痈疡病灶可审察属阴属阳及是否成脓。凡痈疡按之肿硬而不热，根盘平塌漫肿者，多属阴证；按之高肿灼手，根盘紧缩者，多属阳证。按之坚硬而热不甚者，为无脓；按之边硬顶软而热甚者，多为有脓。轻按即痛者，为脓在浅表；重按而痛者，为脓在深部。已成脓肿者，可用两手指平放在脓肿部位，一指轻微加压推动，以另一指所感到的波动来测知脓液的多少。

此外，古代尚有按尺肤的诊法。所谓尺肤是指从肘部内侧至掌后横纹处的一段皮肤。触按尺肤的缓急、滑涩、寒热可以辨别病证的属性。尺肤松弛不绷紧的谓缓，主热证；尺肤绷紧不松弛的谓急，主寒证；尺肤柔滑润泽的谓滑，主病风邪或多汗；尺肤干涩的谓涩，主病寒凝、津枯、气血不和；尺肤热甚，见于外感病时，多属温热证；尺肤寒冷，说明阳气亏虚，里寒偏盛，故有泄下、少气之证。

（二）按手足

按手足可以通过观察寒热，辨阴阳盛衰及病邪所属。

1. 辨手足冷热 疾病初起，手足俱冷者，是阴寒盛；久病或体弱者，手足常冷不温，是阳虚有寒。壮热者，手足俱热，多属阳热炽盛的病证；若见胸腹灼热而四肢厥冷，则属热深厥深的热厥证，是阳热壅结于内郁而不达所致。

2. 辨手掌冷热 外感发热，多见掌背热盛；内伤阴虚发热，多见掌心热盛而其他部位的皮肤按之不热。手心热与额上热比较，若额上热甚于手心热者为表热，手心热甚于额上热者为里热。若小儿掌心发热多属饮食积滞。小儿壮热而手指尖冷，须防动风抽搐；麻疹患儿，中指尖独冷，是发疹之征象。

（三）按脘腹

脘腹是人体的重要部位，体表的一定部位又属不同的脏腑所主，清·汪宏《望诊遵经》说："脐上属胃，脐下属肠，大腹属太阴（脾），脐腹属少阴（肾），少腹属厥阴（肝）。"所以通过手指对脘腹部的触摸按压，可以了解局部的冷热、软硬、胀满、肿块及压痛等情况，有助于辨别脏腑虚实、病邪性质和有无积聚癥瘕。按脘腹部时必须明确腹部几个重要分区（图8-2）。胸骨剑突以下凹陷处称心下，脐上2寸（以同身寸计算）为下脘穴，脐下2寸为气海穴。以下脘至气海之间为直径画一圆周，其圆周之内称为脐周，脐周以上至心下为胃脘，脐周两侧为左腹、右腹，脐周以下为小腹，小腹两侧为少

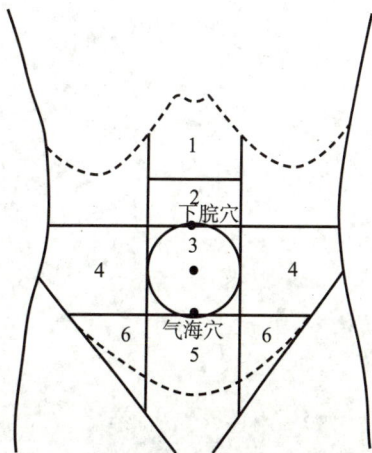
图8-2 腹部分区图
1.心下；2.胃脘；3.脐周；4.左、右腹；5.小腹；6.少腹

腹。脘腹部按诊时，病人一般取仰卧位，松解腰间系带，暴露检查部位，两腿合拢，膝部屈曲，脚掌平放，腹肌尽量放松。医生站在病人右侧，面向病人。用手按时须由轻及重，由浅至深，从健康部位着手，逐渐移向病变部位。

1. 辨满痛　满与痛都是病人的自觉症状，腹中胀而不舒称为满，痛可因致病原因的不同而有不同的痛感。痞满是自觉心下或胃脘胀满不适的一种症状。按之濡软，无压痛者，属虚证；按之较硬，有抵抗感和压痛者，为实证。胃脘部按之有形而胀痛，推之辘辘有声者，为胃中有水饮。凡腹痛，喜按者属虚，拒按者属实。满痛在心下或胃脘部，按之坚硬而疼痛者为结胸。

2. 辨肿胀　全腹肿胀如鼓状，当辨水鼓或气鼓。以腹壁有凹痕，用手分置腹之两侧，一手轻叩腹壁，如贴于对侧腹壁的手掌有波动感，表示腹中有积水，且用手按之如囊裹水者，为水肿，又称水鼓；若无凹痕，无波动感，叩之如鼓者，为气胀，又称气鼓。

3. 辨肠痈　右少腹疼痛，有由胃脘部痛转移而来的病史，伴恶寒发热，按之有包块应手，且除了局部压痛外，当缓慢地由浅至深按压患处时，病人疼痛不甚，突然抬手放松时，疼痛明显加剧（反跳痛）者，是肠痈。

4. 辨积聚　腹中有肿块称为积聚，又称癥瘕。积与聚有别：按之坚硬，推之不移，痛有定处者，为积、为癥，多属血瘀；按之无形，聚散不定，痛无定处者，为聚、为瘕，多属气滞。若是有形的积聚，按诊时尚须诊察其位置、大小、硬软、形状、表面情况、压痛程度、能否移动等。

5. 辨蛔虫　小儿脐周疼痛，时作时止，按之硬块且有移动感，多是蛔虫聚集成块的征象。一般有三大特征：一是形如筋结，久按会转移；二是细心诊察，觉指下如蚯蚓蠢动；三是腹壁凹凸不平，按之起伏聚散，往来不定。

（四）按腧穴

腧穴是经络之气汇聚的部位。当内脏有病变时，在体表相应的腧穴部位可出现较明显的压痛点、敏感反应点，或可摸到结节状、条索状物，均可作为内脏病变的辅助诊断。例如肺病可在肺俞穴摸到结节，或在中府穴有压痛；肝病在肝俞和期门穴有压痛；胃病在胃俞穴和足三里穴有压痛；肠痈除右下腹压痛外，在小腿上的阑尾穴也有压痛。

第九章 辨 证

辨证是指依据中医学理论，将四诊所收集的各种症状、体征等临床资料，进行分析综合，对疾病当前本质做出判断，从而概括为某种证的诊断过程。

中医学辨证方法有多种，是通过长期临床实践总结而形成。本章重点介绍八纲辨证、气血津液辨证、脏腑辨证、外感病辨证等辨证方法。八纲辨证是各种辨证的纲领，适用于临床各种疾病的辨证；气血津液辨证、脏腑辨证主要应用于内伤杂病的辨证；而六经辨证、卫气营血辨证、三焦辨证等辨证方法主要适于外感病的辨证。其中六经辨证用于伤寒病的辨证，卫气营血辨证与三焦辨证用于温病的辨证。

第一节 八纲辨证

八纲，即表、里、寒、热、虚、实、阴、阳八个纲领。八纲辨证是指对四诊收集的临床资料进行综合分析、推理判断，从而概括出病证的阴阳、病位的表里、病性的寒热、正邪的虚实八类证候的过程。

八纲辨证是从各种辨证方法个性中概括出来的共性，是各种辨证的纲领，在诊断疾病过程中，起着执简驭繁、提纲挈领的作用，适用于临床各科。尽管疾病的临床表现错综复杂，但均可用八纲加以辨证归纳和概括为四对纲领性证候，从而找出疾病的关键，掌握其要领，确定其类型，预测其趋势，为治疗指出方向与目标。其中阴阳两纲又可以概括其他六纲，即表、热、实证为阳证，里、寒、虚证为阴证，故阴证与阳证又是八纲辨证中的总纲。

八纲辨证的各证是相互联系，而又不可分割的。因为疾病的变化往往不是单纯的，常常表里、寒热、虚实交织在一起。如有证候相兼、证候错杂，或在一定条件下，疾病的阴阳、表里、寒热、虚实证候之间还可以出现相互转化，甚则疾病发展到一定阶段，还会出现一些与疾病性质相反的假象，如寒热真假、虚实真假等。

一、八纲基本证候

（一）表里辨证

表里辨证是辨别病邪侵犯人体的部位及病势浅深的两个纲领性证候，主要用于外感病的辨证，是对外感病发展阶段性的认识，从而把握疾病演变规律。表证病轻而浅，里证病深而重；表邪入里为病进，里邪出表为病退。

1.表证 指外感六淫等邪气经皮毛、口鼻侵入机体，以恶寒发热、鼻塞流涕、舌苔薄、脉浮为主要表现的一类轻浅证候。多见于外感病初期。

【临床表现】恶寒（或恶风）发热，鼻塞，流涕，咳嗽，喷嚏，头身痛，舌苔薄，脉浮。

【证候分析】六淫邪气客于皮毛肌表，阻遏卫气的正常宣发，郁而发热；卫气受阻，失其温分肉、肥腠理的功能，肌表不能得到正常的温煦，故见恶风寒；邪气侵犯人体皮毛，内应于肺，鼻为肺窍，鼻窍不利，故鼻塞、流涕、咳嗽、喷嚏；邪气郁滞经络，气血流行不畅，不通则痛，故头身痛；邪气未入里，未侵犯脏腑，故舌苔无明显变化，仍为薄苔；正邪相争于表，鼓动于脉，故脉浮。

2. 里证　指病变部位在里，以脏腑、气血等病变为主的一类证候。多见于外感病的中后期，或内伤杂病。

【临床表现】症状繁多，或寒，或热，或虚，或实，多为脏腑、气血功能失调的表现。

【证候分析】里证是相对表证而言，表证多起病急、病程短、病位浅，里证则病情较重、病位较深、病程较长。概而言之，凡非表证及半表半里证的特定症状，即属里证的范畴。

3. 半表半里证　指病变处于表里进退变化之中，以寒热往来、口苦、咽干、目眩等为主要表现的证候。

【临床表现】寒热往来，胸胁苦满，默默不欲饮食，心烦喜呕，口苦，咽干，目眩，脉弦。

【证候分析】外邪由表内传，尚未入里，邪正相搏于表里之间，枢机不利，称半表半里证。

4. 表证与里证鉴别　辨别表证与里证，主要审察其寒热表现、内脏证候是否突出、舌脉的变化。在外感病中，发热恶寒同时并见者属表证，但寒不热或但热不寒或无明显寒热者属里证。表证以头身疼痛、鼻塞或喷嚏等为常见症状，内脏证候不明显；里证内脏证候突出，如咳喘、心悸、腹痛、呕泻等，鼻塞、头身痛等非其常见症状。表证的舌象少有变化，里证的舌象多有变化；表证脉象多浮脉，里证脉象多以沉脉或其他脉象等为主。此外，辨表里证还应参考起病缓急、病情轻重、病程长短等。

（二）寒热辨证

寒热辨证是辨别疾病性质的两个纲领性证候，寒证与热证用来概括阴邪与阳邪致病及机体的阴阳盛衰，即所谓"阳胜则热""阴胜则寒"及"阴虚则热""阳虚则寒"。

1. 寒证　指感受寒邪，或阳虚阴盛等所致机体功能活动减退所表现的具有寒凉特点的一类证候。多因外感阴寒邪气，或过服生冷寒凉，或内伤久病，阳气耗伤，阴寒内盛等所致。

【临床表现】面色苍白，恶寒或畏寒，冷痛喜温，肢冷蜷卧，口淡不渴，小便清长，大便溏泄，舌淡苔白润滑，脉迟或紧。

【证候分析】多因感受寒邪、过服生冷寒凉所致，起病急骤，体质壮实者多为实寒证，寒邪袭于表则为表实寒证，寒邪客于内或及脏腑则为里实寒证。内伤久病，阳气虚弱而阴寒偏盛者多为虚寒证。寒邪内侵，阳气不足，不能温运血脉，故面色苍白、形寒肢冷蜷卧，甚至寒凝不通则痛；寒不伤津液，故口淡不渴、小便清长、大便溏泄。舌淡苔白润滑、脉紧或迟均为寒证之征象。

2. 热证　指感受火热之邪，或邪郁化火化热，或机体阴虚液亏，脏腑阳气偏亢等所致机体功能活动亢进所表现的具有温热特点的一类证候。多因感受火热邪气，或寒邪入里化热；或情志不畅，郁而化热；或饮食不节，积而为热；或房事劳伤，劫夺阴精等所致。

【临床表现】面红目赤，恶热喜凉，手足烦热，口渴喜冷饮，小便短赤，大便秘结，舌红苔黄或少苔，脉数。

【证候分析】外感火热之邪，或过服辛辣温燥之品，或邪郁化火化热，体内阳热亢盛，病势急骤，形体壮实者多为实热证，风热之邪袭表为表实热证，热邪入于内或及脏腑则为里实热证；内伤久病，阴液耗损而阳气偏亢者，则为虚热证。血得热则行，血行于上故面红目赤；热属阳，阳盛则热，故恶热喜凉、手足烦热；阳热伤津，故口渴喜冷饮、小便短赤、大便秘结。舌红苔黄或少苔、脉数均为热证之征象。

3. 寒证与热证鉴别　辨别寒证与热证，应对疾病的全部表现进行综合观察，尤其是寒热的喜恶、口渴与否、面色的赤白、四肢的温凉、二便、舌象、脉象等。若病人恶寒或畏寒喜暖、口不渴、面色白、四肢逆冷、大便稀溏、小便清长、舌淡苔白滑、脉迟或紧，则属寒证；若病人恶热喜凉、渴喜冷饮、面色红赤、四肢灼热、大便干结、尿少色黄、舌红苔黄或少苔、脉数，则属热证。

（三）虚实辨证

虚实辨证是概括正气强弱和邪气盛衰的两个纲领性证候，主要反映病变过程中正气的强弱与邪气的盛衰。通过虚实辨证，掌握病人邪正盛衰情况，实证宜攻，虚证宜补，只有辨证准确才能攻补适宜，免犯虚虚实实之误。

1. 虚证　指人体正气不足而邪气不著所表现的各种临床证候。多因先天禀赋不足和后天失养所致。如情志内伤、饮食失调、劳逸过度、房事不节、产育过多、久病失治等原因，皆可损伤人体正气，形成虚证。

【临床表现】虚证的临床表现繁多，一般体质素弱者多虚证，或久病势缓、耗损过多者常为虚证。如面色淡白无华，少气懒言，神疲倦怠，形寒肢冷，头目眩晕，五心烦热，盗汗，脉虚。

【证候分析】形成虚证的原因很多，虽可以由先天禀赋不足所导致，但主要由后天失养和疾病耗损所产生。如饮食失调，营血生化之源不足；思虑太过、悲哀卒恐、过度劳倦等，耗伤气血营阴；房事不节，耗损肾精元气；久病失治、误治，损伤正气；大吐、大泻、大汗、出血、失精等，使阴液气血耗损等，均可形成虚证。如气血亏虚，则少气懒言、神疲倦怠；气虚而不行血于头面，则面色淡白无华、头目眩晕；阳虚则寒，故形寒肢冷，阴虚则热，故五心烦热、盗汗；正气不足，则脉虚无力。

2. 实证　指邪气盛而正气不虚所表现的证候。多因六淫或疫疠之邪侵入人体所致；或脏腑功能失调，而致病理产物蓄积，如水湿痰饮内停，或瘀血内阻，或宿食等停滞体内而成。

【临床表现】由于感邪性质的差异、致病的病理因素不同，以及病邪侵袭、停积部位的差别，实证的临床表现繁多。一般体质壮实者多实证，新起、暴病多实证，病情急剧者多实证。如呼吸气粗声高，咳吐痰涎，脘腹胀满，疼痛拒按，谵语，小便不利，大便秘结，脉实。

【证候分析】实邪内阻于肺，肺气不利，故呼吸气粗；邪气内阻胃肠，气机阻滞不畅，不通则痛，轻者胀满，重者疼痛拒按，按之痛甚。实邪扰于心，神不守舍，故见谵语。实邪阻于膀胱、肠道，气机阻滞不通，故小便不利、大便秘结；脉沉实有力，均为实证之征象。

3. 虚证与实证鉴别　同样的症状，可能是虚证，也可能是实证，如腹痛、腹胀、便秘等在虚证和实证中均可出现，因此，必须依据四诊资料进行全面分析。若病人形体虚弱、精神萎靡不振、声低息微、痛处喜按、舌淡嫩无苔或少苔、脉虚弱无力者，属虚证。腹痛多为隐痛，腹胀多喜按。若病人形体壮实、精神亢奋、声高息粗、痛处拒按、舌质苍老、舌苔厚腻、脉实有力者，属实证。腹痛多较剧烈，腹胀多拒按。

（四）阴阳辨证

阴阳辨证是八纲辨证的总纲，是辨别疾病类别的两个纲领性证候。由于阴阳分别代表事物相互对立的两个方面，因此，阴阳两纲证候可以统领其他六纲证候。即里证、寒证、虚证属于阴证范围，表证、热证、实证属于阳证范围。

凡疾病的病因、病性、病位、病势等，均可进行阴阳分类，故阴阳辨证又包含相对具体的辨证内容。临床主要有阴虚证、亡阴证、阴盛证、阳虚证、亡阳证、阳盛证，其中阴盛证即实寒证，阳盛证即实热证，具体见寒热辨证。

1. 阳虚证　指体内阳气亏损，温养、推动等作用减退，以畏寒肢冷为主要表现的证候。多因久病伤阳，阳气亏虚，或气虚进一步发展；久居寒凉，或过服寒凉，阳气渐耗；或年高而命门之火渐衰所致。

【临床表现】畏寒肢冷，口淡不渴，或渴喜热饮，小便清长，或尿少浮肿，大便稀薄，面色㿠白，舌淡胖，苔白滑，脉沉迟无力。

【证候分析】阳虚则寒，机体失却温煦，不能抵御阴寒之气，而见畏寒肢冷；阳虚则阴盛，水湿不化，则见小便清长或尿少浮肿、大便稀薄、口淡不渴；阳气亏虚，推动无力，则面色㿠白。舌淡胖、苔白滑、脉沉迟无力均为阳虚证之征象。

2. 阴虚证　指体内阴液亏少而无以制阳，以及滋润、濡养等作用减退，以咽干、五心烦热、脉细数等为主要表现的证候。多因热病或杂病日久，伤耗阴液；情志过极，火邪内生，久而伤及阴精；房事不节，耗伤阴精；过服温燥之品，使阴液暗耗所致。

【临床表现】形体消瘦，口燥咽干，两颧潮红，五心烦热，盗汗，小便短黄，大便干结，舌红少津或少苔，脉细数。

【证候分析】阴液亏少，机体失却濡润滋养，则形体消瘦、口燥咽干、小便短黄、大便干结；阴不制阳，阳热之气相对偏旺而生内热，故两颧潮红、五心烦热、盗汗。舌红少苔、脉细数均为虚热证之征象。

3. 亡阳证　指体内阳气极度衰微而欲脱，以冷汗、肢厥、面白、脉微等为主要表现的危重证候。多在阳气由虚而衰的基础上进一步发展，但亦可因阴寒之邪极盛而致阳气暴伤，或因大汗、失精、大失血等阴血消亡而阳随阴脱等所致。

【临床表现】冷汗淋漓、汗质稀淡，神情淡漠，肌肤不温，手足厥冷，呼吸气弱，面色苍白，舌淡而润，脉微欲绝。

【证候分析】阳气极度衰微而欲脱，温煦、固摄、推动等功能迅速减弱，故见冷汗、肢厥、面色苍白、神情淡漠、气息微弱、脉微等垂危症状。

4. 亡阴证　指体内阴液严重耗损而欲竭，以汗出如油、虚烦躁扰、脉细数疾等为主要表现的危重证候。多在病久而阴液亏虚的基础上进一步发展，也可因壮热不退、大吐大泻、大汗不止、大量出血、严重烧伤致阴液暴失而成。

【临床表现】汗热而黏、如珠如油，身灼肢温，虚烦躁扰，恶热，口渴饮冷，皮肤皱瘪，小便极少，面赤颧红，呼吸急促，唇舌干燥，脉细数疾。

【证候分析】阴液欲绝，阴不能制阳，故见身灼烦渴、面赤、呼吸急促，阳热逼迫欲绝之阴津外泄，故见汗出如油；热扰心神，则虚烦躁扰。皮肤皱瘪、小便极少、唇舌干燥、脉细数疾等均为亡阴证之征象。

二、八纲证候间的关系

八纲中表里、寒热、虚实和阴阳，各自概括了疾病某一方面的病理本质，但其又是互相联系的，因此，用八纲来分析、判断、归类证候，并不是彼此孤立的，而是相互兼夹、错杂，并随病情发展还可以相互转化，甚至在疾病的危重阶段可以出现某些与本质相反的假象。依据八纲证候间的相互关系，可概括归纳为证候相兼、证候错杂、证候真假、证候转化 4 个方面。

（一）证候相兼

证候相兼指在疾病某一阶段，无论病位、病性或邪正盛衰，同时存在两种或两种以上相互关联的证候。

辨证时无论疾病病位在表与在里，必然离不开寒热虚实性质，相兼证候按病位的表里，分别有表实寒证、表实热证、表虚寒证、表虚热证、里实寒证、里实热证、里虚寒证、里虚热证。其中表虚寒证及表虚热证，即表虚证。以往常将表证有汗出者，称为表虚证；表证无汗者，称为表实证。其实表证有无汗出，并不等同于疾病的本质，也有"体虚兼表证称为表虚证"之说，不过，无论机体阴虚或阳虚兼表证，则又是表里同病的内容。关于里虚寒证也即阳虚证，里虚热证也即阴虚证，在阴阳辨证已经阐述。

1. 表实寒证　指外感风寒之邪经皮毛、口鼻侵袭机体，卫气抗邪，以恶寒重发热轻、头项强痛、脉浮紧为主要表现的证候。

【临床表现】恶寒重、发热轻，咳嗽、咳痰清稀，鼻塞、流清涕，头身疼痛，无汗，口不渴，舌苔薄白，脉浮紧。

【证候分析】寒邪侵袭肌表，损伤卫阳，影响卫阳"温分肉"，两寒相感，肌腠失煦，则恶寒重；邪气外束，卫气蓄积力量抗邪，则发热；寒邪侵袭肺系，肺失宣肃，则咳嗽、咳痰清稀、鼻塞、流清涕；寒邪凝滞，肌表气血运行受阻，则头身疼痛；寒邪收引，毛窍闭塞，则无汗；寒邪不伤津液，则口不渴。舌苔薄白、脉浮紧均为表实寒证之征象。

2. 表实热证　指外感风热之邪经皮毛、口鼻侵袭机体，卫气抗邪，以恶寒轻发热重、有汗、脉浮数为主要表现的证候。

【临床表现】发热重、恶寒轻，咳嗽、咳痰黄稠，鼻塞、流浊涕，有汗，舌苔薄黄，脉浮数等。

【证候分析】热邪侵袭肌表，腠理开泄，卫阳受损，肌腠失煦则恶寒；热邪外束，卫气蓄积力量抗邪，两热相感，则发热较重；热邪侵袭肺系，肺失宣肃，则咳嗽、咳痰黄稠、鼻塞、流浊涕；热邪蒸津外出，则有汗。舌苔薄黄、脉浮数均为表实热证之征象。

3. 里实寒证　指寒邪侵袭机体，影响脏腑功能、气血运行等，以但寒不热、形寒肢冷、小便清长、大便稀溏、脉紧或迟而有力为主要表现的证候。

【临床表现】畏寒，但寒不热，口淡不渴，面色苍白，形寒肢冷，小便清长，大便稀溏，舌淡苔白而润，脉紧或迟而有力。

【证候分析】寒邪侵袭，阳气不能外达肌腠肢体，则形寒肢冷、畏寒；寒邪不伤津液，则口淡不渴；寒邪凝滞，气血上行受阻，则面色苍白；小便清长、大便稀溏、舌淡苔白而润、脉紧或迟而有力均为里实寒证之征象。

4.里实热证　指热邪侵袭机体，影响脏腑功能、气血运行等，以但热不寒、面赤、小便短黄、大便干结、脉数有力为主要表现的证候。

【临床表现】畏热或恶热，但热不寒，口渴欲冷饮，面赤，四肢温和，烦躁不宁，小便短黄，大便干结，舌红苔黄，脉数有力。

【证候分析】热邪侵袭，则四肢温和、恶热；热邪伤及津液，则口渴喜冷饮；火热炎上，则面色赤；火热扰神，则烦躁不宁。小便短黄、大便干结、舌红苔黄、脉数有力均为里实热证之征象。

（二）证候错杂

证候错杂指疾病某一阶段，不仅有病位的表里同时受病，而且有寒、热、虚、实性质相反的证候并存。八纲中表里寒热虚实的错杂关系，可以表现为表里同病、寒热错杂、虚实夹杂，临床辨证应对其进行综合分析。

证候的错杂，势必给辨证带来一定的难度，应当认真辨析，充分认识疾病的本质是辨证的关键，以便能够采取正确的治疗。

1.表里同病　表证和里证在同一时期出现，即为表里同病。大体见于初病既有表证又有里证；表证未解，又及于里；旧病未愈，又加新病，如本有内伤，又加外感，或先有外感，又内伤饮食劳倦等。

表里同病证候间的错杂关系有4类：第一类是表里同病而寒热虚实性质并无矛盾，如表里实寒证、表里实热证。第二类是表里同病，寒热性质相同，但虚实性质相反的证候，如表实寒里虚寒证、表实热里虚热证。第三类是表里同病，虚实性质相同，但寒热性质相反的证候，如表实寒里实热证（即"寒包火"证）、表实热里实寒证。第四类是表里同病，而寒与热、虚与实性质均相反的证候，如表实寒里虚热证、表实热里虚寒证。虽然从理论上尚可组合为表虚寒里实寒证、表虚寒里实热证、表虚热里虚寒证、表虚寒里虚热证、表虚热里实寒证、表虚寒里实热证等，但临床少见。

2.寒热错杂　寒证与热证同时交错出现者，称为寒热错杂。常见的有表实寒里实热证、表实热里虚寒证、表实寒里虚热证、表实热里实寒证。

（1）表实寒里实热证　指风寒在表而实热在里的证候。在六经辨证中，也即太阳阳明合病或并病。多见于素有内热又外感风寒，或外感风寒入里化热而表实寒未解的病证。常见的有恶寒发热、头身痛、无汗、烦躁、口渴、尿黄等。

（2）表实热里虚寒证　指风热在表而虚寒在里的证候。多见于素有里虚寒又外感风热，或因表实热证误下而脾阳损伤。临床上既出现发热恶寒、头痛、咳嗽、咽喉肿痛的表实热证，同时又出现大便溏泄、四肢不温、小便清长、倦怠乏力的里虚寒证。

（3）表实寒里虚热证　指风寒在表而阴虚在里的证候。多见于素体阴虚而又感受风寒。临床上既见潮热盗汗、五心烦热、两颧潮红等里虚热证，同时又出现恶寒发热、头身痛、鼻流清涕的表实寒证。

（4）表实热里实寒证　指风热在表而实寒在里的证候。多见于寒邪客于里而又感受风热。临床上既见大便溏泄、四肢厥冷、小便清长等里实寒证，同时又出现发热恶寒、头痛、咳嗽、咽喉肿痛的表实热证。

上述寒热错杂证，只是按表里之病位，尚有在上在下、在络在经、在脏在腑等病位之分，非八纲辨证讨论的内容。

3. 虚实错杂 指同时存在正虚和邪实两种病机的证候。依据虚与实的轻重差异，有实中夹虚证、虚中夹实证、虚实并重证。

（1）实中夹虚证 指以邪实为主，正虚为次的证候。此证常发生于实证过程中正气受损的病人，亦可见于体虚而新感外邪者，或实证误治失治，邪气未除，正气已伤者。如原本是壮热、口渴、大汗出、心烦、舌红苔黄的里热证，由于里热炽盛，耗伤气阴，又出现神疲乏力、自汗短气、小便短赤等气阴两伤之症，但以邪实为主，正虚为次，故为实中夹虚证。

（2）虚中夹实证 指以正虚为主，邪实为次的证候。此证多见于实证日久，正气大伤而余邪未尽的病人，亦可见于素体大虚而复感外邪者。如原本是心悸怔忡、气短自汗、形寒肢冷、面色㿠白的心阳亏虚证，由于血不得心阳温煦，而又见面唇青紫、舌质紫暗的瘀血症状，但以正虚为主，邪实为次，故为虚中夹实证。

（3）虚实并重证 指正虚和邪实临床症状均较明显的证候。此证多见于较严重的实证，迁延日久，正气大伤而实邪不减；或原本正气已虚，又感受邪气。如鼓胀之病，出现腹胀满如鼓、腹壁青筋暴露等实邪壅盛于内的症状，同时又出现形体羸瘦、不思饮食、精神萎靡等正气大伤之症；又如体虚之人，又感外邪，均为虚实并重证。

（三）证候真假

证候真假指某些疾病在病情的危重阶段，可以出现一些与疾病本质相反的"假象"。常见有寒热真假、虚实真假。

1. 寒热真假 指当病情发展到寒极或热极的时候，有时会出现一些与寒证或热证本质相反的"假象"，即所谓真寒假热证或真热假寒证。

（1）真热假寒证 指内有真热而外见某些假寒现象的证候，也称热厥证，或阳盛格阴证。

【临床表现】身热，胸腹灼热，口鼻气灼，口臭息粗，口渴引饮，小便短黄，大便干结，或四肢凉甚至厥逆，神识昏沉，脉沉迟。

【证候分析】邪热内盛，阳气郁闭于内，不能布达于外，故见四肢凉甚至厥逆、脉沉迟等假寒现象；邪热内闭，气血运行不畅，故见神识昏沉；热邪内蕴，伤津耗液，故见身热、胸腹灼热、口鼻气灼、口臭息粗、口渴引饮等实热证的表现。

（2）真寒假热证 指内有真寒而外见某些假热现象的证候，也称阴盛格阳证、戴阳证，或虚阳浮越证。

【临床表现】四肢厥冷，下利清谷，小便清长，自觉发热却反欲盖衣被，面色苍白时而泛红如妆，口渴但不欲饮，咽痛而不红肿，胸腹无灼热，神志躁扰不宁却疲乏无力，脉浮大数，按之无力。

【证候分析】阳气虚衰，阴寒内盛，逼迫虚阳外越，故自觉发热却反欲盖衣被、脉浮大或数；虚阳浮越于上，则面色泛红如妆、口渴、咽痛；阳气虚衰，肢体失其温煦，血液不得上行，水液不得输布，故胸腹必然无灼热、四肢厥冷、口渴而不欲饮、咽痛而不红肿、小便清长、下利清谷、脉必按之无力；阳气虚衰，肢体失其温煦，血液不得上行，神失所养，故躁扰不宁却疲乏无力。

2. 虚实真假 虚证中有假实现象，实证中有假虚现象，即为虚实真假。

（1）真实假虚证 指本质为实，大实中反见某些虚羸现象的证候，即所谓的"大实有赢状"。

【临床表现】声高气粗，腹部胀满拒按，大便干结，默默不语，倦怠乏力却动之觉舒，腹硬满拒按，身体赢瘦，脉沉迟而按之有力。

【证候分析】热结肠胃、痰食壅积、湿热内蕴、瘀血停蓄等，邪气大积大聚，以致经脉阻滞，气血不能畅达，故出现默默不语、倦怠乏力、身体赢瘦、脉象沉迟等类似虚证的假象。但病变的本质属实，故虽默默不语却语时声高气粗，虽倦怠乏力却动之觉舒，虽肢体赢瘦而腹部硬满拒按，脉虽沉迟却按之有力。

（2）真虚假实证　指本质为虚证，反见某些盛实现象的证候，即所谓的"至虚有盛候"。

【临床表现】呼吸喘促，气短息弱，神疲乏力，面色萎黄或淡白，腹部胀满喜按，大便闭塞，舌淡胖嫩，脉虚弱。

【证候分析】脏腑虚衰，气血不足，运化无力，气机不畅，故可出现腹部胀满、呼吸喘促、大便闭塞等类似实证的假象。但其本质属虚，故腹部胀满而时有缓解，内无肿块而喜按，非实邪内积，而是脾虚不运所致；喘促而气短息弱，非邪气壅滞，肺失宣降，而是肺肾气虚，摄纳无权；大便闭塞而腹部不甚硬满，系阳气失其温运，腑气不畅所致；神疲乏力、面色萎黄或淡白、舌淡胖嫩、脉虚弱均为正气虚弱之象。

（四）证候转化

证候转化指疾病在发展变化过程中，其病位、病性，或邪正盛衰的状态发生变化，由一种证候转化为相对立的另一种证候。

1. 表里出入

（1）表邪入里　指证候由表证转化为里证。病情由浅入深，病势进一步发展。

六淫袭表，不从外解，则内传入里，表现为表证的症状消失而出现里证的证候。多因机体抗邪能力下降，或邪气过于强盛，或护理不当，或误治、失治等所致。如原有恶寒发热、脉浮等表证证候；若出现但发热不恶寒、舌红苔黄、脉洪数等证候时，说明表证入里，已化为里实热证。

（2）里邪出表　指某些里证出现病邪由内向外透达的现象。表明邪有出路，病情有向愈趋势。多是治疗与护理得当，机体抵抗力增强，能够驱邪外出。如麻疹患儿热毒内闭，内热烦躁，咳逆胸闷，继而出疹、汗出、热退、身凉、脉静。

表邪入里说明病势加重，里邪出表多反映邪气渐退，病势减轻。里邪出表是里证之邪毒有向外透达之机，并不是里证转化为表证。因为其并非里证消失，而又见恶寒发热、脉浮等表证证候。

2. 寒热转化

（1）寒证化热证　指原为寒证，后出现热证，而寒证随之消失。寒证化热证多因机体阳气偏盛，阳热内郁到一定程度，寒证转化为热证；或因治疗不当，过服温燥之品，使寒证转化为热证。如痹病的痛痹，初为关节冷痛、遇寒则重、重着、麻木，病程日久，或过服温燥，而见患处红肿灼痛、关节肿大变形等热痹证候。

（2）热证转寒证　指原为热证，后出现寒证，而热证随之消失。如高热病人，过服寒凉，或误用下法，虽热邪已退，却也耗伤阳气，故热证消失而转为虚寒证，甚则见亡阳证候。如原有高热、烦渴、汗多、舌红苔黄、脉洪数，突然出现四肢厥冷、面色苍白、呼吸微弱、脉微，即是由热证转化为寒证。

寒证与热证的相互转化是由邪正力量对比所决定的，其关键在于机体阳气的盛衰。寒证转化为热证，是因人体阳气强盛；热证转化为寒证，多为邪气虽衰，但阳气亦虚，虚寒内生。

3. 虚实转化

（1）**实证转虚** 指原先表现为实证，后来表现为虚证，实证随之消失。如高热病人，初期见高热、口渴、汗多、脉洪数。本易伤津，而又误用下法，虽热邪已退，却更伤津耗液，故实热证消失而渐转为长期低热的虚热证，而见潮热盗汗、心烦、手足心热、舌淡红少苔或无苔、脉细数等，即是由实证转化为虚证。

（2）**因虚致实** 指正气不足，脏腑功能衰退，气化失常，以致气血阻滞，病理产物蓄积。如脾肾阳虚，不能温运水液，以致水湿泛滥，形成水肿；失血之后，面白无华、舌淡、脉细，为血虚之候，由于血虚不能润肠，以致腑气不通，日久则见大便燥结难下、腹胀等，即是因虚而致实。

因虚致实，并非简单的虚证转化为实证，是因正气不足，脏腑功能失调，体内病理产物积聚而形成实证。

第二节　气血津液辨证

气血津液辨证是根据气血津液的生理病理特点，对四诊所获得的临床资料进行综合分析、总结归纳，从而判断有无气血津液不足及运行障碍的辨证方法。

一、气病辨证

气病辨证主要从生成不足及运行障碍来辨别证候，临床较为常见的证候可概括为气虚、气陷、气滞、气逆4种，其中气虚、气陷属于虚证，气滞、气逆多属于实证。

（一）气虚证

气虚证指元气不足，脏腑组织功能减退，以气短、乏力、神疲、脉虚为主要表现的虚弱证候。常由先天禀赋不足，或久病、重病、劳累过度，或年老体弱等因素引起。

【临床表现】面色淡白，少气懒言，语声低微，神疲倦怠，动则诸症加重，畏风，自汗，易感冒，舌淡苔白，脉虚弱。

【证候分析】气虚无力运血，血不上荣，故面色淡白；气虚导致宗气不足，故少气懒言、语声低微；气虚则脏腑功能减退，故神疲倦怠；气虚卫外不足，营阴外泄，风邪最易入侵，故畏风、自汗、易感冒；劳则伤气，故见动则尤甚。舌淡苔白、脉虚弱为气虚证的舌脉特点。

本证以少气懒言、神疲乏力、舌淡苔白、脉虚为审证要点。

（二）气陷证

气陷证指气虚无力升举而下陷，以自觉气坠或脏器下垂为主要表现的虚弱证候。多是气虚证的进一步发展，为气虚证的一种特殊表现形式。

【临床表现】头目眩晕，少气倦怠，或脘腹重坠，或便意频频，甚则脱肛，或久泻久痢，或内脏下垂，舌淡苔白，脉弱。

【证候分析】元气不足，故头目眩晕、少气倦怠、舌淡苔白、脉弱；气陷无力升举，不能维持脏器的正常位置，故脘腹重坠，甚至内脏下垂；中气下陷，脾运失健，清阳不升，则久泻久痢。

本证以气短神疲、脏器下垂为审证要点。

（三）气滞证

气滞证指人体某一脏腑、某一部位气机阻滞，运行不畅，以胀闷疼痛为主要表现的证候。情志郁结，或病理产物阻滞，或阳气虚弱，温运无力，均能导致气机阻滞。

【临床表现】胸胁、脘腹、乳房胀闷、疼痛，时轻时重，部位游移，疼痛常随嗳气、肠鸣、矢气等而减轻，或随情绪变化而增减，舌象可无明显变化，脉弦。

【证候分析】气机阻滞，不通则痛，故胀闷、疼痛；由于气机阻滞的部位不同，肺气壅滞则胸部胀满，肝气郁滞则胁部及乳房胀满或疼痛，随情志波动；肝疏泄有失有常，则气滞症状明显加重或减轻；脾胃气滞，脾不得升，胃不得降，则随嗳气、肠鸣、矢气，气机得运，胀满、疼痛有所缓解；脉弦为气滞征象。

本证以胸胁脘腹胀闷、胀痛、窜痛为审证要点。

（四）气逆证

气逆证指气机升降失常，逆而向上，以咳嗽喘促、呃逆呕吐、头晕目眩等为主要表现的证候。常由感受外邪或痰浊、食积阻塞，或情志不遂所引起。气逆是在气滞基础上的进一步发展，是气滞的一种特殊表现形式，常见肺气上逆、胃气上逆及肝气升发太过。

【临床表现】肺气上逆见咳嗽、喘息；胃气上逆见呃逆、嗳气、恶心、呕吐；肝气上逆见头痛、眩晕，甚至昏厥、呕血。

【证候分析】肺气上逆，多因感受外邪或痰浊壅滞，肺气不能宣发肃降，上逆而发咳嗽、喘息。胃气上逆，由寒饮、痰浊、食积等停留于胃，阻滞气机或外邪犯胃，使胃失和降，上逆而为呃逆、嗳气、恶心、呕吐。肝气上逆多因郁怒伤肝，肝气升发太过，气火上逆而见头痛、眩晕、昏厥；血随气逆而上涌，可致呕血。

本证以咳喘、呕吐、呃逆、眩晕、昏厥等为审证要点。

二、血病辨证

血病辨证主要从生成不足及运行障碍来辨别证候，临床较为常见的证候可概括为血虚、血瘀、血热、血寒四类证候。其中血虚属虚证，血瘀、血热、血寒属实证。

（一）血虚证

血虚证指由于血液亏虚，脏腑、经络、组织失养，以面、睑、唇、舌淡白，脉细为主要表现的虚弱证候。常由久病、重病，或思虑过度，暗耗阴血；或先后天失调，生成不足；或瘀血不去，新血不生所致。

【临床表现】面色淡白或萎黄，口、唇、指甲淡白，头目眩晕，四肢麻木，月经量少色淡，甚则闭经，舌淡苔白，脉细。

【证候分析】血虚不能上荣于面，故面色淡白或萎黄；血虚不能外荣，故口、唇、指甲淡白；血虚导致脑海空虚，故头目失养而眩晕；血虚筋脉失养，故四肢麻木；血虚导致冲任之脉空虚，无血可下，致妇女月经量少，甚则闭经；舌淡苔白、脉细无力为血虚证舌脉特点。

本证以面、唇、爪甲淡白，头目眩晕，脉细等为审证要点。

（二）血瘀证

血瘀证指血液运行迟缓，甚则瘀血内阻，致血行不畅，以固定刺痛、肿块、出血色紫暗为主要表现的证候。常由外伤等瘀血不消，阻碍血行；或因寒邪、热邪、气滞、气虚、痰浊等影响血液正常运行所致。

【临床表现】疼痛如针刺刀割，痛有定处，疼痛拒按，夜间加重，伴有肿块或出血，面色黧黑，或肌肤甲错，口、唇、指甲青紫，妇女月经后期、血色紫黑有块，甚则痛经，舌紫暗或有瘀斑，脉涩。

【证候分析】血液运行迟缓，甚则瘀血内结，则络脉不通，不通则痛，故疼痛剧烈如针刺刀割、固定不移；按压则气机更加阻滞，故疼痛益甚而拒按；夜间阴气用事，阴血凝滞更甚，故疼痛更剧；血液凝聚局部不散，便成肿块；瘀血阻塞络脉，阻碍气血运行，不得循经而外溢，而致出血；瘀血内阻，新血不生，皮肤爪甲失养，故面色黧黑、肌肤甲错；口、唇、指甲青紫，月经后期、色紫暗，甚则痛经，脉涩等均为血瘀之征象。

本证以痛如针刺、固定不移、肿块、出血，面唇、皮肤青紫，脉涩等为审证要点。

（三）血热证

血热证指火热内炽，侵迫血分，以身热口渴、斑疹吐衄、烦躁谵语、舌绛、脉数等为主要表现的实热证候。本证多因外感热邪，或邪郁化热，或过食辛辣嗜酒，或情志过极化等因素引起。

【临床表现】身热夜甚，口渴，面赤，心烦失眠，躁扰不宁，甚或狂乱、神昏谵语，出血色深红，或斑疹显露，或为疮痈，舌绛，脉数。

【证候分析】热在血分，血行加速，脉道扩张，则见面红目赤、舌绛、脉数；血热迫血妄行，可见各种出血；血热内扰心神，而见心烦失眠、躁扰不宁，甚则狂乱、神昏谵语；热邪内犯营血，腐肉成脓，可为疮痈脓疡；身热夜甚、口渴为热入血分，耗伤津液之征象。

本证以身热夜甚、躁扰不宁、出血色深红或斑疹显露、舌绛、脉数为审证要点。

（四）血寒证

血寒证指寒邪客于血脉，凝滞气机，血行不畅，以患处冷痛拘急，畏寒，唇舌青紫，妇女月经后期、经色紫暗夹有血块等为主要表现的实寒证候。常由外感寒邪伤及血脉所引起。

【临床表现】畏寒，手足或少腹等患处冷痛拘急、得温痛减，肤色紫暗，或痛经，月经愆期、经色紫暗、夹有血块，唇甲青紫，舌淡紫苔白润，脉沉迟或涩等。

【证候分析】寒邪侵犯血脉，凝滞脉络，气血运行不畅，故见患处寒冷、疼痛；寒性凝滞收引，故拘急冷痛、得温痛减；肤色紫暗，月经愆期、经色紫暗、夹有血块，唇舌青紫，脉沉迟或涩等，均为血行不畅之征象。

本证以冷痛拘急、唇舌青紫、舌青紫、脉沉迟或涩等为审证要点。

三、气血同病辨证

气为血帅，血为气母，气与血生理上相互依存、相互为用，因而病理上常相互影响，即气血同病。临床上主要有气滞血瘀证、气虚血瘀证、气血两虚证、气不摄血证、气随血脱证。

（一）气滞血瘀证

气滞血瘀证指气机郁滞而致血行瘀阻，或血瘀导致气机阻滞，以气滞及血瘀症状并存为主要表现的证候。

【临床表现】胸胁胀闷疼痛，烦躁易怒，胁下痞块，刺痛拒按，妇女可见经闭或痛经，血色紫黑有块，舌紫暗有瘀斑，脉沉涩。

【证候分析】气机阻滞，故烦躁易怒、胁下痞块；血行不畅，故疼痛益甚，如针刺刀割，部位不移而拒按；肝主藏血，为妇女经血之源，肝血瘀滞，经血不畅，继发闭经；肝脉绕阴器抵少腹，肝气郁滞，血行不畅，而致痛经。舌紫暗、脉沉涩为气滞血瘀之征象。

本证以气滞和血瘀症状并见为审证要点。

（二）气虚血瘀证

气虚血瘀证指气虚运血无力，血行瘀滞所表现的证候。常由久病体弱、劳倦过度耗气等所引起。

【临床表现】面色淡白或暗滞，少气懒言，身倦乏力，局部疼痛如刺、痛处不移、拒按，舌淡暗或有紫斑，脉沉细涩。

【证候分析】病久气虚，渐致血瘀，而致气虚血瘀证，虚中夹实，面色淡白或暗滞、少气懒言、身倦乏力，为气虚之症；气虚运血无力，血行缓慢，终致瘀阻络脉，不通则痛，故疼痛如刺、拒按不移；气虚故舌淡，气不能行血故脉细，沉主里，涩脉主瘀，为气虚血瘀证常见舌脉。

本证以气虚与血瘀症状并见为审证要点。

（三）气血两虚证

气血两虚证指气虚与血虚同时存在的证候。常由久病不愈，气虚不能生血，或血虚无以化气所引起。

【临床表现】头晕目眩，少气懒言，乏力自汗，面色淡白或萎黄，唇甲淡白，心悸失眠，舌淡而嫩，脉细弱。

【证候分析】久病不愈，气虚不能生血，或血虚无以化气所致。少气懒言、乏力自汗，为气虚之象；心悸失眠，为血不养心所致；气血两虚不能上荣于头面、舌体，故见头晕目眩、面色淡白或萎黄、舌淡嫩；血虚不能充盈于脉络，见唇甲淡白、脉细弱。

本证以气虚与血虚症状并见为审证要点。

（四）气不摄血证

气不摄血证指气虚不能统摄血液而见失血的证候。常由久病体弱，或劳倦过度，气生成不足；或慢性失血，气随血耗，继而气虚不能统摄血液所致。

【临床表现】面色白而无华，气短，倦怠乏力，吐血，便血，皮下瘀斑，崩漏，舌淡，脉细弱。

【证候分析】气虚统摄无权，血即离经而外溢，溢于胃肠，便为吐血、便血；溢于肌肤，则见皮下瘀斑；气虚统摄无权，冲任不固，渐成月经过多或崩漏；气虚则气短、倦怠乏力；气不行血于上，则面色无华；舌淡、脉细弱皆为气血不足之征象。

本证以出血和气虚症状并见为审证要点。

（五）气随血脱证

气随血脱证指大出血时引起气脱的危重证候。多由外伤，或妇女崩漏、分娩等各种出血引起。

【临床表现】大出血时突然面色苍白，四肢厥冷，大汗淋漓，甚至晕厥，舌淡，脉微细欲绝或浮大而散。

【证候分析】大量出血，则气无所附而随之外脱。气脱阳亡，不能上荣于面，则面色苍白；不能温煦四肢，则手足厥冷；不能固摄肌表，则大汗淋漓；神随气散，神无所主，则为晕厥；血失气脱，正气大伤，舌体失养，则舌色淡；脉道失充而微细欲绝，阳气浮越外亡则脉见浮大而散。

本证以大量出血和阳气脱失症状并见为审证要点。

四、津液病辨证

津液是人体正常水液的总称，有濡润脏腑、润滑关节、滋润肌肤等作用。其生成与输布代谢主要与脾的运化、肺的通调、肾的气化密切相关。因而，辨津液的病变，可概括为津液生成不足和津液停聚而形成水湿痰饮，临床常见证候有津液不足证和水湿痰饮证。

（一）津液不足证

津液不足证指体内津液亏少，全身或某些脏腑组织器官失其濡润，以口渴尿少，官窍、皮肤及大便干燥等为主要表现的证候，属内燥证。常由津液生成不足或丢失严重所引起。如脾胃虚弱，运化无权，致津液生成减少，或大汗、大吐、大下、多尿等致津液丢失、耗伤太过，造成津液不足证。

【临床表现】口燥咽干，唇燥而裂，皮肤枯瘪，眼球深陷，小便短少，大便干结，舌淡红少津，脉细。

【证候分析】津液亏虚，上不能滋润口咽则口燥咽干、唇燥而裂，不能濡养两目则眼球深陷；外不能濡养肌肤，则皮肤干燥枯槁；下不能化生小便，濡润大肠，则溲少便干。舌质少津、脉细为津液不足之征象。

本证以口咽干燥、皮肤枯瘪、眼球深陷、尿少便干为审证要点。

（二）水肿

水肿指体内水液因气化失常而停聚，以头目、四肢、胸腹甚至全身浮肿，小便不利等为主要表现的证候。多因外感六淫、内伤七情等影响肺、脾、肾的输布排泄功能，水液停聚所致。临床辨证当分阳水与阴水。

1. 阳水　水肿的性质属实者，称为阳水。多因外感风邪，或水湿浸淫等因素引起。

【临床表现】头面浮肿，从眼睑开始，继而遍及全身，小便短少，来势迅速，皮肤薄而亮。常伴见恶寒发热，肢节酸重疼痛，苔薄白，脉浮紧；或咽喉肿痛，舌红而脉浮数；或全身水肿，来势较缓，按之没指，肢体沉重，小便短少，脘闷纳呆，泛恶欲吐，舌苔白腻，脉缓。

【证候分析】肺位于上焦，宣发受阻，水液停滞，所以水肿先见眼睑头面；肃降失常，水津不能输布，溢于肌肤，迅速波及全身；三焦不利，膀胱气化失司，故小便短少。本病上焦失宣，中焦失布，下焦失司，三焦俱病，水无去路，泛溢肌肤，所以来势猛疾，很快蔓延全身，皮肤发薄光亮。由于风邪引发，风水相搏，故见恶风、发热、肢节酸痛等卫表症状。若偏寒，

NOTE

则恶寒发热、苔薄白、脉浮紧；若偏热，则咽痛、舌红苔薄白、脉浮数。若水湿浸淫，脾土受困，运化失司，水泛肌肤，而致水肿，亦属阳水范畴，其肿逐渐遍及全身，来势较缓。脾主四肢肌肉，水湿困脾，湿渍肢体，则沉重困倦；脾胃相为表里，脾病及胃，湿蕴中焦，不能腐熟水谷，则脘闷纳呆；胃气上逆，则泛恶欲吐。苔白腻、脉缓为湿邪内盛之征象。

本证以发病急、来势猛、先见眼睑头面、上半身肿甚为审证要点。

2. 阴水　水肿的性质属虚者，称为阴水。多由病久正虚、劳倦内伤、房事不节等因素引起。

【临床表现】 腰以下肿甚，按之凹陷不起，脘闷腹胀，纳呆便溏，面色㿠白，神倦肢困，小便不利，腰膝冷痛，形寒肢冷，舌淡胖，苔白滑，脉沉迟无力。

【证候分析】 脾虚不能升清，肾虚不能降浊，均能导致水液代谢障碍，泛溢肌肤，而为阴水。水势趋下，故肿从足部开始，尤以腰以下为严重，按之凹陷不起。脾病及胃，中焦健运失常，则脘闷腹胀、纳呆便溏、神疲肢困。肾与膀胱相表里，肾阳不足，膀胱气化失司，故小便不利；肾阳虚不能温养腰膝，故酸痛而冷；不能温煦肢体，则形寒肢冷。面色㿠白、舌淡胖、苔白滑、脉沉迟无力均为水寒之气内盛之征象。

本证以发病缓、来势徐、水肿先从足部开始、腰以下肿甚、形寒肢冷为审证要点。

（三）痰证

痰证指水液凝结于脏腑、经络、组织之间，质地稠厚，以咳吐痰多、胸闷、眩晕、体胖等为主要表现的证候。常由外感六淫、内伤七情，导致脏腑功能失调所致。

【临床表现】 咳喘，咳痰，胸闷；或脘痞不舒，纳呆恶心，呕吐痰涎；头晕目眩；或神昏癫狂，喉中痰鸣；或肢体麻木，半身不遂；瘰疬，瘿瘤，痰核，乳癖，喉中异物感；苔白腻，脉滑。

【证候分析】 痰阻于肺，宣降失常，肺气上逆，则咳嗽、气喘、咳痰；气为痰阻，肺气不利，则胸闷不舒；痰滞于胃，胃失和降，则脘痞纳呆；胃气上逆则恶心呕吐；痰最易阻遏气机，清阳不得上升，故见头晕目眩；痰蒙心神，可见神识昏糊，或癫狂；痰随气升，则喉中痰鸣，或咽喉部有异物梗阻感，吞之不下，吐之不出；痰停经络，气血运行不利，可见肢体麻木、半身不遂；痰结皮下、肌肉，局部气血不畅，凝聚成块，在颈部见瘰疬、瘿瘤，肢体见痰核，乳房见乳癖。舌苔腻、脉滑均为有痰之征象。

本证以吐痰或呕吐痰涎、神昏癫狂、苔腻、脉滑等为审证要点。

（四）饮证

饮证指水饮停聚于脏腑、组织之间，质地较痰清稀，以咳清稀痰涎、呕吐清水、胸胁胀闷、水声辘辘、苔白滑、脉弦等为主要表现的证候。多因外邪侵袭，或中阳素虚，水液输布障碍，而停聚成饮。

【临床表现】 脘痞腹胀，水声辘辘，泛吐清水痰涎；胸闷心悸，倚息不得卧；或胸胁胀闷作痛，咳喘引痛；身体、肢节酸重疼痛；喉中哮鸣有音，头目眩晕，舌苔白滑，脉弦等。

【证候分析】 饮阻气道，肺气逆而水不降，故喉中哮鸣；水饮凌心而见胸闷心悸、喘息不能平卧；饮停胃肠，气机不畅，故脘腹胀满、泛吐清水；水在胃则胃中有振水声，水在肠则肠间辘辘有水鸣声；饮停胸胁，气道受阻，络脉不通，故胸胁胀闷作痛，咳嗽时有牵引疼痛感；饮邪泛溢肌肤，故身体、肢节沉重酸痛。苔白滑、脉弦均为饮证之征象。

本征以胸胁脘腹痞胀、水声辘辘、心悸不得卧、咳喘引痛、舌苔白滑、脉弦等为审证要点。

（五）湿证

湿证是指体内水液运化失常，以头重如裹、面色晦垢、胸闷脘痞、肢体困重为主要表现的证候。多因湿邪内困脾胃，脾虚运化无力，又湿浊内生，内外湿合而为病；或多种原因，内伤于脾，水液代谢失常，聚湿而为患。

【临床表现】头重如裹，面色晦垢，胸闷脘痞，恶心欲呕，肢体困重，或大便稀溏，小便浑浊，或皮肤湿痒，舌苔滑腻，脉多濡缓。

【证候分析】湿困气机，阻遏清阳，湿性弥漫，上则头重如裹、面色晦垢，中则胸闷脘痞，下则小便浑浊，外则肢体困重；湿邪内阻影响脾升胃降，则恶心欲呕、大便稀溏；湿困气机，气血运行不畅，则皮肤湿痒。舌苔滑腻、脉濡缓均为湿证之征象。

本证以肢体困重、脘腹痞胀、恶心呕吐、便溏、苔滑或腻等为审证要点。

第三节 脏腑辨证

脏腑辨证是以脏腑为纲，依据脏腑生理功能及其病理变化特点，对四诊所收集的病情资料进行综合分析，确定病因与病性，并判断疾病所在脏腑部位的一种辨证方法。

藏象学说是脏腑辨证的理论依据，因为每一个脏腑都有其各自的生理功能，脏腑之间相互联系，密不可分。当脏腑生理功能失常时，就会形成不同的病证。因此，熟悉和掌握各脏腑的生理功能及其相互关系是掌握脏腑辨证的基础。

东汉张仲景确立了以脏腑病机立论进行辨证，脏腑辨证主要应用于内伤杂病的辨证，是临床各科疾病的诊断基础，其内容包括脏病辨证、腑病辨证和脏腑兼病辨证。

一、心与小肠病辨证

心居胸中，心包络护卫于外。心在体合脉，其华在面，开窍于舌，在液为汗，在志为喜，外应虚里。手少阴心经循臂内侧后缘，下络小肠，心与小肠互为表里。心的主要生理功能是主血脉和主神志。小肠的主要生理功能是受盛化物、泌别清浊。

心主血脉功能主要反映为心具有推动血液在脉道中运行的作用。心的主神明功能主要反映为心主宰人体精神和意识思维活动。心的病变围绕心生理功能失常及相应的经络、形体、官窍等生理方面的异常。小肠通过经络络属关系，与心相表里，病理上心火可下移小肠。

心的病变常见证型可概括为虚实两类。虚证多由久病伤正、禀赋不足、思虑太过等因素，导致心气虚、心阳虚、心阳暴脱、心血虚、心阴虚等；实证多由火扰、寒凝、气郁、痰阻、瘀血等原因，导致心火亢盛、心脉痹阻、痰蒙心神及痰火扰神等。小肠的病变主要是小肠实热证。

心病的常见症状有心悸怔忡、心痛、心烦、失眠、多梦、神昏、神志错乱、口舌生疮等。小肠病的常见症状为小便赤涩、灼痛、尿血等。

（一）心气虚证

心气虚证是指心气不足，推动无力所表现的证候。常因久病失养或年高心气虚衰等所引起。

【临床表现】心悸，胸闷，气短，动则尤甚，精神疲惫，体倦乏力，自汗，面色淡白，舌淡苔白，脉虚。

【证候分析】心气不足，鼓动无力，心动失常，故见心悸；心居胸中，心气不足，宗气运转无力，则胸闷气短；动则气耗，故活动或劳累后随之加剧；全身功能活动减弱，故精神疲惫、体倦乏力；气虚卫外不固，故自汗；心气不足，血液运行无力，不能上荣，则面色淡白、舌淡苔白；血行失其心气的推动，则脉见虚。

本证以心悸、胸闷及气虚症状共见为审证要点。

（二）心阳虚证

心阳虚证是指心阳虚衰，温养无力，虚寒内生所表现的证候。常因心气虚的进一步发展等所致。

【临床表现】心悸怔忡，心胸憋闷，或心痛，气短，自汗，形寒肢冷，面色㿠白，或面唇青紫，舌质淡胖或紫暗，苔白滑，脉弱或结代。

【证候分析】心阳虚衰，鼓动无力，心动失常，故轻则心悸、重则怔忡；胸阳不展，故心胸憋闷、气短；温运血行无力，心脉痹阻不通，则心痛；肢体失于温煦，故畏寒肢冷；运血无力，血行不畅，故面色㿠白或面唇青紫；脉道失充，故脉弱，或结或代；卫外不固，则自汗。舌淡胖、苔白滑为阳虚寒盛之征象。

本证以心悸怔忡、心胸憋闷或心痛及阳虚症状共见为审证要点。

（三）心阳暴脱证

心阳暴脱证是指心阳衰极，阳气突然外脱所表现的危重证候。常由心阳虚证进一步发展，或由寒邪暴伤心阳等所致。

【临床表现】在心阳虚证临床表现的基础上，突然冷汗淋漓，四肢厥冷，呼吸微弱，面色苍白，或心痛剧烈，口唇青紫，神识昏糊，或昏迷不醒，舌淡或紫暗，脉微欲绝。

【证候分析】心阳衰而暴脱，阳气衰亡不能卫外，则冷汗淋漓；失于温煦肢体，故四肢厥冷；心阳虚衰，宗气外泄，不能助肺以行呼吸，故见呼吸微弱；阳气外脱，温运血行无力以上行，故面色苍白；推动无力，血行不畅，瘀阻心脉，则心痛剧烈、口唇青紫；心阳虚衰，神散不收，则神识模糊，甚则昏迷。脉微细欲绝为阳气将亡之征象。

本证以心阳虚证基础上，突然出现亡阳症状为审证要点。

（四）心血虚证

心血虚证是指心血不足，失其濡养功能所表现的证候。常由失血过多、久病耗伤阴血等所引起。

【临床表现】心悸，失眠多梦，健忘，面色淡白，头晕目眩，唇舌淡白，脉细。

【证候分析】心血不足，心失所养，心动失常，故见心悸；血不养心，心神不安，故失眠多梦；血虚则不能上行于头目，濡养脑髓，故健忘、头晕目眩；血虚不能上荣则面色、唇舌淡白；血少不能充盈脉道，则脉细。

本证以心悸、失眠多梦及血虚症状共见为审证要点。

（五）心阴虚证

心阴虚证是指心阴耗损，虚热内扰所表现的证候。常由思虑劳神过度，暗耗心阴等所引起。

【临床表现】心悸，心烦，失眠多梦，形体消瘦，口燥咽干，颧红盗汗，午后潮热，五心烦热，舌红少津，脉细数。

【证候分析】心阴亏损，心失所养，心动不安，故心悸；虚热扰心，心神不守，故心烦、失眠、多梦；阴液耗损，机体失于濡养，则形体消瘦、口燥咽干；阴不制阳，虚热内生，则午后潮热、五心烦热、盗汗颧红、舌红少津、脉细数。

本证以心悸心烦、失眠多梦及阴虚症状共见为审证要点。

（六）心火亢盛证

心火亢盛证是指心火内炽所表现的证候。常由外感火热之邪，或情志抑郁，气郁化火，内炽于心等所引起。

【临床表现】心胸烦热，失眠，甚则狂躁谵语，或口舌生疮，或吐血、衄血，口渴喜冷，小便赤、涩、灼、痛，大便秘结，面色红赤，舌尖红，舌苔黄，脉数有力。

【证候分析】心火内炽，扰乱心神，故心胸烦热，失眠，甚则狂躁谵语。心开窍于舌，心火亢盛，火热循经上炎，故舌尖红；灼伤脉络，则口舌生疮；心火炽盛，迫血妄行，则吐血、衄血；火易伤津，故口渴便干；火热下移小肠，则小便赤、涩、灼、痛；火热炎上则面赤。苔黄、脉数有力均为里热之征象。

本证以心胸烦热、失眠及舌、脉等与心相关组织出现实火内炽症状共见为审证要点。

（七）心脉痹阻证

心脉痹阻证是指各种致病因素导致心脉痹阻不通，血行不畅所表现的证候。常由正气不足，瘀血、痰浊、阴寒、气滞等因素阻痹心脉等所引起。

【临床表现】心悸怔忡，心胸憋闷疼痛，痛引肩背内臂，时作时止。或见痛如针刺，夜间尤重，舌紫暗，或有瘀斑、瘀点，脉涩或结代；或见心胸闷痛，体胖多痰，身重困倦，舌淡胖苔厚腻，脉沉滑；或见心胸剧痛，得温痛减，畏寒肢冷，舌淡苔白润，脉沉迟或沉紧；或见心胸胀痛，因情志波动而加重，喜太息，舌淡红或暗红，脉弦。

【证候分析】心脉痹阻证多因正气先虚，阳气不足，心失温养，故见心悸怔忡；阳气不足，血运无力，故心胸憋闷疼痛；手少阴心经之脉，直行上肺，出腋下，循内臂，心脉不通则经脉气血运行不畅，故痛引肩背内臂；若瘀血内阻心脉，疼痛以刺痛为特点，夜间心血瘀阻更重，故夜间尤重，伴舌紫暗、瘀斑瘀点，脉涩或结代；若痰浊内盛，停聚心脉，疼痛以闷痛为特点，伴体胖痰多、身重困倦、舌淡胖苔厚腻、脉沉滑；若阴寒内盛，凝滞心脉，疼痛以痛势剧烈、突然发作、得温痛减为特点，伴畏寒肢冷、舌淡苔白润、脉沉迟或沉紧；若气机郁滞，阻滞心脉，疼痛以胀痛为特点，发作与情志波动有关，伴舌淡红或暗红、苔薄白、脉弦。

本证以心悸怔忡、心胸憋闷疼痛为主要症状，但因致痛之因有别，应分辨疼痛特点及伴随兼症以审证求因。痰浊阻痹心脉所致者，可见心胸闷痛、体胖多痰、身重困倦、舌淡胖苔厚腻、脉沉滑；瘀血阻滞心脉所致者，可见痛如针刺、夜间尤重、舌紫暗、瘀斑瘀点、脉涩。阴寒凝滞心脉所致者，可见心胸剧痛、得温痛减、畏寒肢冷、舌淡苔白润、脉沉迟或沉紧；气滞心脉痹阻者，可见心胸胀痛，喜太息，并因情志波动而诱发或加重，舌淡红或暗红、脉弦等。

（八）痰蒙心神证

痰蒙心神证是指痰浊蒙蔽心神，以致神志失常所表现的证候。常由外感湿浊、内伤七情等所引起，又称痰迷心窍证。

【临床表现】神志模糊，喉中痰鸣，甚则昏不知人，面色晦滞，胸脘满闷，呕恶，舌苔白腻，脉滑；或精神抑郁，表情淡漠，神志痴呆，喃喃自语，举止失常；或突然昏仆，不省人事，口吐涎沫，两目上视，手足抽搐。

【证候分析】痰浊蒙蔽心窍，神明失司，故神志模糊，甚则昏不知人；痰浊内阻，清阳不升，浊气上泛，故喉中痰鸣、面色晦滞；胃失和降，胃气上逆，则脘闷、呕恶；气郁痰阻，痰气搏结，阻蔽神明，则精神抑郁、表情淡漠、神志痴呆、喃喃自语、举止失常；痰浊夹肝风闭阻心神，则见突然昏仆、不省人事、口吐涎沫、两目上视、手足抽搐等症状。舌苔白腻、脉滑均为痰浊内盛之征象。

本证以神志异常及痰浊内盛症状共见为审证要点。

（九）痰火扰神证

痰火扰神证是指痰火扰乱心神，以致神志异常所表现的证候。常由情志刺激，气郁化火生痰，或外感火热之邪，灼津为痰，痰火内扰等所引起，又称痰火扰心证。

【临床表现】心烦失眠，重则神昏谵语，或语言错乱，哭笑无常，狂躁妄动，打人毁物，伴发热气粗、面红目赤、口渴喜冷饮、吐痰黄稠，或喉中痰鸣，舌红苔黄腻，脉滑数。

【证候分析】痰火扰心有内伤和外感之分。内伤病中，因痰火扰心，轻则失眠心烦；重则神志狂乱，或神识昏蒙，语言错乱，哭笑无常。火属阳，阳主动，故见狂躁妄动、打人毁物；外感热病，邪热亢盛，里热蒸腾，充斥肌肤，故发热；火势炎上，则面红目赤；功能活动亢进，则呼吸气粗；邪热灼津为痰，故痰黄稠、喉间痰鸣。舌红苔黄腻、脉滑数均为痰火内盛之征象。

本证内伤杂病中，轻者以失眠心烦，重者以神志狂乱为审证要点；在外感热病中，以高热、痰盛、神志不清为审证要点。

（十）小肠实热证

小肠实热证是指心火移于小肠所表现的证候。常由心火亢盛，下移小肠等所引起。

【临床表现】心烦，口舌生疮，小便涩赤，尿道灼痛，尿血，口渴，舌红苔黄，脉数。

【证候分析】心火下移小肠，故小便涩赤，尿道灼痛；热甚灼伤血络，则见尿血；心火内炽，热扰心神，则心烦；津为热灼，则口渴；心火上炎，则口舌生疮。舌红苔黄、脉数均为里热之征象。

本证以心烦、口舌生疮及小便赤涩灼痛为审证要点。

二、肺与大肠病辨证

肺居胸中，位置最高，故称"华盖"，上连气道、咽喉。肺在体合皮，其华在毛，开窍于鼻，喉为肺之门户，在液为涕，在志为悲（忧），外应胸膺。其经脉起于中焦，下络大肠，与大肠互为表里。肺的生理功能是主气、司呼吸，通调水道，朝百脉，主治节，主宣发肃降。大肠的生理功能是主传导，排泄糟粕。

肺的功能主要反映在调节呼吸功能，参与宗气的生成，助心行血，调节全身气机的升降出入，调节津液的输布、运行和排泄方面。肺的病变则围绕肺生理功能失常及相应的经络、形体、官窍等生理方面的异常。大肠通过经络络属关系，与肺相表里，病理变化互相影响。

肺的病变常见证型可概括为虚实两类。虚证多因久病咳喘等，导致肺气虚和肺阴虚；实证多因风、寒、燥、热、痰等邪气侵袭于肺所致风寒束肺、风热犯肺、燥邪犯肺、寒痰阻肺、肺热炽盛、痰热壅肺及风水相搏证。大肠病变主要有大肠湿热、肠热腑实、大肠津亏及虫积肠道证。

肺病的常见症状有咳嗽、气喘、咳痰、胸痛、咯血、声音嘶哑、鼻塞流涕和水肿等。大肠病的常见症状有便秘、泄泻等。

（一）肺气虚证

肺气虚证是指肺气不足而致功能活动减弱所表现的证候。常由久咳久喘，或脾肾亏虚影响及肺等所引起。

【临床表现】咳喘无力，气短，动则益甚，咳痰清稀，语声低微，神疲乏力，自汗，畏风，易感冒，面色淡白，舌淡苔白，脉弱。

【证候分析】肺气不足，宗气生成不足，呼吸功能减弱，故咳喘无力、气少不足以息、语声低微；动则耗气，故动则咳喘益甚；津液不布，聚而为痰，随肺气上逆，则痰液清稀；肺气虚，卫表不固，则自汗、畏风、易感冒。面色淡白、神疲乏力、舌淡苔白、脉弱均为气虚之征象。

本证以咳喘无力、咳痰清稀与气虚症状共见为审证要点。

（二）肺阴虚证

肺阴虚证是指肺阴亏耗，虚热内扰，肺失清肃所表现的证候。常由久咳伤阴、痨虫袭肺等所引起。

【临床表现】干咳无痰，或痰少而黏，不易咳出，甚或痰中带血，声音嘶哑，口干咽燥，形体消瘦，颧红，盗汗，五心烦热，舌红少苔或无苔，脉细数。

【证候分析】肺阴不足，虚热内生，气机上逆，则干咳，或痰少而黏，难以咳出，甚则虚火灼伤肺络，而痰中带血；咽喉失于阴津滋润，为虚火所蒸，则声音嘶哑、口燥咽干；肌肉失于濡养，则形体消瘦。颧红、盗汗、五心烦热、舌红少苔或无苔、脉细数均为阴虚内热之征象。

本证以干咳无痰或痰少而黏、不易咳出及阴虚症状共见为审证要点。

（三）风寒束肺证

风寒束肺证是指风寒之邪，侵袭肺系，肺卫失宣所表现的证候。常由外感风寒之邪侵袭肺卫等所引起。

【临床表现】咳嗽，痰清稀色白，喉痒，微有恶寒发热，鼻塞流清涕，或身痛，无汗，舌苔薄白，脉浮紧。

【证候分析】肺合皮毛，外感风寒，袭表犯肺，肺气被束，失于宣肃，故咳嗽、痰色白清稀；鼻为肺窍，肺气失宣，则鼻塞流清涕；风寒犯表，损伤卫阳，失于温煦，故微恶风寒；卫阳被遏，郁而发热；寒邪凝滞经络，经气不利，故头身疼痛；寒性收引，腠理闭塞，故无汗。舌苔薄白、脉浮紧为感受风寒之征象。

本证以咳嗽、痰色白清稀及风寒表证共见为审证要点。

（四）风热犯肺证

风热犯肺证是指风热之邪侵袭肺卫所表现的证候。常由外感风热之邪侵袭肺卫等所引起。

【临床表现】咳嗽，痰稠色黄，鼻塞流黄浊涕，咽喉肿痛，发热，微恶风寒，舌边尖红，苔薄黄，脉浮数。

【证候分析】风热袭肺，肺失清肃，肺气上逆，故咳嗽；风热灼液为痰，故痰质稠色黄；肺气失宣，鼻窍不利，津液为风热所熏，故鼻塞流黄浊涕；风热上扰，咽喉不利，则咽喉疼痛；肺卫受邪，卫气抗邪，则发热；卫气失于温煦，则恶寒。舌边尖红、苔薄黄、脉浮数均为风热袭表犯肺之征象。

本证以咳嗽、痰稠色黄及风热表证共见为审证要点。

（五）燥邪犯肺证

燥邪犯肺证是指燥邪侵犯肺卫，肺之津液受伤所表现的证候。常由秋令之季，感受燥邪等所引起。

【临床表现】干咳无痰或少痰，痰黏难咳，甚则胸痛，痰中带血，口、唇、鼻、咽干燥，小便短少，大便干结，或身热，微恶风寒，少汗或无汗，苔薄白或薄黄，脉浮数或浮紧。

【证候分析】肺喜润恶燥，燥邪犯肺，伤及肺津，清肃失职，故干咳少痰，或痰黏难咳；甚则咳伤肺络，则胸痛咯血；燥邪伤津，则口、唇、鼻、咽干燥；肠道失润，则大便干燥；尿源不足，则小便短少；燥邪侵袭卫表，故兼见发热恶寒的卫表症状。凉燥性近于寒，故苔薄白、脉浮紧；温燥性近于热，故苔薄黄、脉浮数。

本证以干咳少痰或痰黏难咳及燥邪侵袭肺卫表现共见为审证要点。

（六）肺热炽盛证

肺热炽盛证是指热邪炽盛，内阻于肺所表现的证候。常由外感风热之邪入里，或风寒之邪入里化热，内阻于肺等所引起。

【临床表现】发热，汗出，口渴，咳嗽，胸痛，气喘，鼻扇气灼，咽喉红肿疼痛，小便短赤，大便秘结，舌红苔黄，脉数。

【证候分析】里热炽盛，蒸腾内外，故发热；逼迫津液外泄，则汗出；津液耗伤，则口渴；热邪犯肺，肺失清肃，气逆于上，故咳嗽、气喘；热伤肺络，则胸痛；邪热迫肺，肺气不利，故鼻扇气灼；肺热上熏咽喉，故咽喉红肿疼痛；津伤则大便秘结、小便短赤。舌红苔黄、脉数为邪热内盛之征象。

本证以发热、汗出、咳嗽、气粗及里实热证共见为审证要点。

（七）寒痰阻肺证

寒痰阻肺证是指寒邪与痰饮相合，壅滞于肺所表现的证候。常由素有痰饮，复感寒邪，内客于肺；或寒邪内侵于肺，肺失清肃，又聚湿生痰等所引起，也称寒饮伏肺证。

【临床表现】咳嗽气喘，痰多色白清稀，胸闷，或喘哮痰鸣，形寒肢冷，舌淡苔白，脉濡缓。

【证候分析】寒痰阻肺，肺失宣降，肺气上逆，故咳嗽、气喘、痰多色白易咳；痰气搏结，上涌气道，故喉中痰鸣而发哮；肺气不利，则胸闷；寒为阴邪，阳气被遏，肌肤失于温煦，故形寒肢冷。舌淡苔白、脉濡缓均为寒痰内盛之征象。

本证以咳嗽气喘及寒痰内盛症状共见为审证要点。

（八）痰热壅肺证

痰热壅肺证是指痰热互结，壅闭于肺所表现的证候。本证多因外邪犯肺，郁而化热，炼液成痰，壅阻于肺等所致。

【临床表现】咳嗽，咳痰黄稠而量多，胸闷，气喘息粗，甚则鼻翼扇动，或喉中痰鸣，或咳吐脓血腥臭痰，胸痛，发热，口渴，大便秘结，小便短赤，舌红苔黄腻，脉滑数。

【证候分析】痰热壅阻于肺，故咳嗽、胸闷、气喘息粗；甚则肺气郁闭，则鼻翼扇动；痰热互结，随肺气上逆，故咳痰黄稠而量多，或喉中痰鸣；痰热阻滞肺络，肉腐血败，则咳吐脓血腥臭痰、胸痛；里热炽盛，蒸达于外，故发热；灼伤阴津，则口渴、便秘、小便短赤。舌红苔黄腻、脉滑数为痰热内盛之征象。

本证以咳喘、痰多黄稠及里实热证共见为审证要点。

（九）风水相搏证

风水相搏证是指风邪侵袭，肺失宣降，不能通调水道，水湿泛溢肌肤所表现的证候。多由外感风邪，肺气受邪，宣降失常，通调水道失司，风水泛溢肌肤所致。

【临床表现】眼睑头面先肿，继而遍及全身，来势迅猛，小便短少，皮肤薄而亮。兼有恶寒发热，无汗，舌苔薄白，脉象浮紧；或兼见发热恶寒，咽喉痛，舌苔薄黄，脉浮数。

【证候分析】风邪侵袭，上先受之，肺失清肃，通调水道失司，故水肿起于眼睑头面，继而遍及全身；不能下注膀胱，则小便短少。若伴见恶寒发热、无汗、苔薄白、脉浮紧，为风水偏寒之征；若兼有咽喉肿痛、舌红、脉浮数，为风水偏热之象。

本证以骤起眼睑头面肿及表证共见为审证要点。

（十）大肠湿热证

大肠湿热证是指湿热邪气阻滞肠道，以致传导失司所表现的证候。常由感受湿热外邪或饮食不洁所引起，也称肠道湿热证。

【临床表现】腹痛，下利脓血，里急后重，或暴注下泻，气味秽臭，肛门灼热，尿少色黄，或口渴，或发热，舌红苔黄腻，脉濡数或滑数。

【证候分析】湿热侵袭大肠，壅阻气机，故腹痛；熏灼肠道，脉络损伤，血腐为脓，故见下利脓血；湿阻大肠，气机壅滞，大便不得畅通，故肛门有滞重感；湿热侵犯大肠，津为热迫而下注，则暴注下泻、色黄而臭；热炽肠道，则肛门灼热；水液从大便外泄，则小便短少黄赤；热盛伤津则口渴；湿热蒸达于外，则发热；舌红苔黄腻、脉滑数为湿热之征象。

本证以腹痛、下利脓血、里急后重或暴注下泻及湿热症状共见为审证要点。

（十一）大肠津亏证

大肠津亏证是指肠中津液不足，肠道失其濡润所表现的证候。常由热病后津伤未复，或老年阴血亏虚等所引起，也称肠燥津亏证。

【临床表现】大便秘结干燥，难以排出，常数日一行，或伴见口臭、头晕、口咽干燥，舌质干燥少津，脉细涩。

【证候分析】津液不足，肠失濡润，传导不利，则大便干结，难以排出，常数日一行；阴伤于内，口咽失润，故口干咽燥；大便日久不解，腑气不通，浊气上逆，则口臭、头晕；阴伤则阳亢，故舌红少津；津亏脉道失充，故脉细涩。

本证以大便干结难解、数日一行及津液亏虚症状共见为审证要点。

（十二）肠热腑实证

肠热腑实证是指邪热入里，与肠中糟粕相搏，燥屎内结所表现的证候。常由邪热炽盛，侵犯于大肠等所引起。

【临床表现】高热，或日晡热甚，腹部硬满疼痛、拒按，大便秘结，或热结旁流，气味恶臭，汗出口渴，甚则神昏谵语、狂乱，尿少色黄，舌红苔黄燥，或焦黑起芒刺，脉沉实有力。

【证候分析】邪热与燥屎内结肠中，腑气不通，故脐腹部硬满疼痛、拒按，大便秘结；邪热内炽，加之大肠经气旺于日晡，故日晡热甚；若燥屎内踞而邪热又迫津下泄，故热结旁流、气味恶臭；邪热上扰心神，故神昏谵语、狂乱；里热蒸腾，迫津外泄，故高热、汗出口渴、小便短黄。舌红苔黄厚燥或焦黑起刺、脉沉实有力为实热内结之征象。

本证以腹满硬痛、便秘、日晡潮热及里热炽盛症状共见为审证要点。

（十三）虫积肠道证

虫积肠道证是指蛔虫等积滞于肠道所表现的证候。多因误食不洁瓜果、蔬菜等，虫卵随饮食入口，在肠道内繁殖孳生等所致。

【临床表现】腹痛时作，胃脘嘈杂，或嗜食异物，大便排虫，面黄形瘦，睡中龄齿，或鼻痒，面部白色虫斑，白睛蓝斑，或突发腹痛，按之如索条状，甚则剧痛而汗出肢厥，呕吐蛔虫。

【证候分析】虫居肠道，争食水谷，吮吸精微，故胃脘嘈杂、嗜食异物，久则面黄形瘦；虫动则腹痛，虫安则痛止，或随大便出而排虫；若蛔虫钻窜，抟聚肠中，阻塞不通，则腹痛、按之有条索状；蛔虫侵入胆道，继而影响肝之疏泄，气机逆乱，则肢厥汗出，称为"蛔厥"；手阳明经入下齿，环唇口，行面颊，足阳明经起于鼻，入上齿，布面颊，虫循经上熏，故鼻痒、龄齿、面部白色虫斑；肺与大肠相表里，白睛属肺，蛔虫窜扰经络，故见白睛蓝斑。

本证以腹痛时作、嗜食异物、睡中龄齿、鼻痒、白睛蓝斑等为审证要点。

三、脾胃病辨证

脾位于膈下，与胃同属中焦。脾在体合肌肉、主四肢，开窍于口，其华在唇，在液为涎，在志为思，外应于腹。脾与胃以膜相连，通过经络而络属，互为表里。脾的主要生理功能是主运化，为"气血生化之源、后天之本"，脾主统血，其气主升，喜燥恶湿。胃主受纳、腐熟水谷，为"水谷之海"，其气主降，喜润恶燥。脾胃共同完成饮食物的消化、吸收与输布。

脾主运化功能主要反映在运化水谷、水液，输布精微方面；脾主升功能主要反映在升清和维持内脏的相对恒定方面；脾主统血功能主要反映在统摄、控制血液在脉管内运行，不致溢出脉外方面。脾的病变则围绕脾生理功能失常及相应的胃、经络、形体、官窍等生理方面的异常。胃的生理功能是主受纳、腐熟水谷，其气主降，主要反映在受纳水谷，并下输于小肠方面。胃的病变则围绕胃生理功能失常，气不降而反升太过。

脾的病变常见证型可概括为虚实两类。脾病虚证有脾气虚、脾阳虚、脾气下陷、脾不统血，脾病实证有湿热蕴脾、寒湿困脾证。胃病证型有胃气虚、胃阴虚、胃阳虚、胃火炽盛、寒留胃肠、饮留胃肠、食滞胃肠、胃肠气滞证。

脾病常见症状有腹胀、腹痛、便溏、浮肿等。胃病常见症状有纳少、胃脘胀或痛、恶心、呕吐、呃逆、嗳气等。

（一）脾气虚证

脾气虚证是指脾气不足，运化失常所表现的证候。常由饮食失调、劳累过度等伤脾耗气所引起。

【临床表现】纳少，腹胀，饭后尤甚，大便溏薄，肢体倦怠，少气懒言，面色萎黄无华，形体消瘦，或浮肿，舌淡苔白，脉缓弱。

【证候分析】脾气不足，胃气亦弱，腐熟功能失职，故纳呆食少；脾失健运，食后脾气愈困，故腹胀愈甚；脾气虚弱，水湿不运，流注肠中，故大便溏薄；脾虚化源不足，不能充养肢体、肌肉，故肢体倦怠、形体消瘦；面部失荣，则面色萎黄无华；脾气虚，水谷精微化生不足，故神疲乏力、少气懒言；水湿不运，泛溢肌肤，则见浮肿。舌淡、苔白、脉缓弱为脾气虚弱之征象。

本证以腹胀、便溏及气虚症状共见为审证要点。

（二）脾气下陷证

脾气下陷证是指脾虚无力升举，反而下陷所表现的证候。常由脾气虚进一步发展而来，又称中气下陷证。

【临床表现】脘腹重坠作胀，便意频数，或久泄不止，或脱肛，子宫下垂，胃下垂，或小便如米泔，伴纳少、少气乏力、肢体倦怠、声低懒言、头晕目眩，舌淡苔白，脉弱。

【证候分析】脾气虚衰，升举无力，内脏失于举托，故脘腹重坠作胀，子宫、胃等脏器下垂；中气下陷，故便意频数、肛门重坠，或久泻不止，甚或脱肛；脾气下陷，精微不能正常输布，反注膀胱，故小便浑浊如米泔；中气不足，全身功能活动减退，故少气乏力、肢体倦怠、声低懒言；清阳不升，头目失养，故头晕目眩。舌淡苔白、脉弱为气虚之征象。

本证以脘腹坠胀、久泻久痢、内脏下垂及气虚症状共见为审证要点。

（三）脾不统血证

脾不统血证是指脾气不足，统血无权，血溢脉外所表现的证候。常由久病或劳倦伤脾所引起。

【临床表现】便血，尿血，崩漏，或月经量多，或皮下出血，伴纳少、便溏、神疲乏力、少气懒言，舌淡苔白，脉细弱。

【证候分析】脾气亏虚，统血无权，则血溢脉外，故见各种出血：溢于胃肠，则便血；溢于膀胱，则尿血；溢于肌肤，则皮下出血；冲任不固，则妇女月经过多，甚则崩漏。脾气不升，运化水液失权，则食少便溏；中气不足，气血无以化生，则神疲乏力，少气懒言。舌淡苔白，脉细弱为气血亏虚之征。

本证以各种出血、食少便溏及气虚症状共见为审证要点。

（四）脾阳虚证

脾阳虚证是指脾阳虚衰，中焦阴寒内盛所表现的证候。常由脾气虚发展而来，或过食生冷，损伤脾阳等所引起。

【临床表现】腹胀纳少，腹痛喜温喜按，大便稀溏，畏寒肢冷，面白无华，或肢体困倦，或周身浮肿，小便不利，或白带量多清稀，舌淡胖，苔白滑，脉沉迟无力。

【证候分析】脾阳虚衰，运化失健，则腹胀纳少；阳虚阴盛，寒从中生，则腹痛喜温喜按；水湿不化，流注肠中，则大便溏泄，甚则完谷不化；中阳不振，水湿内停，泛溢肌肤，则肢体浮肿；膀胱气化失司，则小便不利；水湿下注，带脉失约，则妇女带下清稀量多；阳虚不能温煦肌表四末，则畏寒肢冷。舌淡胖、苔白滑、脉沉迟无力均为阳虚、水湿内盛之征象。

本证以腹胀、腹痛、纳少、便溏及阳虚症状共见为审证要点。

（五）寒湿困脾证

寒湿困脾证是指寒湿内盛，中阳受困所表现的证候。常由饮食不节、过食生冷，或居处潮湿等所引起。

【临床表现】脘腹胀满疼痛，纳呆，恶心，呕吐，大便溏泄，头身困重，或浮肿，小便不利，面目肌肤发黄，色泽晦暗如烟熏，舌淡胖苔白腻，脉濡缓。

【证候分析】脾喜燥恶湿，寒湿内侵，中阳受困，升降失常，故脘腹胀满疼痛、纳呆；胃气不降，故恶心、呕吐；脾不升清，湿注肠中，故大便溏泄；阳气被寒湿所遏，不能温化水湿，则肢体浮肿、小便短少；湿性重浊，流注肢体，阻遏清阳，则头身困重；寒湿内阻，肝胆疏泄失职，胆汁外溢，则面目肌肤发黄、色晦暗如烟熏。舌淡胖、苔白腻、脉濡缓均为寒湿内盛之征象。

本证以脘腹胀满、纳呆、恶心呕吐、便溏及寒湿内盛症状共见为审证要点。

（六）湿热蕴脾证

湿热蕴脾证是指湿热内蕴中焦所表现的证候。常由感受湿热邪气，或过食肥甘，积湿化热等所引起。

【临床表现】脘腹胀满，肢体困重，尿少色黄，大便溏泄不爽，纳少厌食，恶心呕吐，或面目肌肤发黄，色泽鲜明如橘子色，皮肤发痒，或身热不扬，渴不多饮，舌红苔黄腻，脉濡数。

【证候分析】湿热蕴结中焦，纳运失司，升降失常，故脘腹痞闷、厌食呕恶；湿热蕴脾，清阳不升，故大便溏泄不爽；湿性重浊，脾为湿困，故肢体困重；湿遏热伏，郁蒸于内，故身热不扬、皮肤发痒、渴不多饮、小便短黄；湿热蕴结脾胃，熏蒸肝胆，疏泄失权，胆汁不循常道而外溢肌肤，则身目俱黄、色鲜明。舌红苔黄腻、脉濡数为湿热内蕴之征象。

本证以脘腹胀满、纳少厌食、便溏及湿热内蕴症状共见为审证要点。

（七）胃气虚证

胃气虚证是指胃气不足，受纳、腐熟功能减弱，以致胃失和降所表现的证候。常由饮食不节，损伤胃气，或久病失养等所引起。

【临床表现】胃脘隐痛或胀痛，食后胀甚，按之缓解，食欲减退，时作嗳气，气短神疲，倦怠懒言，舌质淡苔白，脉虚弱。

【证候分析】胃气亏虚，受纳、腐熟功能减退，故胃脘隐痛或胀痛、食后胀甚；病性属虚，故按之觉舒；胃气不降而反上逆，故时作嗳气；气之功能衰减，故气短神疲、倦怠懒言。舌质淡苔白、脉虚弱为气虚之征象。

本证以胃脘隐隐胀痛、按之缓解、食欲减退及气虚症状共见为审证要点。

（八）胃阴虚证

胃阴虚证是指胃阴不足，胃失濡润，和降失常所表现的证候。常由温热病后期，胃阴耗伤，或过食辛辣温燥之品，劫伤胃阴等所引起。

【临床表现】胃脘隐隐灼痛，饥不欲食，或食而甚少，或胃脘嘈杂，脘痞不舒，或干呕呃逆，伴口咽干燥、大便干结、小便短少，舌红少苔或无苔，脉细而数。

【证候分析】胃阴不足，虚热内生，胃气失于和降，故胃脘隐痛、脘痞嘈杂不适；胃失滋润，胃纳失权，则饥不欲食；胃失和降，胃气上逆，故干呕呃逆；胃阴亏虚，阴不上承，则口燥咽干；下不能滋润肠道，故大便干结、小便短赤。舌红苔少或无苔、脉细数均为阴虚内热之征象。

本证以胃脘隐隐灼痛、嘈杂不适、饥不欲食及阴虚症状共见为审证要点。

（九）胃阳虚证

胃阳虚证是指胃阳不足，虚寒内生，以致胃气失和所表现的证候。常由过食生冷，损伤胃阳，或过用寒凉药物等所引起，又称胃虚寒证。

【临床表现】胃脘绵绵冷痛，时发时止，喜温喜按，泛吐清水，食少脘痞，口淡不渴，倦怠乏力，畏寒肢冷，舌淡胖，苔白滑，脉沉迟无力。

【证候分析】胃阳虚衰，虚寒内生，胃脘冷痛；性质虚寒，故为绵绵不已、时发时止、喜温喜按；腐熟受纳功能减退，水气不化，胃气上逆，故食少脘痞、泛吐清水；阳虚不能温煦肌表四末，则畏寒肢冷。口淡不渴、舌淡胖、苔白滑、脉沉迟无力均为阳虚之征象。

本证以胃脘冷痛、喜温喜按、泛吐清水及阳虚症状共见为审证要点。

（十）胃火炽盛证

胃火炽盛证是指胃中蕴热化火，胃功能失常所表现的证候。常由过食辛辣温燥之品，化火生热；或气郁化火犯胃等所引起。

【临床表现】胃脘灼痛、拒按，或消谷善饥，或口臭，或牙龈肿痛溃烂，齿衄，渴喜冷饮，大便秘结，尿少色黄，舌红苔黄，脉数。

【证候分析】胃中热炽，胃腑络脉气血壅滞，故胃脘灼痛；性质属实，故拒按；功能亢进，故消谷善饥；胃中浊气上逆，则口臭；胃火循经上熏，走络于龈，气血壅滞，则牙龈肿痛；血络受伤，则齿衄；邪热伤津，故口渴饮冷；肠道失润，则大便秘结；小便化源不足，则小便短赤。舌红苔黄、脉数为火热内盛之征象。

本证以胃脘灼痛、消谷善饥及里实热症状共见为审证要点。

（十一）寒留胃肠证

寒留胃肠证是指由于寒邪侵犯胃肠，胃肠功能失常所表现的实寒证候。多因过食生冷，或脘腹受凉，以致寒邪客于胃肠等所引起。

【临床表现】脘腹冷痛，痛势暴作，遇寒加剧，得温则减，恶心呕吐，吐后痛缓。或口泛清水，腹泻清稀，或腹胀便秘，面色淡白或青，肢冷不温，舌苔白润，脉沉紧。

【证候分析】寒邪犯胃，凝阻气机，胃气失和，故胃脘冷痛；病情属实，则痛势暴急；胃气上逆，则恶心呕吐；寒得温则散，故得温痛减；遇寒则气收更甚，故痛势加剧；吐后寒气暂以舒缓则痛减；若寒伤胃阳，水液而随胃气上逆，则口泛清水；寒邪侵犯肠道，主津液功能减弱，则腹泻清水；寒凝气阻，可见腹胀便秘；寒邪伤阳，阳气不能外达及上行，故见肢冷、面白或青。舌苔白润、脉沉紧为阴寒内盛之征象。

本证以脘腹冷痛、呕吐、腹泻及实寒症状共见为审证要点。

（十二）饮留胃肠证

饮留胃肠证是指水饮留滞胃肠所表现的证候。多因饮食不节，恣饮无度，脾失健运，水停为饮，留滞胃肠。《金匮要略》称为狭义之"痰饮"。

【临床表现】脘腹胀满，胃中有振水声，肠间水声辘辘，呕吐清水痰涎，或头目眩晕，舌苔白滑，脉沉弦。

【证候分析】饮邪留滞胃肠，遏阻气机，故脘腹胀满；饮邪留积胃腑，故胃中有振水声；饮邪走行于肠，则肠间水声辘辘；饮停于胃，胃失和降，水饮随胃气上逆，故呕吐清涎；饮邪内阻，清阳不升，故头晕目眩。苔白滑、脉沉弦为水饮内停之征象。

本证以胃肠有振水声、脘腹胀满、呕吐清水痰涎等为审证要点。

（十三）胃肠气滞证

胃肠气滞证是指由于邪气侵扰，或内脏气机失调，致使胃肠气机阻滞所表现的证候。常由多种原因致胃肠气机阻滞不畅而引起。

【临床表现】脘腹痞胀疼痛，时轻时重，部位游移，随肠鸣、矢气、嗳气后胀痛得减。欲吐或欲泻，泻而不爽，大便秘结，苔厚，脉弦。

【证候分析】胃肠气机阻滞，故脘腹痞胀疼痛；气善行走，故游走不定；气机紊乱，升降失常，胃气逆于上则嗳气欲吐、下迫则欲泻不爽；嗳气、矢气之后，滞塞之气机暂时得以通畅，故胀痛得减；气机阻塞，胃肠之气不降，可见大便秘结。苔厚、脉弦为浊气内停，气机阻滞之征象。

本证以脘腹痞胀疼痛，矢气、嗳气后胀痛得减等为审证要点。

（十四）食滞胃肠证

食滞胃肠证是指由于食停胃肠，以脘腹胀满疼痛、呕泻酸馊、大便腐臭为主要表现的证候。常由饮食过量，或暴饮暴食等所引起。

【临床表现】脘腹胀闷疼痛、拒按，厌食，嗳腐酸馊；或呕吐酸腐，或大便臭如败卵，夹杂不消化食物，吐后胀痛减轻；或频频肠鸣矢气，舌苔厚腻，脉滑。

【证候分析】饮食停滞胃脘，胃失和降，气机不畅，故胃脘胀闷疼痛、拒按；胃中腐浊之气上逆，则嗳腐吞酸，或呕吐酸腐食物；吐后气机暂时舒通，故吐后胀痛得减；食积于内，拒于受纳，故厌食；食滞下移肠道，阻塞气机，故肠鸣矢气、便溏、泻下物酸腐臭秽。舌苔厚腻、脉滑为食积之征象。

本证以脘腹胀闷疼痛、嗳腐吞酸、便臭如败卵、频频矢气为审证要点。

四、肝胆病辨证

肝居右胁，开窍于目，在体合筋，其华在爪，在志为怒，在液为泪，外应于胁。其经绕阴器，循少腹，布胁肋，系目，上额，交颠顶。其生理功能为主疏泄与主藏血。胆附于肝，其生理功能为贮藏及排泄胆汁，胆汁乃肝之余气所化，其分泌排泄受肝之疏泄功能调节。

肝主疏泄功能主要反映在疏通全身气机，促进血液、津液运行，调节胆汁分泌排泄，促进脾胃运化，调畅精神情志，调节女子排卵、月经及男子排精等方面。肝的主藏血功能主要反映在制约肝阳、调节血量及防止出血等方面。肝的病变则围绕肝生理功能失常及相应的胆、经络、形体、官窍等生理方面的异常。胆的生理功能为贮藏及排泄胆汁，胆的病变主要反映为胆汁排泄失常。

肝的病变常见证型可概括为虚实两类，而以实证居多。肝失疏泄，气机失调，则肝郁气滞；郁而化火，则肝火炽盛；气郁化火，灼津为痰，痰火上扰心神，胆气不宁，则胆郁痰扰；寒邪或湿热邪气，侵犯肝胆或肝经，则寒凝肝脉，或肝胆湿热；肝藏血不足，则肝血虚；经筋形体官窍失其滋润濡养，继之肝阴虚；阴虚不能制约肝阳，则肝阳上亢；阳化风动，则肝风内动。

肝病常见症状有胸胁、少腹、乳房胀满或窜痛，颠顶痛，头晕胀痛，视物模糊，情志抑郁，急躁易怒，肢麻震颤，手足抽搐等。胆病常见症状为口苦、黄疸、惊悸、胆怯等。

（一）肝气郁结证

肝气郁结证是指肝失疏泄，气机郁滞所表现的证候。常因精神过度刺激，或情志不遂，肝失疏泄，气机不畅所致。

【临床表现】胸胁、少腹胀满或窜痛，善太息，情绪抑郁，或急躁易怒，或咽中似有物梗阻，吞之不下，吐之不出；或瘿瘤；或妇女乳房胀痛，或月经不调，痛经或闭经；舌苔薄白，脉弦。

【证候分析】肝性喜条达恶抑郁，肝失疏泄，气机郁滞，经气不利，故胸胁、少腹、乳房胀满窜痛，情志抑郁，善太息；女子以血为用，冲任隶属于肝，肝郁气滞，血行不畅，故见痛经、月经不调，甚则闭经；若肝气郁结，气不行津，津聚为痰，或气郁化火，灼津为痰，肝气夹痰循经上行，搏结于咽喉，可见咽部有异物感，吞之不下，吐之不出，俗称梅核气；痰随气升，搏结于颈部，则为瘿瘤。舌苔薄白、脉弦为肝气郁结之征象。

本证以情志抑郁、善太息、胸胁少腹胀痛、月经失调等为审证要点。

（二）肝火上炎证

肝火上炎证是指肝火炽盛，火热内扰所表现的证候。常由情志不遂，郁而化火，或火热之邪累及于肝，肝胆火热上炎所致。

【临床表现】头晕胀痛，面红目赤，耳鸣如潮，急躁易怒，胁肋灼痛，口苦，或突发耳聋，或两目赤肿，或耳内肿痛流脓，或吐血、衄血，大便秘结，尿黄，舌红苔黄，脉弦数。

【证候分析】火热之邪内扰肝胆，循经上攻头目，气血涌盛，故头晕胀痛、面红目赤；肝失条达，郁而化火，肝火炽盛，则胁肋灼痛、急躁易怒；胆经循行耳中，肝热移入胆经，胆热循经上冲，故耳鸣如潮，甚则突发耳聋；热迫胆汁上溢，则口苦；火热迫血妄行，则吐血、衄血。口渴、大便秘结、小便黄短、舌红苔黄、脉弦数均为肝经实火内炽之征象。

本证以头晕胀痛、面红目赤、急躁易怒及实火炽盛症状共见为审证要点。

（三）肝血虚证

肝血虚证是指肝藏血不足，所属形体官窍等失养所表现的证候。多因脾胃虚弱，化源不足，或失血、久病，营血亏虚所致。

【临床表现】头晕目眩，面白无华，爪甲不荣，视物模糊，或夜盲，或肢体麻木，或月经量少、色淡，甚则闭经，舌淡，脉细。

【证候分析】肝血不足，目失所养，故目眩、视物模糊，或夜盲；筋失其养，则肢体麻木等；肝血不足，血海空虚，故月经量少、色淡，甚则闭经；血虚不能上荣头面，故面白无华、头晕。舌淡、脉细为血虚之征象。

本证以筋、目、爪甲等失于濡养及血虚症状共见为审证要点。

NOTE

(四) 肝阴虚证

肝阴虚证是指肝之阴液亏损，阴不制阳，虚热内扰所表现的证候。常由长期情志不遂，气郁化火，火灼肝阴，或久病伤阴，肝阴随之不足等所致。

【临床表现】 头昏耳鸣，两目干涩，胁肋隐隐灼痛，形体消瘦，口咽干燥，五心烦热，潮热盗汗，面部烘热，舌红少苔或无苔，脉弦细数。

【证候分析】 肝阴不足，不能上荣头目，故头晕眼花、两目干涩；肝络失养，虚火内灼，故胁肋隐隐灼痛；阴虚不能制阳，虚热内蒸，故五心烦热、午后潮热、盗汗；虚火上炎，故面部烘热或颧红；阴液不能上承，则口干咽燥。舌红少苔、脉弦细数为肝阴不足，虚热内炽之征象。

本证以头目、经筋等失于滋润及阴虚内热症状共见为审证要点。

(五) 肝阳上亢证

肝阳上亢证是指肝阴虚，阴不制阳，肝阳偏亢所表现的证候。常由恼怒化火，耗伤肝之阴，或房劳所伤、年老肾阴亏虚等水不涵木而肝阳上亢所致。

【临床表现】 眩晕耳鸣，头目胀痛，面红目赤，急躁易怒，头重脚轻，步履不稳，或腰膝酸软，舌红少津，脉弦细数。

【证候分析】 肝为刚脏，体阴用阳，肝阴不足，阴不制阳，肝阳升发太过，血随气逆，亢扰于上，故见眩晕、头目胀痛、面红目赤；肝性失柔，则急躁易怒；肝阴不足必责之于肾阴亏虚，水不涵木致肝阳偏亢，故腰膝酸软、耳鸣；阴亏于下，阳亢于上，上实下虚，故头重脚轻、步履不稳。舌红少津、脉弦细数为肝阴亏虚、肝阳亢盛之征象。

本证以头胀目眩、头重脚轻、腰膝酸软及虚热症状共见为审证要点。

(六) 肝风内动证

肝风内动证是指以眩晕欲仆、抽搐、震颤等动摇为主要特征的证候。常由肝阳上亢、高热、阴虚、血虚等进一步发展所致，依据病因病性不同，临床分为肝阳化风、热极生风、阴虚动风和血虚生风4种证型。

1. 肝阳化风证　是指肝阳升发太过，亢逆无制所表现的动风证候。常由情志不遂，化火伤阴，或素有肝阴虚，阴不制阳，阳亢日久化风等所致。

【临床表现】 眩晕欲仆，头摇，肢体震颤，步履不正，手足麻木，语言謇涩，或突然昏倒，不省人事，口眼歪斜，半身不遂，舌强不语，或喉中痰鸣，舌红苔黄，脉弦细数。

【证候分析】 肝阳亢逆，血随阳升上逆而化风，则目眩欲仆、头摇、肢体震颤；足厥阴肝经络舌本，风阳窜扰络脉，则语言謇涩或舌强不语；肝阴亏虚，筋脉失养，不能外达四肢，故手足麻木；阴亏于下，阳亢于上，上实下虚，故步履不正；若风阳暴升，气血逆乱，正值肝风夹痰蒙蔽清窍，则突然昏倒、不省人事、喉中痰鸣；风痰窜扰经络，经气不利，则口眼歪斜、半身不遂、舌强不语。舌红、脉弦细数为肝阴亏虚阳亢之征象。

本证以平素头晕目眩、面红目赤等肝阳上亢之状，而又突见头摇、肢颤、步履不正等动风之象，甚或猝然昏倒、半身不遂、口眼歪斜为审证要点。

2. 热极生风证　是指热邪炽盛，耗伤津液，筋脉失养所表现的动风证候。常由热邪燔灼肝经，劫伤肝阴等引起。

【临床表现】 高热，心烦，或躁扰如狂，或神昏，手足抽搐，颈项强直，牙关紧闭，两目上视，角弓反张，舌红绛，苔黄燥，脉弦数。

【证候分析】邪热炽盛，燔灼肝经，伤津耗液，筋脉失养而动风，故见四肢抽搐、颈项强直、两目上视、角弓反张、牙关紧闭；热邪蒸腾，上扰心神，轻则心烦，重则躁扰如狂，甚则神志昏迷。舌红绛、苔黄燥、脉弦数为肝经热盛之征象。

本证以高热、手足抽搐、两目上视等动风及实热症状共见为审证要点。

3. 阴虚动风证 是指阴液亏虚，筋脉失养所表现的动风证候。常由外感热病后期伤阴，或内伤久病，阴液耗伤等引起。

【临床表现】手足蠕动，眩晕耳鸣，潮热颧红，口咽干燥，形体消瘦，舌红少苔，脉弦细数。

【证候分析】肝阴不足，筋脉失养，则手足蠕动；肝阴不能上荣头耳目，故眩晕耳鸣；阴虚不能制阳，虚热内蒸，故五心烦热、午后潮热；虚火上炎，故颧红；阴液不能上承，则口干咽燥。舌红少津、脉弦细数为肝阴不足、虚热内炽之征象。

本证以手足蠕动等动风及阴虚症状共见为审证要点。

4. 血虚生风证 是指血液亏虚，筋脉、爪甲、耳目等失养所表现的动风证候。常由久病血虚，或生血不足所引起。

【临床表现】手足震颤，肌肉瞤动，关节拘急，肢体麻木，眩晕耳鸣，爪甲、口唇色淡，面白无华，舌质淡白，脉细弱。

【证候分析】肝血不足，筋失其养而化风，则手足震颤、肌肉瞤动、关节拘急；耳目失其所养，故眩晕耳鸣；血虚不能上荣头面、爪甲、肢体，故面白无华，爪甲、口唇色淡，肢体麻木。舌淡、脉细为血虚之征象。

本证以手足震颤等动风及血虚症状共见为审证要点。

（七）肝胆湿热证

肝胆湿热证是指湿热蕴结肝胆，疏泄功能失职所表现的证候。常由感受湿热邪气，或过食肥甘，聚湿生热，土壅侮木，致湿热蕴结肝胆。

【临床表现】胁肋部灼热胀痛，腹胀，厌食，口苦，恶心呕吐，大便不调，小便短黄，或身目发黄，黄色鲜明，或身热不扬，或阴部瘙痒，或阴部湿疹，带下黄臭，舌红，苔黄腻，脉弦数或滑数。

【证候分析】湿热内阻肝胆，疏泄失职，气机不畅，故胁肋部灼热胀痛；湿热郁蒸，胆气上溢，则口苦；胆汁不循常道而外溢，则身目发黄；湿热内困脾胃，脾胃升降失常，纳运功能失司，故厌食腹胀、恶心呕吐、大便不调；足厥阴肝经绕阴器，湿热之邪循经下注，可见阴部瘙痒或湿疹、女子带下黄臭。舌红、苔黄腻、脉弦数或滑数为湿热内蕴之征象。

本证以胁肋部灼热胀痛、口苦、厌食腹胀、恶心呕吐及湿热内蕴症状共见为审证要点。

（八）寒滞肝脉证

寒滞肝脉证是指寒邪凝滞肝经，以肝经循行部位冷痛为主要表现的证候。常由寒邪侵袭肝经所引起。

【临床表现】少腹牵引阴部冷痛，或颠顶冷痛，形寒肢冷，得温则减，遇寒加重，舌淡苔白润，脉沉紧或弦紧。

【证候分析】足厥阴肝经绕阴器，循少腹，上颠顶，寒性收引凝滞，寒袭肝经，故少腹牵引阴部冷痛，或颠顶冷痛；寒为阴邪，易伤阳气，故形寒肢冷、遇寒加剧、得热痛减。舌淡苔白润、脉沉紧或弦紧为寒盛之征象。

本证以少腹、阴部、颠顶冷痛及寒凝症状共见为审证要点。

（九）胆郁痰扰证

胆郁痰扰证是指胆气郁滞，痰热上扰所表现出的证候。常由情志忧郁，气郁化火，灼津为痰，痰热互结，又内扰心胆，致胆气不宁、心神不安所引起。

【临床表现】胆怯易惊，惊悸不寐，烦躁不宁，胸胁闷胀，善太息口苦，呕恶痰涎，舌红苔黄腻，脉弦数或滑数。

【证候分析】胆主决断，受痰热内扰，胆气不宁，故胆怯易惊；肝失疏泄，气机不利，故胸胁闷胀、善太息；痰热上扰心神，则烦躁不宁、惊悸不寐；胆热犯胃，胃失和降，聚津成痰，胃气上逆，则呕恶痰涎；热迫胆气上溢，则口苦。舌红、苔黄腻、脉弦数或滑数为痰热内扰之征象。

本证以胆怯易惊、胸胁闷胀及痰火内扰症状共见为审证要点。

五、肾与膀胱病辨证

肾居腰部，开窍于耳及二阴。肾在体合骨，其华在发，在志为恐，在液为唾，外应于腰。肾主藏精，司人体生长、发育、生殖，具有调节水液代谢及纳气的生理功能。肾内寓元阴元阳，为脏腑阴阳之根本。膀胱与肾相表里，主要生理功能是贮尿与排尿，但依赖于肾的气化调节其开阖。

肾主藏精主要反映在摄纳清气，司二便之开阖，男子藏精，女子固胎、带、经等方面。肾内藏先后天之精，精又化生一身之元气，为全身脏腑阴阳之根本，不仅促进生长发育及维持生殖功能，还参与各脏腑水液的代谢调节。肾的病变围绕其生理功能失常及相应的膀胱、经络、形体、官窍等生理方面的异常。膀胱的病变围绕排尿的失常。

肾的常见证型可概括为虚实两类，而以虚证居多。肾失封藏，则为肾气不固证；肾精匮乏，则为肾精不足证；肾内寓元阴元阳不足，则为肾阴虚、肾阳虚证；肾主水之力弱，则为肾虚水泛证；水液久居膀胱，聚湿生热，则为膀胱湿热证。

肾病的常见症状有腰膝酸软、头晕耳鸣、发脱齿松、遗精早泄，或阳痿不育、浮肿、气喘、二便异常等。膀胱病的常见症状有尿频、尿急、尿痛、尿血、尿闭、遗尿，或小便失禁等。

（一）肾精不足证

肾精不足证是指肾精亏虚，生长发育迟缓、生殖功能低下及成人早衰所表现的证候。常由先天禀赋不足，或后天失养，肾精匮乏，或房事不节，耗伤肾精所致。

【临床表现】小儿发育迟缓，身材矮小，囟门迟闭，骨骼痿软，智力低下；或成人早衰，腰膝酸软，发脱齿松，耳鸣耳聋，两足痿软，动作迟钝，健忘恍惚，神情呆钝；或男子精少不育，或女子经闭不孕，性欲减退，舌淡，脉细弱。

【证候分析】肾精不足，生长无源，故生长发育迟缓、囟门迟闭、身材矮小、骨骼痿软；肾精无以充髓通脑，故智力低下、动作迟钝；肾精匮乏，生殖无源，故男子精少不育、女子经闭不孕、性欲减退；肾其华在发，精不足则发易脱；肾在体合骨，齿为骨之余，精失充养，则两足痿软、动作迟钝、齿松早脱；肾开窍于耳，脑为髓海，精少则髓亏，故见耳鸣耳聋、健忘恍惚、神情呆钝；腰为肾之府，肾精亏虚，故腰膝酸软。舌淡、脉细弱为阴精不足之征象。

本证以小儿生长发育迟缓、成人早衰及生殖功能低下为审证要点。

(二) 肾气不固证

肾气不固证是指肾气封藏失司所表现的证候。常由先天禀赋不足，或久病劳损，或年高体弱，肾气不旺等所致。

【临床表现】腰膝酸软，神疲乏力，耳鸣失聪，小便频数清长，夜尿频多，或遗尿，尿有余沥，尿失禁，男子滑精、早泄，女子带下清稀而量多，胎动易滑，舌淡，苔白，脉弱。

【证候分析】肾为封藏之本，肾气亏虚，膀胱失约，故小便频数清长、夜尿频多或遗尿、尿有余沥、尿失禁；精关不固则精易外泄，故男子滑精、早泄；女子带脉失固，则带下清稀量多；胎元不固，则胎动不安，甚至滑胎。腰膝酸软、耳鸣失聪为肾虚之象，神疲乏力、舌淡、脉弱为气虚之征。

本证以小便失约、男子滑精、女子带下量多、胎动易滑及气虚症状共见为审证要点。

(三) 肾阴虚证

肾阴虚证是指肾阴亏虚，虚热内生所表现的证候。常由虚劳久病，累及肾阴，或房事不节，阴精内损，或温热病后期，灼伤肾阴等所致。

【临床表现】腰膝酸软，眩晕耳鸣，齿松发脱；男子遗精，早泄，阳强易举，女子经少，经闭，崩漏；或失眠健忘，骨蒸潮热，五心烦热，颧红盗汗，口咽干燥，形体消瘦，小便短赤，舌红少苔，脉细数。

【证候分析】肾阴精亏虚，脑髓、官窍、骨骼失养，则腰膝酸软、眩晕耳鸣、健忘、齿松发脱；虚热内扰于骨，则骨蒸发热；阴精亏虚，则经源不足，故女子月经量少、经闭；阴不制阳，虚火亢旺，迫血妄行，则见崩漏；虚火扰动精室，精关不固，男子则遗精、早泄、阳强易举；五心烦热、口燥咽干、形体消瘦、盗汗颧红、尿黄且少、舌红少苔、脉细数均为阴虚内热之征象。

本证以腰膝酸软、眩晕耳鸣、男子遗精、女子经少及阴虚内热症状共见为审证要点。

(四) 肾阳虚证

肾阳虚证是指肾阳亏虚，温化失司所表现的证候。常由素体阳虚，命门火衰，或房劳过度，或他脏久病及肾，肾阳受损而致。

【临床表现】腰膝酸冷，形寒肢冷，尤以下肢为甚，面色黧黑，神疲乏力，精神萎靡，小便清长，或夜尿频多，或男子阳痿、早泄、不育，或女子宫寒不孕、性欲减退，或大便久泄不止，或五更泄泻，舌淡苔白，脉沉迟无力，尺脉尤甚。

【证候分析】腰为肾之府，肾阳虚衰，腰膝失于温养，故腰膝酸冷；肾居下焦，阳气不足，温煦失职，故形寒肢冷、下肢冷甚；阳气亏虚，血运缓慢，面失所荣，故面色黧黑；阳气亏虚，不能鼓舞精神，则神疲乏力、精神萎靡；命门火衰，生殖功能减退，男子则阳痿、早泄、不育，女子则宫寒不孕、性欲减退；肾阳不足，温阳化气蒸腾行水力弱，故小便清长或夜尿频多、泄泻不止，或五更泄泻；舌淡、苔白、脉沉迟无力为阳气不足之征象。

本证以二便失约，男子阳痿、早泄，女子宫寒不孕及阳虚症状共见为审证要点。

（五）肾虚水泛证

肾虚水泛证是指由于肾阳亏虚，气化失权，水液泛滥所表现的证候。常由素体阳虚，命门火衰，或房劳过度，或他脏久病及肾，肾阳受损，蒸腾气化水液代谢失常所致。

【临床表现】身体浮肿，按之没指，腰以下尤甚，腰膝酸冷，形寒肢冷，小便不利，或腹部胀满，或心悸气短，或咳喘痰鸣，舌淡胖，苔白滑，脉沉迟无力。

【证候分析】肾阳不足，不能温化水液，水湿内停，泛滥肌肤，故身体浮肿、小便不利；肾居下焦，且水湿趋下，故腰以下肿甚、按之没指，腰膝酸软；水湿泛溢，湿又困脾，脾失健运则腹部胀满；水气凌心，抑遏心阳，则心悸气短；水上逆犯肺，肺失宣降，则咳喘痰鸣。形寒肢冷、舌淡胖、苔白滑、脉沉迟无力为阳虚寒湿内盛之征象。

本证以身体浮肿、按之没指、小便不利、腰膝酸冷及阳虚症状共见为审证要点。

（六）膀胱湿热证

膀胱湿热证是指湿热蕴结膀胱，气化失司，膀胱失约所表现的证候。常由外感湿热之邪，侵及膀胱，或饮食不节，湿热内生，下注膀胱。

【临床表现】尿频，尿急，尿道灼痛，尿血，尿有砂石，或尿浊，尿短赤，或小腹胀痛急迫，或腰痛，舌红，苔黄腻，脉滑数。

【证候分析】湿热滞留膀胱，阻遏气机，肾蒸腾气化不利，故尿频、尿急、小便短少；湿热损伤血络，则排尿痛、尿血；湿热久恋，煎熬津液，故尿浊或尿有砂石；膀胱居于小腹，腰为肾之外应，湿热郁蒸，则小腹胀痛急迫或腰胀痛。舌红、苔黄腻、脉滑数为湿热内蕴之征象。

本证以尿频、尿急、尿痛及湿热症状共见为审证要点。

六、脏腑兼病辨证

人体各脏腑之间并非孤立的，即脏与脏、脏与腑、腑与腑生理上是一个有机联系的整体，因而发生病理变化时常互相影响。凡两个或两个以上脏腑同时发生病变时，即为脏腑兼病，具有表里关系的脏与腑兼病，前已述及；而腑与腑兼病，尤其胃肠联系甚为紧密，前文亦已经阐述。这里主要阐述脏与脏兼病、脏与非表里关系的腑兼病的证型。

（一）心肺气虚证

心肺气虚证是指心肺两脏气虚，以心主血、肺主气失职为主要表现的证候。常由久病咳喘，波及于心，或久病累及心肺所引起。

【临床表现】胸闷心悸，咳喘气短，吐痰清稀，语声低怯，神疲乏力，面色淡白，自汗，舌淡苔白，脉虚弱。

【证候分析】心气亏虚，鼓动无力，则胸闷心悸；肺气虚弱，肃降无权，气机上逆，而为咳喘短气；肺气亏虚，不能输布津液，水液停聚为痰，故痰液清稀。面色淡白、语声低怯、自汗、神疲乏力、舌淡、苔白、脉虚弱均为气虚之征象。

本证以胸闷心悸、咳喘气短、吐痰清稀及气虚症状共见为审证要点。

（二）心脾两虚证

心脾两虚证是指心血不足，脾气虚弱，以血的生成及运行失常为主要表现的证候。因久病失调，暗耗心血，或思虑过度，损伤脾气，心脾两伤而致。

【临床表现】心悸怔忡，失眠多梦，头晕健忘，食欲不振，腹胀便溏，倦怠乏力，或皮下出血，或月经量少色淡，淋沥不尽，面色萎黄，舌淡，脉细弱。

【证候分析】心血不足，神失所养，心神不宁，则心悸、健忘、失眠多梦；脾虚气弱，运化失健，故食欲不振、腹胀便溏；脾气不能摄血，则皮下出血，女子月经量少色淡、淋沥不尽。面色萎黄、倦怠乏力、舌质淡嫩、脉细弱均为气血亏虚之征象。

本证以心悸失眠、腹胀便溏或皮下出血及气血亏虚症状共见为审证要点。

（三）心肝血虚证

心肝血虚证是指心肝两脏血亏，主血与藏血不足，所主官窍、组织失其濡养所表现的证候。常由思虑劳神，暗耗阴血，或失血过多，心肝血亏所致。

【临床表现】心悸健忘，失眠多梦，头晕目眩，面白无华，两目干涩，视物模糊，爪甲不荣，肢体麻木，妇女月经量少、色淡，甚或经闭，舌质淡白，脉细无力。

【证候分析】心血不足，神失所养，心神不宁，故心悸健忘、失眠多梦；肝血不足，目失所养，则两目干涩、视物模糊；爪甲、筋脉失于濡养，则爪甲不荣、肢体麻木；女子以血为本，心肝血虚，冲任失养，则月经量少、色淡，甚则经闭。头晕目眩、面白无华、舌质淡白、脉细无力均为血虚之征象。

本证以心悸健忘、失眠与爪甲不荣、视物模糊及血虚症状共见为审证要点。

（四）心肝火旺证

心肝火旺证是指肝郁化火，上扰于心所表现的证候。常由情志不遂，郁而化火，火热上扰心神所致。

【临床表现】头晕胀痛，面红目赤，急躁易怒，心烦失眠，噩梦纷纭，甚或狂躁，口苦，口渴或口舌生疮，或吐血、衄血，大便秘结，尿黄，舌红苔黄，脉弦数。

【证候分析】肝郁化火，循经上攻头目，血随气逆，故头晕胀痛、面红目赤；情志不遂，肝失条达，则急躁易怒；肝藏魂，心藏神，热扰神魂，则见心烦、失眠不寐，或噩梦纷纭，甚则狂躁；热迫胆汁上溢，则口苦；火热上扰，心行血失其常道，则吐血、衄血。口渴、大便秘结、小便短赤、舌红苔黄、脉数均为实火内炽之征象。

本证以头胀目赤、急躁易怒、心烦失眠、噩梦纷纭及实火炽盛症状共见为审证要点。

（五）心肾不交证

心肾不交证是指心肾水火既济失调，精血不足，虚热内生扰神所表现的证候。常由劳神太过，累及心肾之阴，或房事不节，肾阴精亏耗，不能上济心火所致。

【临床表现】心悸心烦，失眠多梦，头晕耳鸣，健忘，腰膝酸软，遗精，或潮热盗汗，手足心热，口咽干燥，舌红少苔或无苔，脉细数。

【证候分析】肾阴亏于下，阳气偏亢，上扰心神，故心悸心烦、失眠多梦；肾阴亏虚，脑髓失养，则头晕耳鸣、健忘；腰膝失养，则腰膝酸软；虚火内炽，扰动精室，则遗精。手足心热、潮热盗汗、口咽干燥、舌红少苔或无苔、脉细数均为阴虚火旺之征象。

本证以心悸失眠、健忘遗精、腰膝酸软及阴虚症状共见为审证要点。

（六）心肾阳虚证

心肾阳虚证是指心肾阳气亏虚，温化无力，致血行不畅及水湿内停所表现的证候。常由心阳虚累及于肾，或肾阳亏虚，水气凌心所致。

【临床表现】心悸怔忡，形寒肢冷，肢体浮肿，腰膝酸软，小便不利，精神萎靡，或面唇青紫，舌质淡胖，或淡暗青紫，苔白滑，脉沉微。

【证候分析】心属火，能温运、推动血行。肾属水，肾阳能温化水液，调节水液代谢。心阳不足，鼓血无力，则心悸怔忡、精神萎靡；血行不畅而瘀滞，则面唇青紫或舌淡暗青紫；肾阳不振，水湿内停，泛溢肌肤，则肢体浮肿、小便不利、腰膝酸软。形寒肢冷、舌质淡胖、苔白滑、脉沉微均为阳虚寒盛之征象。

本证以心悸怔忡或面唇青紫、肢体浮肿、腰膝酸软及虚寒症状共见为审证要点。

（七）肺脾气虚证

肺脾气虚证是指肺脾两脏气虚，脾失健运，肺失宣降，以气生成不足及水液代谢失司为主要表现的证候。常由久病咳喘，耗伤肺气，子病及母，或饮食不节，损伤脾胃，累及于肺所致。

【临床表现】久咳不止，咳痰清稀，咳喘短气，语声低微，食欲不振，腹胀便溏，倦怠乏力，或面浮肢肿，舌淡，苔白，脉虚弱。

【证候分析】久病咳喘，耗伤肺气，宣降失职，气逆于上，则咳喘不止、气短；肺不通调水道，聚湿生痰，故痰多而清稀；脾气虚，运化失司，则食欲不振、腹胀便溏；脾肺气虚，水湿不运，泛溢肌肤，则面浮肢肿。语声低微、倦怠乏力、舌淡、苔白、脉虚弱均为气虚之征象。

本证以咳喘短气、痰多清稀、腹胀便溏及气虚症状共见为审证要点。

（八）肝火犯肺证

肝火犯肺证是指肝郁化火上逆，肺肃降不及所表现的证候。常由情志不遂，肝郁化火犯肺，或肝经蕴热，上逆犯肺所致。

【临床表现】胸胁灼痛，急躁易怒，头晕目赤，咳嗽阵作，甚或咯血，咳痰黄稠，舌红苔黄，脉弦数。

【证候分析】肝经气火上逆犯肺，肺失肃降，气机上逆，则咳嗽阵作；肝火上逆犯肺，炼津成痰，故咳痰黄稠；肝郁化火，火邪上扰犯肺，肺络损伤，治节失司，则为咯血；肝火内郁，则胸胁灼痛、急躁易怒。火邪上扰头目，则头晕胀痛、面红目赤。舌红、苔黄、脉弦数均为肝火内炽之征象。

本证以咳痰黄稠甚则咯血、胸胁灼痛、急躁易怒及实火内炽症状共见为审证要点。

（九）肺肾阴虚证

肺肾阴虚证是指肺肾两脏阴液亏损，虚热内扰所表现的证候。常由久咳伤肺，累及于肾，或房劳太过，肾阴耗伤，不能上滋肺金所致。

【临床表现】干咳少痰，痰黏不易咳，或痰中带血，声音嘶哑，腰膝酸软，男子遗精，女子经少、经闭、崩漏，形体消瘦，骨蒸潮热，盗汗颧红，五心烦热，口咽干燥，舌红少苔，脉细数。

【证候分析】肺阴亏损，虚热灼津，则咳嗽痰少而黏；火伤肺络，络伤血溢，则见痰中带血；肺清肃失职，则声音嘶哑；肾阴亏虚，腰膝失于滋养，则腰膝酸软；肾阴不足，虚火自内生，则骨蒸发热；阴虚而阳亢，虚火扰动，则男子遗精，女子经少、经闭，甚则崩漏。形体消瘦、口燥咽干、潮热、盗汗颧红、舌红少苔、脉细数均为阴虚内热之征象。

本证以干咳少痰而黏、声音嘶哑、腰膝酸软、遗精及虚热症状共见为审证要点。

（十）肺肾气虚证

肺肾气虚证是指由于肺肾两脏气虚，以清气下纳无权为主要表现的证候，习称肾不纳气证。多因久病咳喘，耗伤肺气，病久及肾，或房劳太过，或年老肾虚，肾病及肺，纳降无权所致。

【临床表现】喘息短气，呼多吸少，动则尤甚，语声低微，自汗乏力，腰膝酸软，耳鸣，尿随咳出，舌淡，苔白，脉虚弱。

【证候分析】肺为气之主，肾为气之根，肺肾气虚，降纳无权，气不下纳，故喘息短气、呼多吸少、动则尤甚；肾气虚，形体、官窍失于充养，则腰膝酸软、耳鸣；肺肾气虚，下纳与封藏失司，则尿随咳出。语声低微、自汗乏力、舌淡、苔白、脉虚弱为气虚之征象。

本证以咳喘短气、呼多吸少、腰膝酸软，或尿随咳出及气虚症状共见为审证要点。

（十一）肝脾不调证

肝脾不调证是指肝失疏泄，脾失健运所表现的证候，又称肝郁脾虚证，或肝气乘脾证。常由情志不遂，肝气郁结，横乘脾土，或饮食劳倦伤脾，脾失健运，反侮于肝所致。

【临床表现】胸胁胀满窜痛，情志抑郁，善太息，厌食腹胀，大便溏结不调，肠鸣矢气，或腹痛欲泻，泻后痛减，或急躁易怒，舌淡苔白，脉弦或缓。

【证候分析】肝失疏泄，气机郁滞，故胸胁胀满窜痛、善太息、情志抑郁；肝气横逆犯脾，纳运失调，壅塞于中，则厌食腹胀；肝郁而气滞，脾虚而湿阻，则肠鸣矢气；木郁土虚，气滞于腹则痛，便后气机得畅，故泻后疼痛缓解；木郁土虚轻重，随情志波动而增减，故大便溏结不调。苔白、脉弦或缓均为肝郁脾虚之征象。

本证以胸胁胀满、情志抑郁、腹胀便溏、肠鸣矢气等为审证要点。

（十二）肝气犯胃证

肝气犯胃证是指肝气郁结，横逆犯胃，胃失和降所表现的证候，又称肝胃不和证，或肝胃气滞证。日久肝郁化火，则形成肝火犯胃证。多因情志不舒，肝气郁结，横犯胃土，或饮食不节，胃失和降，反侮于肝，肝失条达所致。

【临床表现】胃脘、胁肋胀满、窜痛，情志抑郁，善太息，食少纳呆，吞酸嘈杂，嗳气呃逆，或急躁易怒，或呕血，舌苔薄白，脉弦。

【证候分析】肝气郁滞，疏泄失职，横逆犯胃，胃失和降，则胃脘、胸胁胀满、窜痛；胃气上逆，则嗳气呃逆；胃纳失司，则食少纳呆、吞酸嘈杂；情志抑郁、善太息、苔薄白、脉弦为肝气郁结之象。若气郁化火，则急躁易怒；火热扰胃则呕血。

本证以胃脘胁肋胀痛、情志抑郁、嗳气呃逆、吞酸嘈杂等为审证要点。

（十三）寒犯肝胃证

寒犯肝胃证是指胃阳不足，寒饮内阻，胃失和降，阴寒循肝经上逆所表现的证候。常由胃中虚寒，累及肝脉，或寒犯肝经，累及于胃，胃阳虚弱，胃失和降所引起。

【临床表现】干呕，或吐涎沫，口淡乏味，食少纳呆，颠顶冷痛，或头痛连脑，或吞酸嘈杂，形寒肢冷，面色淡白，舌淡，苔白，脉沉弦。

【证候分析】胃阳亏虚，阳虚则阴盛，胃失和降而上逆，则干呕、吐涎沫、口淡乏味；胃受纳力弱，则食少纳呆；阴寒侵犯肝经，循经上行，则头痛连脑或颠顶冷痛；肝寒犯胃，则吞酸嘈杂。形寒肢冷、面色淡白、舌淡、苔白、脉沉弦均为阴寒内盛之征象。

本证以干呕、吐涎沫、颠顶冷痛、吞酸嘈杂及阴寒内盛症状共见为审证要点。

（十四）肝肾阴虚证

肝肾阴虚证是指肝肾两脏阴液亏损，虚热内扰所表现的证候。常由房事不节，肾精耗损，肾病及肝，或肝郁日久化火，肝阴受损，累及于肾所致。

【临床表现】头晕目眩，耳鸣健忘，两目干涩，腰膝酸软，男子遗精，女子经少、经闭、崩漏，胁痛，形体消瘦，口咽干燥，五心烦热，颧红盗汗，舌红少苔，脉细数。

【证候分析】肝肾阴亏，水不涵木，肝阳上扰，则头晕目眩；肾之阴精不足，耳失充养，则耳鸣；髓海不足，则健忘；腰膝失于滋养，则腰膝酸软；肝肾阴虚，肝络失养，则胁部隐痛；阴亏不足，冲任失充，则女子经少、经闭；虚火扰动，肝失疏泄，肾失封藏，精（经）关不固，则男子遗精、女子崩漏。五心烦热、口燥咽干、盗汗颧红、舌红少苔、脉细数均为阴虚内热之征象。

本证以腰膝酸软、耳鸣健忘、胁痛、目眩目涩及虚热症状共见为审证要点。

（十五）脾肾阳虚证

脾肾阳虚证是指脾肾两脏阳气亏虚，温化失权所表现的证候。常由久泻不止，水邪久踞，脾阳亏虚，累及肾阳，或肾阳虚衰，不能温养脾阳所致。

【临床表现】腰膝、下腹冷痛，久泄不止，五更泄泻，完谷不化，或面浮肢肿，甚则腹胀如鼓，小便不利，形寒肢冷，舌淡胖，苔白滑，脉沉迟无力。

【证候分析】脾阳亏虚，运化失职，则久泄不止、完谷不化；肾阳为全身之阳的根本，寅卯之交，阴气极盛，阳气未复，故黎明前泄泻，习称"五更泄"；脾肾阳虚，无以温化水液，泛溢肌肤，则面浮身肿、小便不利；肾外应于腰，脾外应于腹，则腰膝、下腹冷痛；土不制水，反受其克，则腹胀如鼓。形寒肢冷、舌淡胖、苔白滑、脉沉迟无力均为阳虚失于温运、水寒之气内停之征象。

本证以腰腹冷痛、五更泄泻、面浮肢肿、腹胀如鼓等为审证要点。

第四节　外感病辨证

外感病是指人体感受外邪而引起的一类疾病，多具有特定的致病因素，并有季节性、地域性，甚或有流行性、传染性，且病程发展具有明显的阶段性特点。外感病的辨证方法主要有六经辨证、卫气营血辨证和三焦辨证。这些辨证方法是中医学在长期的临床实践中，随着中医学理论的发展逐渐形成的，它们从不同角度对疾病的本质进行了分析探讨和概括归类，是中医学辨证理论体系中的重要组成部分。

一、六经辨证

六经辨证是汉·张机在《素问·热论》基础上，结合其临床体会，将伤寒病传变特点进行分析、归纳，创立的一种适用于外感病的辨证方法。他开创了辨证论治的先河，为后世医家所尊崇。六经辨证以脏腑经络、气血津液的病理变化为基础，结合人体自身抗病能力的强弱，病势的进退、缓急等因素，对外感病发生发展过程中的各种症状进行综合分析，将外感病演变过程中所表现的各种证候，以阴阳为总纲，分三阳和三阴两类，作为论治的核心。按疾病的不同性质分三阳证为太阳病证、阳明病证和少阳病证，三阴证为太阴病证、少阴病证和厥阴病证。六经辨证以病变部位分，三阳病证以阳经和六腑病变为基础，太阳主表，阳明主里，少阳主半表半里；三阴病证以阴经和五脏病变为基础，三阴均属于里。六经辨证的重点在于说明外感病各阶段的病变部位、病变性质、邪正盛衰和病势趋向及其传变规律。

通过六经辨证可辨别病变部位在表或在里，在腑或在脏；判断疾病的性质，如三阳病证多属阳证、热证、实证，三阴病证多属阴证、寒证、虚证；推测疾病的发展趋势与传变，就疾病发展趋势而言，由表入里为病进病重，由里出表为病退病轻。

（一）常见证候

六经的常见证候有太阳病证、阳明病证、少阳病证、太阴病证、少阴病证、厥阴病证。

1. 太阳病证 指外感六淫邪气侵袭体表，邪正交争于表，以恶寒、头项痛、脉浮为主要表现的证候，为外感病的初期阶段。

太阳主一身之表，统摄营卫之气，抗御外邪侵袭，循行于项背，为诸经之藩篱。外邪侵犯人体，太阳首先受邪，表现为太阳病证。

因病人的体质差异、感受病邪的性质、病情轻重的不同，太阳经证又有太阳中风和太阳伤寒之分。太阳经证不解，病邪循经入腑，可导致太阳腑证，腑证又分为蓄水证和蓄血证。

（1）太阳经证 指由于风寒之邪侵袭，正邪抗争，营卫失调所表现的证候。太阳经证为伤寒病的初起阶段，分为太阳中风证和太阳伤寒证。

①太阳中风证：指以风邪为主的外邪侵犯太阳经，导致卫强营弱所表现的证候。

【临床表现】发热，恶风，汗出，头项强痛，或见鼻鸣，干呕，舌苔薄白，脉浮缓。

【证候分析】风邪侵犯太阳经，卫气受邪而浮于外与邪争，则发热；风性开泄，腠理不密，汗液外泄，则汗出；卫气随津外泄，则恶风；太阳经脉受邪，经气不利，则头及背部作痛；外邪从口鼻而入犯及肺胃，肺气失宣则鼻鸣，胃气失降则干呕；正邪抗争于太阳体表，脉气鼓动于外，故脉浮。

本证以发热、恶风、汗出、脉浮缓为审证要点。

②太阳伤寒证：指以寒邪为主的外邪侵犯太阳经脉，导致卫阳被遏，营阴郁滞所表现的证候。

【临床表现】恶寒，发热，头项强痛，无汗而喘，身体疼痛，脉浮紧。

【证候分析】寒邪侵犯太阳之表，卫阳被遏，肌肤失于温煦，则见恶寒；寒遏郁表，卫阳抗邪，正邪交争，故发热；太阳经气不利，故头身疼痛；寒性凝滞、收引，致使肌腠致密，玄府不开，故无汗；正气抗邪，故脉浮紧。寒邪束表，肺气失宣，则呼吸喘促。

本证以恶寒重、发热轻、无汗、脉浮紧为审证要点。

（2）太阳腑证 指太阳经证不解，病邪由太阳之表内传膀胱所表现的证候。由于病邪分别与水、血相搏，病机各异，故太阳腑证又分为太阳蓄水证和太阳蓄血证。蓄水者为膀胱气化受阻，津液内停，小便不利；蓄血者为经热入里，热与血结，而小便自利。

①太阳蓄水证：指太阳经证不解，邪与水结，膀胱气化不行所表现的证候。

【临床表现】发热恶寒，小便不利，小腹胀满，口渴，或饮入即吐，脉浮。

【证候分析】太阳经证不解，故见发热、恶寒、脉浮等表证；邪热内传膀胱之腑，气化失职，邪与水结，水液停蓄，故见小便不利、小腹胀满；水停而气不化津，津液不能上承，故渴欲饮水；若饮多则水停于胃，胃失和降，可见饮入即吐。

本证以小便不利、小腹胀满、口渴、饮入即吐的水液停蓄症状为审证要点。

②太阳蓄血证：指太阳经证不解，邪热传里，与血相结于少腹所表现的证候。

【临床表现】少腹急结或硬满，小便自利，神志错乱如狂，善忘，大便色黑如漆，脉沉涩或沉结。

【证候分析】太阳经证失治，邪热随经内传，与血相结，瘀热结于少腹，故见少腹急结，甚则硬满；瘀热内结，上扰心神，故见神志错乱如狂，甚则发狂，以及善忘等症；病在血分，未影响膀胱气化，故小便自利；瘀血下行随大便而出，则大便色黑如漆；脉沉涩或沉结，是因瘀热阻滞，脉气不利所致。

本证以少腹急结或硬满、神志错乱如狂、小便自利、大便色黑等为审证要点。

2. 阳明病证　指外邪内传阳明经，阳热亢盛，胃肠燥热所表现的证候。阳明病证为外感病发展过程中，正邪斗争剧烈的极期阶段。

阳明指手阳明胃经和足阳明大肠经，阳明为多气多血之经，阳气旺盛，邪入阳明最易化燥化热。阳明病以"胃家实"为主要病机，即指胃肠的实热证。

由于病人的体质差异、病变部位和证候特点的不同，可分为阳明经证和阳明腑证两大类型。

（1）阳明经证　指邪热亢盛，充斥阳明之经，弥漫全身，肠道尚无燥屎内结的证候。

【临床表现】身大热，不恶寒，反恶热，大汗出，口大渴，面赤，气粗，心烦躁扰，舌苔黄燥，脉洪大。

【证候分析】邪入阳明，化热化燥，弥漫全身，故身大热；邪热炽盛，迫津外泄，故大汗出；热盛伤津，且汗出复伤津液，故口大渴；气血涌盛于面，故面赤；热伤于肺，呼吸气喘声粗；邪热上扰，心神不安，则见心烦躁扰；苔黄燥、脉滑或洪大有力为阳明里热炽盛之象。

本证以身大热、大汗出、口大渴、脉洪大为审证要点。

（2）阳明腑证　指邪热内盛阳明，邪热与肠中糟粕相搏，燥屎内结所表现的证候。阳明腑证多由阳明热盛，汗出过多，或误用汗法，津液外泄，肠中干燥，里热更甚，导致燥屎干结阻滞，形成阳明腑实证。

【临床表现】日晡潮热，手足濈然汗出，腹部胀满硬痛而拒按，大便秘结，烦躁，甚者神昏谵语，狂躁不得眠，舌苔黄燥或焦黄，舌起芒刺，甚至焦黑燥裂，脉沉实有力或滑数。

【证候分析】肠腑实热弥漫，加之阳明经气旺于日晡，故日晡潮热、手足濈然汗出；邪热与糟粕结于肠中，腑气不通，故脐腹胀痛而拒按、大便秘结；邪热上扰心神，则见神昏谵语、狂躁不得眠；舌苔黄燥或焦黄，舌起芒刺，甚至焦黑燥裂，为燥热内结，津液被劫之故。邪热亢盛，且有形之邪壅滞，气机不畅，脉气不利，故脉来沉实有力；若邪热迫急，则脉来滑数。

本证以日晡潮热、手足濈然汗出、大便秘结、腹胀满硬痛或拒按、舌苔黄厚干燥、脉沉实为审证要点。

3. 少阳病证　指病邪侵犯少阳胆经，枢机不运，经气不利所表现的证候。少阳病证病邪已离太阳之表，又未入阳明之里，故又称为半表半里证。

【临床表现】寒热往来，胸胁苦满，口苦，咽干，目眩，性情沉默，不欲饮食，心烦喜呕，脉弦。

【证候分析】病在少阳半表半里，正邪交争，正胜则发热，邪胜则恶寒，故见寒热往来；少阳经脉下胸贯膈，循胁里，邪犯少阳，经气不利，故见胸胁苦满；胆热上炎，则口苦；热灼津液，则咽干；邪热上扰头目，故头目昏眩；胆气失疏，则性情沉默；若胆热扰胃，胃失和降，则见不欲饮食、欲呕；胆热上扰于心，则心烦；脉弦为肝胆受病之征。

本证以寒热往来、胸胁苦满、口苦、脉弦有力为审证要点。

4. 太阴病证　指病邪侵入太阴，导致脾阳虚衰，寒湿内停，运化失司，气机阻滞所表现的证候。太阴主湿，为三阴之屏障，病入三阴，太阴首先受邪，故太阴病为三阴病的初期阶段。太阴病证多因三阳病证失治、误治，损伤脾阳，或因脾阳素虚，寒邪直中太阴所致。

太阴与阳明同居中焦，互为表里，病变可在一定条件下转化。如阳明病因清下太过，损伤脾阳，可使病情向太阴方向转化；太阴病若过用温燥之剂，或寒湿久郁化热，亦可转属阳明，故有"实则阳明，虚则太阴"之说。

【临床表现】腹满呕吐，食不下，下利清谷，口不渴，时腹自痛，喜温喜按，呕吐，四肢欠温，舌淡苔白滑，脉沉缓而弱。

【证候分析】脾阳虚弱，寒湿内生，气机阻滞，故腹满时痛；脾失健运而不升，则食纳减少；寒湿下注，则下利；寒湿犯胃，胃失和降，故见呕吐；阳虚而失于温煦，故四肢欠温；阳虚寒湿内蕴，则舌淡苔白滑；脾阳虚弱，鼓动无力，故脉沉缓或弱。

本证以腹满时痛、下利清谷、四肢欠温、脉缓弱为审证要点。

5. 少阴病证　指病邪侵入少阴，损及心肾，阳气虚衰，阴血耗伤，导致全身性阴阳衰惫所表现的证候。少阴病的发生多由本经自感外邪，或由他经病传变而来。如太阳之邪最易陷入少阴，因太阳与少阴互为表里，或太阴病常累及少阴。

少阴为三阴之枢，病变从阴化寒则为少阴寒化证，从阳化热则为少阴热化证。但就伤寒而言，少阴病以寒化证为多见，故少阴病证以脉微细、但欲寐为主要脉症。

（1）少阴寒化证　指心肾阳气衰微，病邪入内，邪从寒化，阴寒独盛所表现的全身性虚寒证候。

【临床表现】无热恶寒，但欲寐，四肢厥冷，精神萎靡，下利清谷，小便清长，口不渴，或渴欲热饮，呕不能食，或食入即吐，或身热而反不恶寒，甚至面赤，脉微细。

【证候分析】病至少阴，心肾阳气俱虚，阴寒内盛，机体失于温养，故见无热恶寒（即畏寒）、但欲寐、肢厥；肾阳虚，火不暖土，脾胃纳运、升降失职，则下利清谷、呕不能食；若阴盛格阳，则外见身热而反不恶寒、面色赤；心肾阳虚，鼓动无力，则脉微细。

本证以畏寒肢厥、下利清谷、小便清长、脉微细为审证要点。

（2）少阴热化证　指肾水亏虚，心火独亢，邪从热化，阴虚阳亢所表现的证候。

【临床表现】心烦不得眠，口燥咽干，舌尖红，或舌绛少苔，脉细数。

【证候分析】邪入少阴，从阳化热，热灼真阴，水不济火，心火独亢，侵扰心神，故心中烦热而不得眠；阴亏失润，则口燥咽干；阴虚阳亢，故舌尖红，或舌绛少苔，脉细数。

本证以心烦不得眠、口燥咽干、脉细数为审证要点。

6. 厥阴病证　指病邪传入厥阴经，表现为阴阳对峙、寒热交错、厥热胜复、上热下寒等病机特征。厥阴病多由三阳病证误治，或少阴病证不愈累及厥阴，或厥阴直接受邪而发病。

厥阴为三阴之尽，又是阴尽阳生之脏，故病情演变多趋极端，常表现为寒热错杂、厥热胜复、呕吐下利等复杂情况。若阴寒由极盛而转衰，阳气由虚衰而转复，则病情好转；若阴寒盛极，阳气不继而先绝，则病情重笃垂危；若阴寒虽盛，但正气尚能与之抗争，则呈现阴阳对峙、寒热错杂证候。

【临床表现】消渴，气上撞心，心中疼热，饥而不欲食，食则呕吐或吐蛔，四肢厥冷。

【证候分析】邪入厥阴，心包之火炎上，则上热；热灼津伤，故消渴饮水；厥阴之脉挟胃，上贯膈，火性炎上，肝气横逆，故见气上撞心、心中疼热；又因下焦有寒，脾失健运，更因肝木乘犯，故不能进食、强食则吐，内有蛔虫者常可出现吐蛔虫。

本证以消渴、心中疼热、四肢厥冷的上热下寒症状为审证要点。

（二）传变规律

六经病证是脏腑、经络病变的反映，由于脏腑、经络之间是相互联系的，所以六经病证可以相互传变。疾病的传变与否，取决于正邪力量的对比、病人的体质，以及治疗是否恰当。其传变规律有传经、直中、合病、并病之别。

1. 传经 外感病邪由表向内传变，某一经病证转变为另一经病证者，称为传经。传经的次序有循经传、越经传、表里传等不同形式。

（1）循经传 指按六经顺序相传，如太阳→少阳→阳明→太阴→少阴→厥阴。还有一种传变规律即按太阳→少阳→阳明→太阴→厥阴→少阴次序相传者。

（2）越经传 指相隔一经或两经相传。如太阳病证不愈，直入少阳经，引起少阳病证。

（3）表里传 指互为表里两经之间的传变。如太阳经传少阴经，少阳经传厥阴经等。

2. 直中 因病人素体虚弱，外感病邪不经三阳经传变，而直接侵犯三阴经，或者一旦发病就是三阴经受邪的病证，称为直中。中太阴经，则病浅；中少阴经，则病深；中厥阴经，则寒热错杂。

3. 合病 两经或三经病证同时出现，称为合病。如太阳阳明合病、太阳太阴合病、三阳合病等。

4. 并病 伤寒病一经病证未解，又出现另一经的病证称为并病，如太阴少阴并病、太阳阳明并病等。

二、卫气营血辨证

卫气营血辨证是外感温热病的一种辨证方法，是清·叶桂《外感温热篇》中所创立的一种辨证方法。

叶氏根据外感温热病发展过程中，不同病理阶段所反映的证候，分为卫分证、气分证、营分证、血分证4个阶段，用以说明外感热病病位浅深、病势轻重及其演变规律，从而丰富了外感病辨证的内容，弥补了六经辨证的不足，有效指导着温热病的诊断。

温热病邪侵袭人体，由卫分进入气分，由气分进入营分，由营分再进入血分，病邪逐步深入，病情也逐渐加重。就病变部位而言，卫分证主表，病在肺与皮毛，是温热病的初期阶段，病情轻浅；气分证主里，病在胸膈、肺、胃、肠等脏腑，是邪正斗争的亢盛期；营分证是邪热入于心营，邪热内陷阶段，病在心与心包，病情深重；血分证则邪热已深入心、肝、肾，重在耗血、动血，病情更为严重。

（一）常见证候

1. 卫分证　指温热病邪初袭肺卫，正邪交争于肌表，卫外功能失调，肺失宣降所表现的证候。多见于温热病初起阶段，因肺宣发卫气于表，外合皮毛，故卫分证常伴有肺经病变。

【临床表现】发热，微恶风寒，有汗，头痛，口微渴，舌边尖红，苔薄白或薄黄，脉浮数。或有咳嗽，或咽喉肿痛。

【证候分析】温热之邪侵及卫表，卫气阻遏不能布达于外，故发热、微恶风寒；卫阳与温热邪气郁蒸，故多为发热重而恶寒轻；上扰清窍，则头痛；邪在肺卫之表，津伤不重，故口干微渴；温邪上犯，肺失宣降，气逆于上，则咳嗽；上灼咽喉，气血壅滞，故咽喉红肿疼痛。舌边尖红、脉浮数为邪热在卫表之征象。

本证以发热、微恶风寒、舌边尖红、脉浮数为审证要点。

2. 气分证　指温热邪气入里，内传脏腑，表现为正盛邪实，阳热亢盛的里实热证候。气分证多因卫分证不解，邪热内传，入于气分，或温热之邪直犯气分，或气分伏热外发所致。气分证的范围甚广，凡温热病邪不在卫分，又不在营分、血分的一切证候，均属气分证。依据邪热侵犯肺、胃、胸膈、肠、胆等脏腑不同而兼有不同的临床表现。常见的证型有邪热壅肺、热扰胸膈、胃热亢盛、热结肠道、热郁胆腑等。

【临床表现】壮热，烦渴喜冷饮，大汗出，脉洪大；或日晡潮热，便秘，或下利稀水，腹胀满硬痛，拒按；或寒热如疟，胁痛，口苦，心烦，干呕，脉弦数。

【证候分析】邪正剧争，里热炽盛，故身热盛、不恶寒；邪热蒸腾，迫津外泄，则汗出；热灼津伤，则口渴、尿赤、苔黄；热盛血涌，则舌红、脉数有力。

邪热壅肺，肺失肃降，肺气不利，则见咳喘，胸痛，咳痰黄稠。

热扰胸膈，心神不宁，则心烦懊恼，坐卧不安，甚或胸膈灼热如焚。

热结肠道，腑气不通，则见日晡潮热、腹部胀痛拒按；燥屎结于肠中，邪热迫津从旁而下，则下利稀水、秽臭不堪，此即"热结旁流"。

热郁胆腑，胆气上逆，则口苦；经气不利，故胁痛；扰心则烦；胆热犯胃，胃失和降，故干呕；脉弦数为胆经有热之象。

本证以发热、不恶寒反恶热、尿黄、舌红苔黄、脉数有力等里实热证为审证要点。

3. 营分证　指温热病邪内陷心营，导致营阴受损，心神被扰所表现的证候。营分证是温热病发展过程中较为深重的阶段。营分证多由于气分邪热失于清泄，或温热病邪化燥化火传入营分；或温邪不经卫分、气分直入营分；亦有卫分直陷营分而成，称为"逆传心包"。

营分介于气分和血分之间，若病势由营转气，是病情好转的表现；由营入血，则表示病情加重。

【临床表现】身热夜甚，心烦不寐，时有谵语，斑疹隐现，口不甚渴，或渴不欲饮，舌红绛而干，少苔，脉细数；或神昏，舌謇，肢厥，舌鲜绛或暗晦。

【证候分析】邪热入营，灼伤营阴，阴虚则身热夜甚；邪热深入营分，侵扰心神，故心烦不寐、神昏谵语；热伤血络，则见斑疹隐隐；邪热蒸腾营阴上潮于口，故口不甚渴，或渴不欲饮。舌质红绛少苔、脉细数为邪热入营，营阴劫伤之征象。

本证以身热夜甚、心烦或神昏谵语、斑疹隐隐、舌红绛、脉细数等为审证要点。

4.血分证　指温热病邪深入营血，病变累及心、肝、肾三脏，以致耗血、动血、动风所表现的一类证候。血分证是温热病发展的最后阶段，也是病变最深重的阶段。血分证可由营分邪热未能透转气分，营热久羁，进而传入血分；或卫分、气分邪热亢盛，劫伤营血，直入血分；或素体阴虚，伏热内蕴，传入血分所致。

血分证病变涉及心、肝、肾三脏，临证有血分实热证和血分虚热证的不同。

（1）血分实热证　指温热病邪深入营血，血分实热内炽，或血分热毒极盛所致，以耗血、动血、动风、瘀血内阻为主要特征的实热证候。

【临床表现】身热夜甚，躁扰不宁，或昏狂谵妄，斑疹透露、色紫或黑，吐血，衄血，便血，尿血，舌绛红或绛紫；或目睛上视，牙关紧闭，颈项强直，抽搐，角弓反张，脉弦数。

【证候分析】邪热入血，灼伤阴血，阴虚内热，夜间阳入于阴，故身热夜甚；血热内扰心神，故躁扰不宁，甚或昏狂谵妄；邪热迫血妄行，则有出血诸症，如吐血、衄血、便血、尿血；邪热灼津，血行壅滞，故斑疹紫黑、舌质深绛；若血分热炽，燔灼肝经，筋脉挛急，则见"动风"诸症，如目睛上视、牙关紧闭、颈项强直、抽搐、角弓反张等。

本证以身热夜甚、出血、动风、神昏谵语、斑疹紫黑等为审证要点。

（2）血分虚热证　指温热病邪深入营血，热盛伤阴所导致的以阴虚内热和虚风内动为主要表现的虚热证候。

【临床表现】持续低热，暮热早凉，五心烦热，神疲欲寐，耳聋，形瘦，或见手足蠕动、瘛疭，脉细数。

【证候分析】若邪热久羁，劫灼肝肾之阴，阴虚内热，故见持续性低热或暮热早凉、五心烦热；神失所养，则神疲欲寐；肾阴亏耗，耳窍失养，故耳聋；形体失养而体瘦；阴虚经脉失养，则见"动风"诸症，如手足蠕动、瘛疭等；阴虚内热，则脉细数。

本证以持续低热、暮热早凉、五心烦热，以及手足蠕动、瘛疭等为审证要点。

（二）病传规律

外感温热病多起于卫分，渐次传入气分、营分、血分。温热病的整个发展过程，其传变规律分为顺传和逆传两种形式。

1.顺传　指温热病邪按照由外向内或由内向外依次相传的规律传变。外感温热病证由卫、气、营、血的顺序传变，表明病邪由表入里，病情由轻而重，这是温病传变的一般规律。

2.逆传　指温热病邪不循卫气营血表里层次的传变，而是由卫分径直入里，即邪入卫分后，不经过气分阶段而直接深入营分、血分。实际上逆传只是顺传规律中的一种特殊类型，其病情更为急剧、重笃。

由于感受温热病邪的轻重之别和机体反应的特殊性，也有不按上述规律传变的。如起病即见气分证或营分证，而无卫分证候表现；或卫分之邪不解，又兼见气分证，而致"卫气同病"；或气分证候尚存，又出现营分或血分的证候，表现为"气营同病"或"气血两燔"，甚至卫、气、营、血俱病的复杂演变过程。

三、三焦辨证

三焦辨证是清代医家吴瑭创立的一种温热病辨证方法。三焦辨证是参考《内经》三焦所属部位的概念，在六经辨证和卫气营血辨证的基础上，结合温热病的传变规律加以总结而成。三焦辨证将外感温热病的证候归纳为上焦病证、中焦病证、下焦病证三个阶段，着重阐述了三焦所属脏腑在温病传变过程中的病理变化，并以此为基础概括其不同证候类型，区分病邪所在病位的深浅、病程的不同阶段，并说明证候间的传变规律。

上焦病证主要包括手太阴肺和手厥阴心包的病变，属温病的初期阶段；中焦病证主要包括手阳明大肠、足阳明胃和足太阴脾的病变，属温病的中期阶段；下焦病证主要包括足少阴肾和足厥阴肝的病变，属温病的末期阶段。

（一）常见证候

三焦辨证常见证候有上焦病证、中焦病证、下焦病证。

1. 上焦病证 指温热病邪侵袭手太阴肺和手厥阴心包所表现的证候。由于肺宣发卫气，所以温病初期，肺卫受邪；若感邪深重，起病即邪闭心神，则称逆传心包。

（1）邪犯肺卫证 指温热病邪侵袭肺卫，肺失宣降所致的证候。

【临床表现】发热，微恶风寒，头痛，微汗出，口干，咳嗽，舌边尖红，苔薄黄，脉浮数；或身热不恶寒，咳喘气粗，口渴，汗出，舌红苔黄，脉数。

【证候分析】肺合皮毛，主表统卫。温热之邪犯表，卫气失和，肺失宣降，故见发热、微恶风寒、咳嗽、舌边尖红、脉浮数等症；温邪上扰清空，则头痛；热盛伤津，则口渴；迫津外泄，则汗出；若邪热入里，壅滞于肺，肺失肃降，气逆于上，则见咳嗽、气喘；邪已入里，故身热不恶寒。口渴、汗出、苔黄、脉数均为邪热内盛之征象。

本证以发热、微恶风寒、咳嗽、苔薄黄、脉浮数，或身热不恶寒、咳喘气粗、苔黄、脉数等为审证要点。

（2）逆传心包证 指温热病邪侵袭上焦心包，闭阻心窍所致的证候。

【临床表现】身热，神昏谵语，或昏愦不语，舌謇肢厥，舌红绛，脉细数。

【证候分析】里热炽盛，蒸腾于外，故见身热；邪陷心包，热扰心神甚或热闭心神，则见谵语神昏或昏愦不语、舌謇；阳热内郁，不达四肢，故肢厥；灼伤营阴，则舌质红绛、脉细数。

本证以身热、神昏谵语、肢厥、舌绛等为审证要点。

2. 中焦病证 指温热病邪侵犯中焦脾胃所表现的证候。脾与胃同居中焦，互为表里，阳明主燥，太阴主湿。若邪从燥化，则导致阳明燥热证；若邪从湿化，则成为太阴湿热证。

（1）阳明燥热证 指温热病邪侵入阳明经，阳明燥热，里热炽盛所致的证候。

【临床表现】壮热，不恶寒反恶热，口渴，汗大出，面红目赤，舌红苔黄，脉洪大；或日晡潮热，腹胀满硬痛、拒按，大便秘结，呼吸气粗，神昏谵语，尿少色黄，舌苔黄燥或焦黑起芒刺，脉沉实有力。

【证候分析】邪热蒸腾，则壮热、不恶寒反恶热、面目俱赤、脉洪大；热盛迫津外泄，则大汗出，灼津耗液，则见口渴、小便短赤；邪入阳明，热炽津伤，胃肠失润，燥屎内结，故见日晡潮热，腹胀满硬痛、拒按，大便秘结；热扰心神，故见神昏谵语。苔黄燥或焦黑起刺、脉沉实有力为燥热内结、津液被劫之征象。

本证以壮热、汗出、口渴、脉洪大，或腹满硬痛、大便秘结、神昏谵语、脉沉实有力等为审证要点。

（2）太阴湿热证 是指温热病邪侵入足太阴经，湿热郁蒸太阴所表现的证候。

【临床表现】身热不扬，头身重痛，脘腹痞满，泛恶欲呕，大便不爽或溏泄，舌苔黄腻，脉濡数。

【证候分析】邪从湿化，湿遏热伏，郁于肌腠，故身热不扬；湿性重着，湿热郁阻，气机不畅，故头身重痛；湿热郁阻中焦，脾失健运，胃失和降，故见脘腹痞满、泛恶欲呕、大便不爽或溏泄。苔黄腻、脉濡数为湿热内蕴之征象。

本证以身热不扬、脘腹痞闷、苔黄腻、脉濡数为审证要点。

3. 下焦病证　指温热病邪侵犯下焦，劫伤肝肾之阴，导致虚热内扰和虚风内动的证候。下焦病证多因温热之邪久羁中焦，或阳明燥热，烁劫下焦肝肾之阴，使真阴不足，肝肾两伤，故常见真阴不足证及阴虚风动证。

（1）真阴不足证　指温病后期温热病邪侵犯下焦，耗损真阴，虚热内扰所导致的证候。

【临床表现】身热，颧红，手足心热，口燥咽干，心烦不寐，神疲耳聋，舌红绛，脉细数。

【证候分析】温病后期，邪传下焦，损及肝肾之阴。肾阴亏耗，耳失充养，故耳聋；神失阴精充养，故神疲；阴亏不能制阳，虚热上扰心神，则心烦不寐。身热颧红、口燥咽干、手足心热、舌红绛、脉细数均为阴虚内热之征象。

本证以耳聋、心烦不寐及颧红、手足心热、舌红绛、脉细数等虚热症状为审证要点。

（2）阴虚风动证　指温热病邪侵犯下焦，耗伤肝肾之阴，真阴亏乏，虚风内动所导致的证候。

【临床表现】手足蠕动或瘛疭，肌肉瞤动，肢厥，心中大动，舌绛少苔，脉细数，甚或时时欲脱。

【证候分析】肝为刚脏，属风木而主筋，赖肾水以涵养，热邪久羁，真阴被灼，水亏木旺，筋失所养，拘挛迫急，以致出现手足蠕动，甚或瘛疭；心中憺憺大动，亦系阴虚水亏，虚风扰动所致。舌绛少苔、脉细数，甚或时时欲脱均为阴精耗竭之虚象。

本证以手足蠕动或瘛疭、舌绛少苔、脉细数等风动症状及阴虚表现为审证要点。

（二）病传规律

三焦辨证将温热病发展过程分成初、中、末三个阶段，其传变有顺传和逆传。

1. 顺传　温热病邪经由上焦、中焦、下焦自上至下传变，称为顺传，标志着病情由浅入深、由轻到重的病理演变过程。三焦病证多由上焦手太阴肺经开始，此时病情轻浅，可经治而愈，并不传变；上焦病证不解，则传至中焦脾胃，病深一层；中焦病证不解，则传入下焦肝肾，病邪深入，病情危重。

2. 逆传　温热病邪由肺卫而传入心包者，称为逆传，说明邪热炽盛，直接侵犯心包，病情危重。

由于人是一个有机整体，邪之所感，随处可传，故上焦、中焦、下焦的传变不是截然划分的，有时相互交错。三焦病证亦可由上焦传入下焦，或初起即见中焦病证，还可上焦中焦、中焦下焦或上中下三焦病证同时出现。所以对三焦病势的判断，应综合临床资料全面分析。

第十章　预防、治则、养生、康复

预防是指采取各种防护措施，避免疾病的发生与发展。治则是指在中医基本理论指导下制订的对临床立法、处方、用药等具有普遍指导意义的治疗原则。养生是研究人的生命规律及各种保养身体的原则和方法。康复是指通过综合、协调地应用各种措施，消除或减轻病、伤、残者身心、社会功能障碍，达到或保持最佳功能水平，增强自立能力，使其重返社会，提高生存质量的理论及方法。此四者在研究对象、基本理论、具体方法、适用范围等方面不尽相同，但均为了维护人体的身心健康，达到提高人类生活质量、延年益寿的目的，因此都是中医学理论体系的重要组成部分。

第一节　预　防

预防是指采取一定的措施，防止疾病的发生与发展。中医学历来非常重视预防，早在《内经》中就提出了"治未病"的预防思想，指出"圣人不治已病治未病，不治已乱治未乱……夫病已成而后药之，乱已成而后治之，譬犹渴而穿井，斗而铸锥，不亦晚乎"(《素问·四气调神大论》)，强调了"防患于未然"的重要性。所谓治未病，包括未病先防和既病防变两方面内容。

一、未病先防

未病先防，就是在疾病未发生之前，采取各种预防措施，以防止疾病的发生。

由于正气不足是疾病发生的内在根据，邪气侵犯是疾病发生的重要条件，因此未病先防必须注重邪正双方的盛衰变化。

(一)调养正气，提高抗病能力

人体正气的强弱与抗病能力密切相关。《素问·刺法论》说："正气存内，邪不可干。"正气充足，精气血阴阳旺盛，脏腑功能强健，则机体抗病力强；正气不足，气血阴阳亏乏，脏腑功能低下，则机体抗病力弱。所以调养正气是提高抗病能力的关键。

1. 谨调摄精神　人的精神情志活动与脏腑功能、气血运行等有着密切的关系。突然、强烈或持久的精神刺激，可导致脏腑气机紊乱，气血阴阳失调而发生疾病。因此，平时要重视精神调养，一是要做到心情舒畅，精神愉快安定，少私心而不贪欲，喜怒而不妄发，修德养性，保持良好的心理状态；二是要尽量避免外界环境对人体的不良刺激，如营造优美的自然环境、和睦的人际关系、幸福的家庭氛围等。这样则人体的气机调畅，气血平和，正气充沛，抗邪有力，可预防疾病的发生。

2. 慎饮食起居 保持身体健康、精力充沛，生活就要有一定的规律性，做到饮食有节、起居有常、劳逸适度等。如在饮食方面要注意饥饱适宜，五味调和，切忌偏嗜，讲究卫生，并控制肥甘厚味的摄入，以免损伤脾胃，导致气血生化乏源，抗病能力下降。在起居方面要顺应四时气候的变化来安排作息时间，培养规律的起居习惯，如定时睡眠、定时起床、定时工作学习、定时锻炼身体等，提高对自然环境的适应能力。在劳逸方面，既要注意体力劳动与脑力劳动相交替，又要注意劳作与休息相结合，做到量力而行，劳逸适度。

3. 常锻炼身体 运动是健康之本，经常锻炼身体，能够促使经脉通利，血液畅行，增强体质，从而防病祛病，延年益寿。传统养生学中有形式多样、种类繁多的运动健身方法，如五禽戏、太极拳、八段锦、气功等，其要领是意守、调息、动形三者相统一。其中最关键的是意守，只有精神专注，方可宁神静息，呼吸均匀，导引周身气血运行，正所谓以意领气，以气动形。而现代的运动方法，如健身操、跑步、游泳等，只要动作舒缓协调，全身自如放松即可。不论何种体育运动，健身的基本原则应是形神兼炼，协调统一；循序渐进，有张有弛；常劳恒炼，贵在坚持。

此外，调养正气还可采用人工免疫的方法，如施行人痘接种法以预防天花，在我国 16 世纪已很盛行，并被传播到俄罗斯、朝鲜、日本及其他国家，这项伟大的发明是人工免疫的先驱，为后世免疫学的发展开辟了道路。通过人工免疫的方法，也能够增强体质，提高抗邪能力，预防某些疾病的发生。

（二）外避病邪，防止邪气侵害

邪气是导致疾病发生的重要条件，故未病先防除了调养正气，提高抗病能力外，还要注意避免各种邪气的侵害。如使用药物杀灭病邪，包括燃烧烟熏法、药囊佩戴法、浴敷涂擦法、药物内服法等；讲究卫生，做到居处清洁，空气流通，并防止水源和饮食的污染；避免病邪侵袭，如顺四时而适寒暑，及时隔离传染病病人；在日常生活和劳动中防范跌仆损伤、虫兽咬伤等各种外伤。

二、既病防变

既病防变是指如果疾病已经发生，应争取早期诊断，早期治疗，及时控制疾病的传变，防止病情的进一步发展，以达到早日治愈疾病的目的。

（一）早期诊治

疾病的发展和演变有一个过程，多是由表入里，由浅入深，逐步加重，因此应早期诊治，尽早控制病情。一般在疾病的初期阶段，邪气侵犯的部位较浅，病情较轻，对正气的损害也不甚，而机体抗御邪气、抗损伤及康复的能力相对较强，故易治而疗效明显，有利于机体早日痊愈。倘若未及时诊断治疗，病邪就可能步步深入，继续耗损正气，使病情由轻而重，日趋复杂，甚至发展到深入脏腑，病位深沉，故治疗就愈加困难，从而减缓了机体恢复健康的进程。正如《素问·阴阳应象大论》所说："故邪风之至，疾如风雨，故善治者治皮毛，其次治肌肤，其次治筋脉，其次治六腑，其次治五脏。治五脏者，半死半生也。"说明早期诊治是防微杜渐的有效方法。既病之后，一定要根据疾病发展变化的规律，争取时间及早诊断，并采取正确的治疗方法，以顾护正气，缩短病程，这样才能防止其进一步传变。

（二）控制病传

人体是个有机的整体，脏腑之间在功能上互相协调配合，在病理上也必然会互相影响、互相传变。所以在临床诊治疾病的过程中，不仅要掌握早期诊治这一重要原则，针对病变之所治疗，还必须了解病情的发展趋势，注意其传变规律，及时给予相应的防治措施，以截断病邪蔓延的途径。疾病的发展都有一定规律，如外感病之六经传变、卫气营血传变、三焦传变，以及内伤病之五脏传变、脏与腑的表里传变、经络传变等。掌握了疾病的传变规律，针对即将发生的某种病理变化，适时进行某些预防性的治疗，"先安未受邪之地"，就可有效地控制病情发展。如汉·张机《金匮要略·脏腑经络先后病脉证》说："见肝之病，知肝传脾，当先实脾。"即指临床上治疗肝病时，可配合健脾和胃之法，使脾气旺盛而不致受邪。又如在温热病的发展过程中，由于热为阳邪，最易化燥伤阴，故热邪常先损伤中焦胃阴，继而克伐下焦肾阴。针对这一传变规律，在胃阴受损时，应于甘寒养胃的方药中，适当加入一些咸寒滋肾之品，以固护肾阴，防止热邪的深入传变。

第二节　治　则

治则，也称治疗原则，是治疗疾病时必须遵循的法则，是在中医基本理论指导下，对临床治疗立法、处方、用药具有普遍指导意义的治疗学理论。

治疗原则与治疗方法同属于中医学的治疗思想，但两者之间既有联系，又有区别。治则是从整体上把握治疗疾病的规律，以四诊收集的客观资料为依据，对疾病进行全面分析与比较、综合与判断，从而针对不同病情制订对应的原则。例如虚证用补法扶正、实证用泻法祛邪，扶正和祛邪即属于治疗疾病的原则。

治法则是医生对疾病进行辨证之后，根据辨证结果，在治则的指导下，针对具体病证拟订的直接且有针对性的治疗方法，是对治则的具体体现和实施。如在扶正治则之下，有益气、补血、滋阴、温阳等不同治法；在祛邪治则之下，又有发汗、泻下、清热、祛痰等不同治法。

中医治则理论体系中最高层次的治疗原则就是"治病求本"。治病求本，是指治疗疾病时必须寻求病证的本质，然后针对其本质进行治疗。这是中医治疗疾病的根本原则，反映了具有最普遍指导意义的治疗规律，是贯穿于整个治疗过程的基本方针，是任何疾病实施治疗时都必须首先遵循的原则。因此，"治病求本"对其他各种治则具有指导作用，其他治则都是从属于这一根本原则的，是"治病求本"的具体体现。

一、扶正祛邪

扶正与祛邪，是针对虚证和实证病机所制订的基本治疗原则。由于邪正斗争的消长盛衰变化，形成虚证或实证，故治疗疾病的根本目的就是扶助正气、祛除邪气，即所谓"虚则补之""实则泻之"。

扶正与祛邪虽是两种不同的治则，但二者之间又相互为用。扶正的目的在于增强正气，正气充盛，机体抗御病邪和祛除病邪的能力就会提高，有利于祛邪；而祛邪的目的在于祛除邪气，减少和中止邪气对正气的干扰和损害，有利于正气的恢复。因此，扶正有助于祛邪，祛邪有助于扶正，只要运用得当，二者相得益彰，促使疾病早日好转和痊愈。

扶正与祛邪治则的运用，首先要分清证候虚实，其次是用药要注意轻重缓急。一般而言，扶正之法，药量宜先轻后重；祛邪之法，用药应注意中病即止。扶正与祛邪的具体运用，体现在以下3个方面。

（一）扶正与祛邪单独使用

扶正与祛邪单独使用，适用于相对单纯的虚证或实证。

1. 扶正　即扶助正气，是指用有扶助正气的药物或其他疗法，并配合精神调摄、饮食调养、体育锻炼等，增强体质，提高机体的抗病能力，以恢复健康。扶正治则适用于正虚而邪不盛的虚证。临床上常用的补气法、养血法、滋阴法、温阳法等，均属扶正治则指导下确立的治法。

2. 祛邪　即祛除邪气，是指用有祛除邪气的药物或其他疗法，以驱逐病邪，达到邪去而正复的目的。祛邪治则适用于邪盛而正不虚衰的实证。根据邪气的性质及其部位的不同而选择对应的祛邪方法，临床常用的汗法、下法、吐法、清热、利湿、行气、活血等均属此原则指导下确立的治法。

（二）扶正与祛邪兼用

扶正与祛邪兼用，即攻补兼施或并用，但又有主次之分。适用于正虚邪盛的虚实错杂证，根据邪正盛衰变化而决定两者的主次。

1. 扶正兼祛邪　即扶正为主，兼顾祛邪。适用于正虚为主兼邪盛的虚实错杂证。如肾阳虚弱而水饮内停，治宜温补肾阳为主，兼利水湿之邪。

2. 祛邪兼扶正　即祛邪为主，兼顾扶正。适用于邪盛为主兼正虚的虚实错杂证。如夏季暑热之邪伤津耗气，治宜清热祛暑为主，兼以生津益气。

总之，扶正与祛邪兼用时，必须以"扶正不留邪，祛邪不伤正"为原则。因扶正不当，易使邪气留恋；祛邪不当，反易耗伤正气。如高热退，进服大剂补药或厚味食物，常易致余邪留恋，病情加重；如体虚兼外感，若过用峻猛发汗之品，也会更加耗伤人体之阴。

（三）扶正与祛邪先后使用

扶正与祛邪分先后使用，适用于正虚邪盛的虚实错杂证。此时将扶正与祛邪分先后使用，可以达到既不伤正，又不碍邪，使邪祛而正复的目的。

1. 先祛邪后扶正　即先攻后补。适用于邪盛正虚的虚实错杂证，正气虽虚，但尚能耐攻，或邪盛为主，兼顾扶正反会助邪时，可先祛邪后扶正。如瘀血所致的崩漏，虽有血虚症状，但瘀血不去，崩漏难止，故应先活血化瘀以祛邪，而后再予养血补虚以扶正。

2. 先扶正后祛邪　即先补后攻。适用于正虚邪盛的虚实错杂证，正气虚甚，不耐攻邪，或正虚为主，兼以攻邪反会更伤正气时，可先扶正后祛邪。如某些虫积病人，因病久正气虚衰，若直接驱虫更伤正，故先用扶正健脾法使正气渐复，再予驱虫消积以祛邪。

二、标本先后

标与本是一个相对的概念，常用来说明疾病过程中的各种矛盾关系。标本具有多种含义，若以疾病的本质与现象而言，本质为本，现象为标；以发病的先后而言，先发之病为本，后发之病为标；以病因与症状而言，病因为本，症状为标，等等。应该注意的是，标本之"本"与治病求本之"本"，不属于同一层次上的概念，前者是相对于"标"而建立的概念，有着多种不同的具体含义，而后者的含义则较明确，指的就是病证变化规律的内在本质。

标本先后治则在临床上的运用，是强调从复杂多变的病证中，分清其标本缓急，然后确定治疗的先后主次。这一治则体现了处理疾病过程中各种矛盾的灵活方法，体现了重点突出、措施有节的治疗步骤，也是对治病求本原则的补充。

（一）急则治标

急则治标是指标病或标症甚急，若不先治其标，有可能危及病人生命或影响对本病治疗时所采用的一种治疗原则。例如肺痨病人突然出现大咯血，此时应先止血以治标，待血止病情缓和再治本病。又如水鼓病，当出现大量腹水、呼吸喘促、大小便不利等急重症状时，应立即用逐水通便之法先治其标，待二便通利、腹水减轻或消除后，再调理肝脾以治其本。因此，先治其标也是治本的必要前提。

（二）缓则治本

缓则治本是指标病或标症缓而不急时，抓住疾病的本质进行治疗的一种原则。这是在治病求本原则指导下常用的治则。例如风寒头痛，风寒之邪阻滞经络的病因病机为本，头痛的症状表现为标，采用疏风散寒法针对本质进行治疗，风寒之邪一除，则头痛自解。又如肺阴虚所致的咳嗽，肺阴虚为本，咳嗽为标，治疗用滋阴润肺之法，肺阴充足，则咳嗽亦随之而愈。

（三）标本兼治

标本兼治，即标本同治，是指标病与本病并重时采取的一种治疗原则。即在时间和条件上不允许单治标或单治本，故必须标本兼顾而同治，才能取得较好疗效。例如阳热内盛，阴液亏损，出现腹满痛而便结，若单用清热泻下以治标则进一步伤正，若仅用滋阴生津以治本则热邪又不得祛除，只有采用滋阴与泻下并举的标本兼治法，才能使正盛邪退而病愈。

三、正治反治

正治与反治，是在"治病求本"根本原则指导下，针对病证有无假象而制订的两种治疗原则。在错综复杂的疾病过程中，大多数病证的本质与所表现的现象是一致的，但有些病证，其本质与所表现的现象却不尽一致，即出现假象。正治与反治，就是指所用治法的性质与病证现象之间表现出逆从关系的两种治则，所谓"逆者正治，从者反治"（《素问·至真要大论》）。

（一）正治

正，有常规之意。正治是指治疗用药的性质、作用趋向逆病证表象而治的一种常用治则。这一治则采用与病证性质相反的方药进行治疗，故又称为"逆治"，适用于疾病本质与现象相一致的病证。常用的正治法主要有以下 4 种。

1. 寒者热之 寒性病证出现寒象，用温热性质的方药进行治疗，称为"寒者热之"，如表寒证用辛温解表法、里寒证用辛热散寒法等。

2. 热者寒之 热性病证出现热象，用寒凉性质的方药进行治疗，称为"热者寒之"，如表热证用辛凉解表法、里热证用苦寒清热法等。

NOTE

3. 虚则补之　虚性病证出现虚象，用补益扶正的方药进行治疗，如阳气虚弱证用温阳益气法、阴血不足证用滋阴养血法等。

4. 实则泻之　实性病证出现实象，用攻逐祛邪的方药进行治疗，如痰热壅滞证用清热化痰法、瘀血内阻证用活血化瘀法等。

（二）反治

反，与"正"相对，具有变异、非常规之意。反治是指所用药物的性质、作用趋向顺从病证的某些表象而治的一种治则。这一治则采用与病证表现的假象性质相一致的方药进行治疗，故又称为"从治"，适用于本质与现象不完全一致的病证。常用的反治法主要有以下 4 种。

1. 热因热用　用温热性质的方药治疗具有假热现象病证的治法，又称以热治热法，适用于阴盛格阳的真寒假热证。例如病人四肢厥冷、下利清谷、脉微欲绝等，病证本质属阳衰阴盛，但同时又见身热不恶寒、口渴面赤、脉大等阳气浮越于外的假热症状，应用温热的方药顺从假热属性治其真寒，待里寒一散，阳气得复，假热自然消失。

2. 寒因寒用　用寒凉性质的方药治疗具有假寒现象病证的治法，即以寒治寒法，适用于阳盛格阴的真热假寒证。例如病人渴喜冷饮、烦躁不安、便干尿黄、舌红苔黄，病证本质属里热炽盛，但同时又见四肢厥冷、脉沉等阳气被遏不能外达的假寒症状，故用寒凉的方药顺从假寒属性治其真热，待里热一清，阳气外达，假寒便会随之解除。

3. 塞因塞用　用补益的方药治疗具有闭塞不通症状之虚证的治法，即以补开塞法，适用于体虚脏腑精气功能减退而出现闭塞症状的真虚假实证。一般实邪内阻时，往往会出现闭塞不通的症状，但在人体气血津液不足，脏腑功能低下时，也会出现因虚而闭塞不通的现象。例如脾气虚，运化无力，可出现脘腹胀满；肠腑阴液不足，可导致便秘；胞宫精血亏虚，易引起闭经等。这些病证的本质皆为虚，所以运用"塞因塞用"的反治法，分别给予补气健脾、滋阴润肠及充养精血等补益的方法治疗，闭塞不通的症状便能缓解。

4. 通因通用　用通利祛邪的方药治疗具有通泄症状之实证的治法，即以通治通法，适用于因实邪内阻出现通泄症状的真实假虚证。一般情况下，泄泻、崩漏、尿频等症，多用止泻、固冲、缩尿等法，但这些通泄症状出现在实性病种中，则当以通治通。如饮食积滞引起的腹泻、瘀血内停出现的崩漏、膀胱湿热导致的尿频等，这些病证的本质皆为实，故运用"通因通用"的反治法，分别给予消导泻下、活血化瘀和清利湿热等祛邪的方法治疗，通泄的症状即会痊愈。

总之，正治与反治，在所用药物性质与病证表象性质上存在着相逆与相从的差异，但对疾病的本质而言，二者都是逆其病证性质而治的法则，均属于治病求本。反治原则是治病求本原则在特殊状态下的体现。

四、调整阴阳

调整阴阳是指调整阴阳的偏盛偏衰，以恢复阴阳相对平衡的治疗原则。人体的病理变化虽然复杂，但其根本原因是阴阳失调。调整阴阳，补偏救弊，促进阴平阳秘，就是针对阴阳失调这一基本病理变化而制订的治疗原则。正如《素问·至真要大论》所说："谨察阴阳所在而调之，以平为期。"在具体运用时，又要以扶正祛邪治则为指导，一方面补益人体阴阳之偏衰，另一方面祛除阴阳偏盛之邪气，从而达到阴阳平衡，使疾病痊愈的目的。

（一）损其有余

损其有余，又称祛其偏盛，是针对阴阳偏盛病理变化所制订的治疗原则。阴阳偏盛是指阴邪或阳邪的亢盛，所谓"邪气盛则实"，故临床上表现为实证，当采用"实则泻之"的原则以损其有余。其中阳邪偏盛导致的实热证，应以寒清热，用"热者寒之"的方法祛除阳邪；阴邪偏盛导致的实寒证，应以热散寒，用"寒者热之"的方法祛除阴邪。《素问·阴阳应象大论》指出："阴胜则阳病，阳胜则阴病。"若阴阳偏盛进一步发展，损及人体正气明显者，则当兼顾其不足，在损其有余的同时，分别配以滋阴或温阳的治法。

（二）补其不足

补其不足，又称补其偏衰，是针对阴阳偏衰病理变化所制订的治疗原则。由于阴阳偏衰是指人体正气之阴阳虚衰，即所谓"精气夺则虚"，故临床上表现为虚证，当采用"虚则补之"的治则以助其不足，调补阴阳。

1. 阴阳互制之调补阴阳

（1）阴病治阳　指阳偏衰不能制阴而阴盛，出现虚寒证，当补阳以制阴，又称为"阴病治阳"或"益火之源，以消阴翳"。

（2）阳病治阴　指阴偏衰不能制阳而阳亢，出现虚热证，当养阴以制阳，又称为"阳病治阴"或"壮水之主，以制阳光"。

2. 阴阳互济之调补阴阳　由于阴阳之间存在着互根互用的关系，所以阴阳偏衰进一步发展，可以产生"阴阳互损"的病理变化，即阴虚日久可损及阳气而引起阳虚、阳虚日久可损及阴液而引起阴虚，其结果是出现阴阳两虚证。对此应采取阴阳并补的治法。

在治疗阴阳偏衰的病证时，还要注意"阴中求阳""阳中求阴"的阴阳相济之法。

（1）阴中求阳　指在补阳时适当配用补阴药，以此来促进阳气的化生。

（2）阳中求阴　指在补阴时适当配用补阳药，以此来促进阴液的化生。正如明·张介宾《景岳全书·新方八略引》所言："善补阳者，必于阴中求阳，则阳得阴助而生化无穷；善补阴者，必于阳中求阴，则阴得阳升而泉源不竭。"

五、三因制宜

三因制宜即因人制宜、因时制宜、因地制宜，是指治疗疾病时，要根据病人、时令、地理等具体情况，制订适宜的治疗方法。疾病的发生和发展变化是由多方面因素决定的，人的年龄、性别、体质，时令气候变化，以及地理环境差异等，对病变都有一定的影响。因此，临床治疗时，除应掌握治疗疾病的一般规律外，还应知常达变，综合考虑以上因素，做到区别对待，灵活处理。

（一）因人制宜

因人制宜，是根据病人的年龄、性别、体质等不同特点，来制订适宜的治法，选用适宜的方药。

人的年龄不同，生理状况和气血盈亏有别，病理变化各异，故治疗用药也应有所区别。特别是小儿和老人，尤当注意用药的宜忌。小儿生机旺盛，但气血未充，脏腑娇嫩，肌肤疏薄，易被邪侵。发生病变后，病情变化较快，常有易寒易热、易虚易实的特点。因此治疗时既要少用补益，亦应忌投峻攻之剂，用药量宜轻，疗程多宜短，并随病情变化而及时调整治疗方案。老年人生机减退，气血阴阳亏虚，脏腑功能衰弱，发生病变后多为虚证或虚实夹杂证。所以治疗要注意扶正，且持重守方，缓而图之；如需攻逐祛邪，也要慎重考虑，用药量应比青壮年轻，并中病即止，防止攻邪过度而损伤正气。

男女性别不同，其生理、病理特点也各有差异，治疗时应加以考虑。特别是女子，必须注意其经、带、胎、产的不同生理阶段，掌握用药的宜忌。如月经期间，慎用破血逐瘀之品，以免造成出血不止；妊娠期间，禁用、慎用峻下、破血、滑利、走窜伤胎或有毒的药物，以免对胎儿不利；产褥期间，应考虑气血亏虚、恶露留存的特殊情况，在治疗时兼顾补益、化瘀等。男子以肾为先天，精气易虚，多劳损内伤，治疗用药亦当顾及。

由于先天禀赋与后天调养的影响，人的体质是不相同的，存在着强弱、寒热等多方面的差异，治疗上就有一定的区别。如体质强者，病证多实，能够耐受攻伐，故用药量宜重；体质弱者，病证多虚或虚实夹杂，不耐攻伐，故治疗宜补，祛邪则药量宜轻。又如偏阳盛或阴虚体质者，用药宜寒凉而慎用温热；偏阴盛或阳虚体质者，用药宜温热而慎用寒凉。

（二）因时制宜

因时制宜，是根据不同季节的气候特点，来制订适宜的治法，选用适宜的方药。四时气候的变化，对人体生理活动、病理变化都会产生一定的影响，所以治疗疾病时必须考虑时令气候的特点，注意治疗宜忌。如春夏季节，气候由温转热，阳气生发，人体腠理疏松开泄，即使外感风寒致病，也不宜过用辛温发散之品，以免开泄太过，耗伤气阴；秋冬季节，气候由凉转寒，阴盛阳衰，人体腠理致密，此时若非大热之证，应当慎用寒凉药物，以免寒凉太过损伤阳气。《素问·六元正纪大论》指出："用寒远寒，用凉远凉，用温远温，用热远热，食宜同法。"指出治疗用药或选择食物必须根据四季气候变化来加以调整。如"用寒远寒"，即是指运用寒性药物应避开寒凉的季节，饮食调摄也应遵循此理。此外，暑热季节，湿气亦重，暑邪常兼夹湿邪致病，形成暑湿夹杂证，所以暑天治病要注意解暑化湿；秋天气候干燥，易感燥邪致病，故秋天治病要注意多用滋润生津之品，而慎用辛燥伤津之药。

（三）因地制宜

因地制宜，是根据不同地区的地理环境特点，来制订适宜的治法，选用适宜的方药。不同的地区，由于地势高下、物产差异、气候寒热及居民饮食习惯不同等因素，导致人的体质和发病后的病理变化不尽相同，因此治疗用药也应有所区别。例如我国西北地区，地处高原，气候寒冷少雨，病多风寒或凉燥，治疗宜温热或润燥；东南地区，地势低下，气候温暖潮湿，病多温热或湿热，治疗宜清热或化湿。即使出现相同的病证，在具体的治疗用药方面，亦应考虑不同地区的特点。如外感风寒表证，西北地区气候严寒，人们腠理多致密，可重用辛温解表药；东南地区气候温热，人们腠理多疏松，选用辛温解表药较轻者。

第三节　养　生

养生，又称道生、摄生、保生等。"养"有保养、调养、养护、补养之意；"生"有生命、生长、生机、生存之意。养生即保养生命，是依据生命发展规律采取各种方法保养身体，增强体质，预防疾病，增进健康，提高生活的质量。中医养生学是以中医理论为指导，研究人类生命的发展规律，探索衰老的机理，寻找增强生命活力及防病益寿方法的系统理论。

一、养生的基本原则

中医养生的实践基础丰富多彩，具体方法灵活多样，其原则可归纳为顺应自然、形神兼养、动静结合、调养脾胃。

（一）顺应自然

人与自然界息息相通，人类生活在自然环境中，大自然是人类生命的源泉，而自然界的各种变化，无论是四时气候、昼夜晨昏的交替，还是日月运行、地理环境的演变等，都会直接或间接地影响人体，产生相应的生理或病理反应。因此，人类必须掌握和了解自然环境的特点，顺乎自然界的运动变化来进行护养调摄，与天地阴阳保持协调平衡，使人体内外环境处于和谐的状态，这样才能有益于身心健康。

一年四季有春温、夏热、秋凉、冬寒的变迁，万物随之有春生、夏长、秋收、冬藏的变化，人体阴阳气血的运行也会有相应改变。根据这一自然规律，中医养生学便提出了"春夏养阳，秋冬养阴"的理论，主张在万物蓬勃生长的春夏季节，要顺应阳气升发的趋势，夜卧早起，多进行户外活动，漫步于空气清新之处，舒展形体，使阳气更加充盛。秋冬季节，气候转凉至寒，风气劲疾，阴气收敛，必须注意防寒保暖，适当调整作息时间，早卧晚起，以避肃杀寒凉之气，使阴精潜藏于内，阳气不致妄泄。这种根据四时气候变化而保健调摄的方法，就是天人相应、顺乎自然养生原则的体现。

（二）形神兼养

形，指人体的脏腑身形；神，主要指人的精神活动。形乃神之宅，神乃形之主。形体物质是生命的基础，只有形体完备，才能产生正常的精神活动；精神活动是生命的主宰，只有精神调畅，才能促进脏腑的生理功能。无神则形无以主，无形则神无以附，形神合一，相辅相成，共同构成了人的生命活动。所以中医养生学重视形体和精神的整体调摄，提倡形神兼养、守神全形。

养形，主要是指摄养人体的脏腑、肢体、五官九窍及精气血津液等。大凡调饮食、节劳逸、慎起居、避寒暑、勤锻炼等养生的方法，多属养形的重要内容。如调饮食，应做到谨和五味、寒热适宜等；慎起居，要注意日常生活有规律，与四季相应而起卧有时，节制房事而保养肾精等。

调神，主要指调摄人的精神、意识、思维活动等。由于心为五脏六腑之大主，精神之所舍，故调神又必须以养心为首务。调神的内容十分丰富，主要要求人们思想上保持安定清净的状态，不贪欲妄想，不为私念而耗神伤正，同时做到精神愉快，心情舒畅，尽量减少不良的精神刺激和过度的情绪波动。另外，也可通过练气功而意守入静，以神御气，或通过绘画、书法、音乐、下棋、旅游等活动，来陶冶情操，修性怡神。

（三）动静结合

动与静，是自然界物质运动的两种形式，有动才有静，动中包含着静，静中蕴伏着动。如

NOTE

形属阴主静，是人体的物质基础，营养的来源；气属阳主动，是人体的生理功能，动力的源泉。又如五脏藏而不泻，主静；六腑泻而不藏，主动。只有动静结合，刚柔相济，才能保持人体阴阳、气血、脏腑等生理活动的协调平衡，人体才能充满旺盛的生命力。因此，养生既提倡"养身莫善于动"，又强调"养静为摄生之首务"的原则。

动，包括劳动和运动。"生命在于运动"，"流水不腐，户枢不蠹"。运动可以增强人的体质，促进气机通畅，气血调和，经络通达，九窍和利，提高抗御病邪的能力。运动养生的方法有多种，如散步、打拳、舞蹈、游泳、按摩、气功等，可根据不同的年龄、体质、季节、环境等选择适合于自身状况的运动项目。不过运动养生也要从实际出发，避免过度疲劳及过量的运动，否则对身体有害无益，尤其是中老年人更应注意。此即唐·孙思邈《千金要方·养性》中所告诫的"养性之道，常欲小劳，但莫大疲及强所不能堪耳"。

静，主要指保持精神上的清静，还包括形体活动的相对安静状态。心神为一身之统领，任诸物而理万机，具有易动难静的特点，故清静养神十分重要。只有心静方能神凝，神凝方能心定，如此神藏而不妄耗。倘若心神过于躁动，神不内守，可扰乱脏腑，耗伤精血，招致疾病的发生。另外，还需注意劳逸结合，不妄作劳，无论从事什么工作，都要适度而不宜太过，并保持充足的睡眠，通过静养来消除疲劳，恢复旺盛的精力。再如气功中的静功，也是通过一定的体态姿势、特定的呼吸方法及意念活动，在"入静"的状态下，提高情绪的稳定性，控制自己的心境、感情，进行内部的自我锻炼和调节，从而起到对机体的"调整""修复"和"重建"作用。

（四）调养脾肾

中医学认为，肾为先天之本，水火之宅，受五脏六腑之精而藏之，是元气、阴精的生发之源，生命活动的调节中心。肾中精气阴阳的盛衰，与人的生长发育及衰老过程有着直接关系。肾气充足，则精神健旺，身体健康，寿命延长；肾气衰少，则精神疲惫，体弱多病，寿命短夭。正如明·虞抟《医学正传·医学或问》所说："肾元盛则寿延，肾元衰则寿夭。"脾主运化，为后天之本、气血生化之源，饮食中的精微物质必须依靠脾的吸收和转输，才能化生为气血，营养于周身，维持各脏腑经络形体官窍的功能活动。

人体生命活动的根基是肾，生命活动的重要保障是脾。养生保健，调摄脏腑，应以脾肾为先，既要顾护肾脏，又要调理脾胃，使精髓足以强中，水谷充以御外，各脏腑功能强健，精气血津液充足，从而达到健康长寿之目的。

二、养生的重要意义

中医养生学是从天人相应的整体观出发，以正气为本，持之以恒地运用正确而科学的养生知识和方法调摄机体，提高身体素质，增强防病抗衰的能力，达到延年益寿的目的。

（一）增强体质

体质的形成关系到先天和后天两个方面。先天因素取决于父母，父母的体质对后代的体质状况产生直接影响，是体质形成的第一要素，并在人的一生中明显或潜在地发挥作用。母亲在妊娠期间调护是否适当，也将影响胎儿出生后的体质。倘若父母平时注意养生调摄，肾中精气阴阳比较充盛，且母亲怀胎期间，又能重视饮食、起居、心理、劳逸等方面的调养，则子女就能获得较强的生命力，体质也较强壮。

后天因素主要指人出生后饮食营养、生活起居、劳动锻炼等对体质的稳定、巩固或转变所产生的影响。虽然从一定意义上说，体质是相对稳定的，一旦形成不易很快改变，但也绝不是一成不变的，可以通过中医养生调摄的方法逐渐改善。尤其是先天禀赋薄弱之人，若后天摄养得当及加强身体锻炼，可促使体质由弱变强，弥补先天之不足而获得长寿。故张介宾说："人之自生至老，凡先天之有不足者，但得后天培养之力，则补天之功，亦可居其强半。"（《景岳全书·杂证谟·脾胃》）如饮食充足而精良，饥饱适度不偏嗜；生活起居有规律，劳逸结合不妄作；经常锻炼行气血，动静有度不懈怠等，皆可积极主动地改善体质，使体质日益增强，促进人的身心健康。

（二）预防疾病

疾病可以削弱人体的脏腑功能，耗散体内的精气，危害人体健康，或缩短人的寿命。而人类生存在自然环境和社会环境之中，不可避免地要受到各种致病因素的侵袭，因此如何有效地预防疾病的发生，维护健康，也是养生的意义所在。

疾病的发生是因人体正气相对不足，邪气乘虚而入，破坏了体内的相对平衡状态。故在未发病之前，应当保养正气，做到精神愉快、饮食合理、起居有常、劳逸适度等，使正气日渐强盛，提高机体抵御病邪的能力；同时也要防止邪气侵袭，如"动作以避寒，阴居以避暑"（《素问·移精变气论》），切忌暴怒、大惊、忧愁过度，饮食有节且洁，防范各种外伤等。只要慎于摄生，扶正避邪，就能够最大限度地防止疾病的发生。正如朱震亨所言："与其救疗于有疾之后，不若摄养于无疾之先……是故已病而后治，所以为医家之法；未病而先治，所以明摄生之理。"（《丹溪心法·不治已病治未病》）

（三）延缓衰老

人生有生、长、壮、老等不同的生命历程，衰老是生命活动不可抗拒的自然规律，但衰老之迟早、寿命之长短，人各有异，究其原因，多与养生有关。

衰老与人的寿命有着密切的关系。早衰可能使寿命缩短，迟衰就有长寿的机会。各种生物都有相对稳定的自然寿命，早在《内经》中就认为人的寿命期限，即"天年"可达百年以上，如《素问·上古天真论》说："上古之人，春秋皆度百岁。"但现实生活中，一般人的寿命仅有六七十岁，甚至英年早逝，离自然寿限相差甚远。这种早衰现象，除了先天禀赋有差异外，尚有社会因素、自然环境、精神刺激等对人体的不良影响。尽管如此，世上活到高龄乃至百岁的老人也并不鲜见，其关键就在于掌握了养生之道，调摄得当。故元·李鹏飞《三元参赞延寿书·饮食》中说："我命在我不在天，全在人之调适。卿等亦当加意，毋自轻摄养也。"他认为长寿与否，盖非天命而全在乎人力也。再纵观古今百岁老人长寿的奥秘，也不外乎是顺应自然界的气候变化、保持乐观开朗的心情、注意饮食和生活起居、适当进行劳动和体育锻炼等。因此，只要在日常生活中能够持之以恒地注重自我养生保健，就可延缓衰老，保持健康，尽享天年。

第四节 康 复

康复，即恢复健康之意。中医康复的内容可追溯到春秋战国时期，但康复一词的中医文献记载是宋代以后。《内经》虽未明确提出"康复"一词，但仍有康复思想的体现。如《素问·五常政大论》对于"久病"而不"康复"，"病去而瘠"者，主张"必养必和，待其来复"等。康复是指通过综合、协调地应用各种措施，消除或减轻病、伤、残者身心、社会功能障碍，达到或保持最佳功能水平，增强自立能力，使其重返社会，提高生存质量的理论及方法。中医康复学是以中医理论为指导，研究各种有利于疾病康复的方法和手段，使伤残者、慢性病者、老年病者及急性病缓解期病人的身体功能和精神状态最大限度地恢复健康的综合性学科。中医康复学历史悠久，有着完整而独特的理论和丰富多彩、行之有效的康复方法，对于帮助伤残者消除或减轻功能缺陷，帮助慢性病、老年病等病人祛除病魔，恢复身心健康，重返社会，均发挥着极其重要的作用。

一、中医康复学的基本观点

中医学"天人相应"的整体观念和辨证施治的学术思想对临床康复对象的选择、康复适应证的辨证、康复医疗原则的确定及康复方法的运用均有很大的指导作用，从而决定了中医康复学的目标必须使病人在形体、精神、职业等方面实现全面康复，决定了中医康复学具有"整体康复""辨证康复"和"功能康复"的基本观点。

(一) 整体康复观

整体康复观是中医康复学理论体系的重要内容，是中医整体观念在中医康复学中的具体体现。中医学整体观念认为，人体自身是一个有机的整体，人体与自然环境及社会因素关系密切，因而人体康复的主要途径是指导或帮助身心康复对象顺应自然、适应社会，使构成人体的各个组成部分之间协调统一，机体正气旺盛，阴阳平衡，脏腑功能协调，气血平和，为机体康复提供一个协调有利的内环境。这种通过顺应自然、适应社会、整体调治，达到人体形神统一，整体康复的思想，称为整体康复观。

(二) 辨证康复观

辨证论治是中医学的精髓。中医康复学认为，辨证与康复之间有密切的关系，辨证是决定康复的前提和依据，康复则是根据辨证的结果，确定相应的康复原则和方法。辨证与康复是中医康复临床过程中相互联系、不可分割的两个方面。这种根据临床辨证结果，确定相应的康复医疗原则，并选择适当的康复方法促使病人康复的思想，称为辨证康复观。

(三) 功能康复观

功能康复观是指注重功能训练，运动形体，促使精气流通，不仅使病人具体的脏腑组织恢复生理功能，更重视促使病人恢复日常生活、社会生活和职业工作能力的思想。康复医学以功能障碍为作用对象，中医学认为神是生命活动的主宰，形神合一构成了人的生命。因此，"形神合一"是中医功能康复的基本原则，功能康复即是训练"神"对"形"的支配作用。功能康复观要求康复医务工作者不单着眼于某一器官和组织的具体的生理功能，更重要的是从总体上重视病人日常生活和职业工作能力的恢复。

二、中医康复学的基本原则

康复的目的，旨在促进和恢复病伤残者的身心健康。其基本原则包括形神结合、内外结合、药食结合、自然康复与治疗康复结合等。

（一）形神结合

形神结合，指形体保养与精神调摄相结合。中医康复理论认为，人体一切疾病的发生和发展变化，都是形神失调的结果。因此，康复医疗必须从形和神两个方面进行调理。养形，一是重在补益精血，所谓"欲治形者，必以精血为先"（《景岳全书·传忠录中·治形论》）；二是注意适当运动，以促进周身气血运行，增强抗御病邪的能力。调神主要是通过语言疏导、以情制情、娱乐等方法，使病人摒除一切有害的情绪，创造良好的心境，保持乐观开朗、心气平和的精神状态，以避免病情恶化。这样以形体健康减轻精神负担，以精神和谐促进形体恢复，使形体安康，精神健旺，两者相互协调，便能达到形与神俱、身心整体康复的目的。

（二）内外结合

内外结合，指内治法与外治法相结合。内治法，主要指药物、饮食等内服的方法；外治法，则包括针灸、推拿、气功、体育锻炼、药物外用等多种方法。人体是个有机的整体，通过经络系统的联系、气血的运行贯通，上下内外各部分之间都保持着相互协调的关系。因此，在康复医疗的过程中，应掌握并利用这种关系，将内治与外治诸法灵活地结合运用。内治法可调整脏腑阴阳气血，恢复和改善脏腑组织的功能活动；外治法能通过经络的调节作用，疏通体内阴阳气血的运行。故内外结合并用，综合调治，能促进病人的整体康复。一般来说，病在脏腑者，以内治为主，配合外治；病在经络者，以外治为主，配合内治；若脏腑、经络同病者，则内治与外治并重。如高血压病常以药物内治为主，配合针灸、推拿、磁疗等外治之法；颈椎病则多以牵引、针灸、推拿等外治为主，再配合药物进行内治。

（三）药食结合

药食结合，指药物治疗与饮食调养相结合。由于药物治疗具有康复作用强、见效快的特点，是康复医疗的主要措施。可根据病人的不同病证，分别采用补气养血、温阳滋阴、调整脏腑、疏通经络等各种治法促其康复。但恢复期的病人大多病情复杂，病程较长，服药过久，既难以坚持，又可能会损伤脾胃功能，或出现一些副作用。饮食虽不能直接祛邪，但能通过促进脏腑功能以补偏救弊，达到调整阴阳、促进疾病康复的目的；而且饮食与日常生活相融合，制作简单，味道适口，易被病人接受，便于长期服用。因此，以辨证论治为基础，有选择地服用某些食物，做到药食结合，不仅能增强疗效，相辅相成，发挥协同作用，也可减少药量，预防药物的副作用，缩短康复所需的时间。张锡纯《医学衷中参西录·治阴虚劳热方》十分重视饮食康复法，他说："病人服之，不但疗病，并可充饥。不但充饥，更可适口。用之对证，病自渐愈。"

（四）自然康复与治疗康复结合

自然康复是借助自然因素对人体的影响，来促进人体身心健康的逐步恢复。大自然中存在着许多有利于机体康复的因素，包括自然之物与自然环境，如日光、空气、泉水、花草、高山、岩洞、森林等。人是依赖自然界而生存的，不同的自然因素必然会对人体产生不同的影响。例如空气疗法可使人头脑清新、心胸开阔，增强神经系统的调节功能；日光疗法可温养体内的阳气，改善血液循环，加速新陈代谢；花卉疗法则可美化环境，使人心情舒畅愉悦等。因此，在运用药物、针灸、气功等康复方法的同时，可以有选择性和针对性地结合自然康复法，

NOTE

利用这些自然因素对人体不同的作用，以提高康复的效果。

三、常用的康复方法

中医康复医疗的适用范围，主要是伤残者、慢性病病人、老年病人及急性病缓解期的病人。针对康复医疗的对象，有饮食、药物、针灸推拿、气功、怡情、娱乐、运动等不同的康复方法。

（一）饮食康复法

饮食康复法，是指有针对性地选择适宜的饮食品种，或药食相配，以调节饮食的质量，促使人体康复的方法，也称食疗。

运用饮食康复法，一是要注意辨证进食。根据病人的体质、平日饮食的喜恶及病情证候的变化，科学合理地配膳，利用食物的不同属性来调节人体内部的阴阳气血。如气虚者可服茯苓饼，血虚者可服红枣桂圆汤，阴虚者可服枸杞子饮，阳虚者可服鹿茸酒等。二是要重视饮食禁忌。如疾病初愈，身体虚弱，或久病缠身，元气匮乏，饮食应以清淡调养为要。若恣意多食，或进食肥甘厚腻之品，导致食积内停，反而容易助邪恋邪，使旧病复发，或使疾病更加迁延不已。还有热体热病需忌辛辣煎炸，寒体寒病需忌生冷瓜果，疮疡肿毒忌羊肉、蟹、虾及辛辣刺激性食物等。

（二）药物康复法

药物康复法，是指运用药物进行调理，以减轻或消除病人功能障碍的方法。

药物康复不外乎扶正与祛邪两方面。由于康复病人大多属虚证或虚中夹实证，故以扶正为主，兼顾祛邪，是药物康复法的基本原则。扶正包括滋阴、温阳、补气、养血等，治疗时又要详辨虚在何脏何腑而分别治之。脾为后天之本、气血生化之源，肾为先天之本、脏腑阴阳之根，且久病及肾，故扶正应重在调养脾肾。祛邪当根据邪气的性质和引起病理变化的不同，而分别予以调畅气机、化痰蠲饮、活血化瘀等方法。

药物康复，不仅可用内服法，也可按病情需要采取外治法。如对于风湿痹痛、筋肉劳损、痿证、瘫证等，可用熏蒸法；对于多种皮肤病、筋骨痹痛、痔疮及妇女阴痒、子宫脱垂等，可用浸洗法；对于慢性咳喘、失眠、眩晕、头痛、腹泻等，可用敷贴法等。

（三）针灸推拿康复法

针灸推拿康复法，是指运用针刺、艾灸、推拿等方法来刺激病人某些穴位或特定部位，以激发、疏通经络气血的运行，恢复脏腑经络生理功能的方法。

针刺法是利用不同的针具，刺激人体的经络腧穴或相应部位，以通经活血、行气导滞、镇静止痛，主要用于实证、郁证。常用的针刺法除了体针以外，还包括近代发展起来的耳针、头针、电针、水针、埋线等疗法。艾灸法是对人体一定部位或穴位，利用艾绒或其他药物点燃后的热力和药力来进行刺激，具有温阳扶元、温通经络、行气活血、散寒除湿及消肿散结的作用。常用的灸法分为艾炷灸和艾条灸两类。无论是针法还是灸法，都要根据病证的寒热虚实，辨证选穴组方，并采取不同的操作手法，补虚泻实。就针、灸两法比较而言，灸法偏重于补虚，针法偏重于泻实。

推拿具有疏通经络、理筋整复、活血祛瘀、调整阴阳的作用，多用于伤残、病残等损伤性疾患，尤宜于陈旧性损伤。推拿中的自我按摩法，可增强体质、消除疲劳、延缓衰老，对慢性病及老年病人更为适宜。推拿的手法包括揉、摩、推、按、搓、拍等多种，并有强刺激和弱刺激之分。如为老弱虚损、小儿疾病等，应用力轻缓，时间稍短；若是痛证、旧伤、实证等，应用力重强，时间较长。

（四）气功康复法

气功康复法，是指用意识不断地调整呼吸和姿势，以意引气，循经运行，从而增强体质，调整脏腑功能，使体内气血阴阳复归平衡的方法。

气功是着眼于"精、气、神"进行锻炼的一种健身术，包括动功和静功。动功，指练功时形体要做各种动作进行锻炼，如大雁功、鹤翔桩等；静功，指练功时或坐或站或卧，形体不动，如放松功、站桩功、内养功等。练气功的基本要领可概括为调心、调息、调身。调心即意守或练意，是在形神放松的基础上，排除杂念，意守丹田，以达到"入静"的状态。调息即调整呼吸，在口鼻自然呼吸的前提下，逐渐把呼吸练得柔和、细缓、均匀、深长。调身即调整形体，使自己的形体符合练功的要求，同时强调身体自然放松，以使气血运行通畅。如内养功重在调整阴阳，练养精气神；鹤翔桩可宣畅经络，调和气血，锻炼筋骨；各种静坐、禅定等，则有助于健脑益智，增强记忆。

静功运动量较小，多适宜于阴虚者；动功运动量较大，多适宜于阳虚者。

（五）怡情康复法

怡情康复法，主要是指医生以某种言行，影响病人的感受、认识、情绪和行为等，以改善和消除病人的不良情志反应，促使其身心康复的方法。

人的情志变化与疾病的发生和发展均有着密切的关系。病人常常伴有不同程度、不同形式的精神情志变化。如初期不了解病情时，或是在疾病过程中病情发生变化时，容易产生紧张、忧愁、消沉、悲伤、烦躁、焦虑、恐惧等心理。这些不良的情绪，极易加重病情，直接影响康复的治疗效果。因此，医生要洞察人情，善于巧妙地运用语言工具，通过耐心细致地说理开导，化解病人思想上的疑虑，减轻或消除其异常的情志反应。尤其是病残者的心理负担较重，情绪波动明显，如果再遭受不良的精神刺激，往往更易使病情加重、恶化，或者引起并发症。素有痼疾的病人、重病缠身的老人，更经不起强烈的精神刺激，因此医务人员及家庭成员等都应给予其生活上的体贴照顾、精神上的安抚劝慰，使之在整个康复过程中处于良好的精神状态，安心养病，安心治疗，并能从心理上积极主动地配合治疗，才能收到较好的疗效，促使机体早日康复。

（六）娱乐康复法

娱乐康复法，是指用音乐、舞蹈、琴棋、书画等娱乐活动，调节病人的精神，锻炼病人的形体，达到身心康复的一类方法。

音乐疗法，主要是通过乐曲本身的节奏、旋律，其次是速度、响度等不同，来调节人体身心，促使人体康复的方法。通过音乐强烈的艺术感染力，调摄人的情志，继而以情导理，有减轻疼痛、增进智力、疏郁制怒、催眠等独特的效果。

歌咏疗法，即让病人通过唱歌来恢复身心健康的方法。歌咏可以怡养性情，调节情绪，除却忧郁与悲伤，增强病人的抗病信心和勇气。某些哮喘病病人通过唱歌，还可畅通气道，帮助呼吸，有利于痰涎的排出。

　　舞蹈疗法，主要是指组织病人参与舞蹈活动，陶冶神情，锻炼形体，源于古代的导引运动。舞蹈疗法一方面可以舒筋活血、炼形调神；另一方面可以养神娱志，调畅情志。用于治疗运动功能障碍，如筋骨拘挛、关节屈伸功能障碍一类疾病，也可用于老年人健身强体。

　　琴棋疗法，是通过弹琴、弈棋以促进身心健康的方法。弹琴时优美动听的音乐享受，一者可以使人心情舒畅，愉快开朗；二来亦可抚琴寄思，抒其情怀，泄其忧愤。同时弹琴可练习指掌，使之灵活自如，具有帮助手指关节恢复活动功能的作用，故中风后遗症、痿证、痹证等手指屈伸不利的病变，可配合弹琴以增强治疗效果。弈棋疗法可使人心神集中，杂念尽消，并随着棋子的起落，神情有弛有张，故对注意力分散、精力不易集中，或忧愁、郁闷的病人有调节情绪的功效。不过，弈棋也不得过于计较输赢，要注意适度，以免耗神太多。

　　书画疗法，是指通过习练书法或绘画来恢复身心健康的方法。习练书画，是一种集肢体活动与全身气力于笔端的艺术劳动。其要求运用指力、腕力、臂力，甚至腰力，这就有助于舒筋活血、贯通经络；还要求凝神静气，排除杂念，动静结合，刚柔相济，既可修身养性，调节情趣，益智灵心，亦可防病治病，促进机体的康复。

（七）运动康复法

　　运动康复法，是指病人通过各种运动锻炼，调养身心，祛除疾病，促使其身心日渐康复的方法。具体包括传统运动康复法和体育运动康复法。

　　传统运动康复法，主要通过按跷、导引、吐纳等方法进行锻炼，以强筋健骨、调整气息、宁静心神、舒筋活络、调畅气血、协调脏腑，最终实现增强体质、祛病强身的目的。常用传统运动康复法种类繁多，如放松功、保健功、八段锦、易筋经、五禽戏、六字诀、太极拳等，其中最具特色的是太极拳。体育运动可促进气血运行调畅，增强体质，扶助正气，提高病人抗御病邪及修复病体的能力。不同的运动方法，锻炼强度有别，适应范围各有侧重，再加上康复对象的病情、体质、年龄、兴趣爱好等各不相同，所以运动康复法要因人因病而异，有针对性地选择合理的运动项目，以求获取最佳效果。如慢性消化系统疾病及高血压病、低血压病、糖尿病等，可选择八段锦、散步等；偏瘫、痹证、痿证、骨质疏松症等，可选择五禽戏、易筋经等；而太极拳由于动作舒缓，刚柔相济，则适宜于神经衰弱、高血压病、冠心病、消化性溃疡、胃下垂、肺结核、慢性支气管炎、糖尿病等多种慢性疾病。进行运动康复时，还应注意：一是要量力而行，因人因病而异，有针对性地合理选择不同的运动项目，安排和调节运动量，避免运动量过大而损伤身体；二是要循序渐进，先简后繁，由易到难，有步骤、分阶段练习；三是要行之有效，持之以恒。只要遵循这些原则，就能收到良好的运动康复效果。

（八）自然康复法

　　自然康复法，亦称环境康复法，是指充分利用自然环境所提供的各种有利因素，以促进疾病痊愈和身心康复的一类方法。常见的自然康复法有泉水疗法、日光疗法、森林疗法、热砂疗法、泥土疗法等。

　　泉水疗法，是饮用泉水或外浴泉水以促进机体康复的方法。其中泉水冷饮法有滋阴、解毒、通淋、通便等作用，常用于肥胖症、眩晕、习惯性便秘、淋证等；泉水热饮法有温阳、解郁等作用，可用于中焦虚寒、寒性头痛、风湿痹痛等。温泉浴不仅可温经通络、调畅气血、祛寒舒筋，还可解毒消肿、杀虫止痒，适用于各种皮肤病及风寒湿痹证、痿证、腰痛、失眠、眩晕等。

日光疗法，是根据日光的生物效应原理，科学地利用日光照射，以促进机体康复的方法，也称日光浴。日光照射可温壮体内阳气，增强机体抵御疾病的能力，同时还可振奋精神，使人心情舒畅，消除抑郁。由于人体背部属阳，督脉行于脊背正中，总督一身之阳经，主持一身之阳气，故古人认为日照当以"朝阳""晒背"为好。

森林疗法，是利用森林气候环境的影响，促使疾病痊愈和身心康复的一种方法。根据不同的病情，选择多种常绿植物组成的混交林为优，一般以风景秀丽，气候宜人，无瘴气、毒虫为佳。森林疗法宜于瘥后诸证、慢性宿疾，如咳喘、胸痹、心痛、消渴、眩晕等，尤以肺痨最宜，亦宜于精神情志诸疾、病后养生、延年益智等。

热砂疗法，是用砂粒盖埋身体，利用砂的温热和按摩作用来促进机体康复的方法，简称"砂疗"。此法的作用是温通经脉、行气活血，适用于风寒湿痹证、瘫证、痿证、四肢麻木不仁等病人。

泥土疗法，是使用天然泥土外敷身体，以达到恢复健康的目的，简称"泥疗"。泥疗多采用矿泉泥、海泥、湖泥等，具有温阳散寒、祛风除湿等功效，适用于各种风湿痹证、外伤后遗症、头痛、失眠及慢性泄泻等。

NOTE

主要参考书目

1. 谢宁. 中医学基础. 北京：中国中医药出版社，2011.

2. 谢宁. 中医学基础. 北京：中国中医药出版社，2012.

3. 张登本. 中医学基础. 北京：中国中医药出版社，2003.

4. 朱文峰. 中医诊断学. 北京：中国中医药出版社，2007.

5. 童瑶. 规划教材教与学参考丛书·中医基础理论. 北京：中国中医药出版社，1999.

6. 孙广仁，郑洪新. 中医基础理论. 北京：中国中医药出版社，2012.

7. 曹洪欣. 中医基础理论. 北京：中国中医药出版社，2004.

8. 谢宁. 全国高等中医药院校本科复习应试及研究生入学考试指导丛书·中医基础理论. 北京：清华大学出版社，2003.